Ernesto Gil Deza

DEL CÁNCER Y SUS DEMONIOS

UN MAPA DE LA ESPERANZA

Prólogo de Prof. Felipe Gustavo Gercovich

AUTORIA
Editorial

AUTORIA
Editorial

www.autoria.com.ar

Direccion editorial
Gastón Levin

Autor
Ernesto Gil Deza

Edición
Martin De Ambrosio

Corrección
Jessica Brunstein

Diseño de tapa e interior
Donagh | Matulich

Gil Deza, Ernesto
Del cancer y sus demonios : un mapa de la esperanza / Ernesto Gil Deza. - 1a ed. - Ciudad Autónoma de Buenos Aires : Autoria Sherpa, 2018.
272 p. ; 23 x 15 cm. - (Libros de la A)

ISBN 978-987-4968-00-5

1. Cáncer. 2. Medicina Clínica. I. Título.
CDD 614.5999

Ciudad Autónoma de Buenos Aires, Argentina. Hecho el depósito que marca la Ley 11.723
Libro de edición argentina. Impreso en Argentina.

DEL CÁNCER Y SUS DEMONIOS

A Gaby, el amor de mi vida.
A Josué, Jesi, Isaías, Lourdes y Lucas,
por toda la felicidad que me dan.
A mis pacientes, por todo lo que me enseñan.
A mis maestros, por el esfuerzo que hicieron.
A mis amigos, por estar siempre.

Índice

Prólogo

En este libro, el profesor Gil Deza se muestra en una desnudez intelectual y profesional de tal dimensión, que es su alma la que habla con el desconcierto que causan tantos años de ejercicio ejemplar de la profesión.

No creo que se trate de un diálogo fruto del ocio, tampoco se podrá "disfrutar" al ver tanto sufrimiento en carne viva, pero sin dudas, el lector podrá establecer un encuentro con sus preguntas y comprender por qué una respuesta explícita y universal es inaplicable.

Si la medicina espera de sus actores el ejercicio de un sacerdocio, pues ¡aquí lo tienen! Tomen cada caso planteado con el mismo respeto y complejidad que por ellos sintió el autor. Así, comprenderán que en este libro las respuestas son innecesarias, el dolor es inevitable, el camino recorrido ha sido lúcido y meditado y la compañía fue la clave de la relación médico-paciente.

En el dolor, si bien toda caricia es bienvenida, cuando quien las hace expresa el amor como lo hace Ernesto, cada una de ellas se vuelve una bendición.

Prof. Felipe Gustavo Gercovich
Profesor Emérito de Oncología Clínica
Universidad del Salvador
Buenos Aires - Argentina

Introducción

Todo libro es un registro de diálogos: el primero se realiza internamente entre un escribiente que pone en palabras sus decires, pensares y pesares con un lector imaginado que escucha, interroga, cuestiona, indaga, corrige y perfecciona. En mi caso, ese diálogo íntimo que pugna por hacerse letra procede de la experiencia del consultorio y son mis maestros los pacientes, los familiares y los amigos que en otros tiempos preguntaron con hondura y honestidad, y formularon preguntas para las cuales ensayé algunas respuestas.

Desde esa perspectiva, este libro es también una sorpresa, pues, siendo el que lo escribe, soy también el primero que lo lee. Por lo tanto, adelanto un pedido de disculpas: me apena no responder a las preguntas que no me formulé o no me formularon. De alguna manera ese es el destino de hombres y mujeres: saber que nuestras respuestas provisorias son notablemente menos importantes que las preguntas venideras. El progreso de la ciencia no está tanto en dar respuestas cada vez más acertadas a los problemas o dilemas que hoy nos formulamos como en preguntarnos algo radicalmente nuevo o en formular de un modo radicalmente diferente una vieja pregunta.

Como este diálogo intenta ser simplemente un encuentro entre amigos, permítame tutearlo. Aún hoy me fascina que la novela más estupenda de la lengua española tenga como objeto a un "desocupado lector": ¡nada menos que el Quijote! Por eso el libro está destinado al ocio, al sosiego, al momento en que sin apuros y sin deberes, por el simple hecho de compartir un momento, uno se sienta y lee. Esa es una gran lección que nos da Cervantes a todos los que ni siquiera somos aprendices. Este libro anhela que lo leas sin obligación, que lo disfrutes y que, si es posible, lo utilices para despejar algunas dudas.

Pero, además de ser un encuentro entre amigos, se trata de un texto hablado, en el más puro y simple sentido del término. Tal como lo expresa Francisco de Quevedo en uno de sus versos: "Retirado en la paz de estos desiertos, / con pocos, pero doctos libros juntos, / vivo en conversación con los difuntos, / y escucho con mis ojos a los muertos".

La palabra escrita no es sino un remedo necesario de la palabra hablada, a diferencia de un texto científico, en el cual -al decir de Jorge Wagensberg en *Yo, lo superfluo y el error*[1] es casi un mal necesario, porque no puede reemplazarse por un número, pero debe ser despersonalizada, esencial y rigurosa. Por eso aquí hablaré como hablo con mis enfermos. Contaré lo que creo, seré totalmente irreverente con lo que me parece falaz o mentiroso y notablemente respetuoso con lo que no sé. Pero sobre todo trataré de mostrar los errores sobre los que construimos nuestros saberes. Nada más claro que las palabras de Benjamin Franklin en el reporte que realizara sobre el magnetismo animal (mesmerismo) para el Rey de Francia:

> Quizá la historia de los errores de la humanidad, considerando todos los hechos, es más valiosa e interesante que la de sus descubrimientos. La verdad es uniforme y estrecha; constantemente existe, y no parece requerir tanto de una energía activa como de una actitud pasiva del alma para encontrarla. Pero el error es infinitamente diverso; no tiene realidad, porque es la pura y simple creación de la mente que lo inventa. En este campo el alma tiene lugar para expandirse y mostrar todas sus desbordantes facultades y todas sus bellas e interesantes extravagancias y ridiculeces. (Benjamín Franklin, 1784).

---

1. Del mismo modo, la historia de la medicina está plagada de errores teóricos, teorías disparatadas y falsedades. Pero, a diferencia de lo que sucede en muchas ciencias "duras", notables errores han permitido grandes aciertos y muchas teorías fundamentadas en los más excelsos conocimientos demostraron ser falsas (el libro de Wagensberg fue publicado por Tusquets Editores en 2009).

Además de intentar hacer de estas páginas un diálogo entre desocupados amigos y una indagación conjunta en el conocimiento médico, trataré de mostrar aquí una geografía por la que habitualmente no transitamos, al menos de manera voluntaria. Nadie lo expresa mejor que Christopher Hitchens, el extraordinario polemista inglés fallecido a causa de un cáncer de esófago, cuando describe la llegada del equipo de paramédicos que lo llevó al hospital en donde lo diagnosticaron:

> Tuve tiempo de preguntarme para qué necesitaban tantas botas y cascos y tanto pesado equipamiento de apoyo, pero ahora que visualizo la escena retrospectivamente, la veo como una deportación muy amable y firme, que me llevó desde el país de los sanos a la frontera inhóspita del territorio de la enfermedad (p.10)[2].

Por eso este libro quiere ser también un mapa. Simplemente un mapa, no un territorio, porque no pretende reemplazar la experiencia del viaje, sino mostrar los lugares más comunes por los cuales los pacientes atraviesan su dolencia.

Así, el primer capítulo comienza con el diagnóstico, cómo se sobrevive al diagnóstico de un cáncer. Qué tiene de especial sobrevivir a este diagnóstico. Qué nos pasa cuando nos enfrentamos a él.

El segundo capítulo trata de cómo elegir al médico que será el compañero de viaje.

El tercer capítulo tiene que ver con darle batalla al cáncer, batalla que empieza por resolver las dudas que todos tenemos sobre él, algunos por curiosidad y otros por necesidad, saber a quién nos enfrentamos.

El cuarto capítulo es una recopilación de las armas con las que contamos para combatir el cáncer y cuidar al paciente.

El quinto está relacionado con la reaparición del tumor, un golpe aún más duro que la primera vez que tuvimos noticia suyas.

El sexto analizará qué pasa si el tumor es o se vuelve incurable. Cómo convivimos con el enemigo.

El séptimo capítulo hablará de la muerte, de cómo acompañar a la persona y sobre todo cómo cuidar a la familia durante el duelo.

---

2. Christopher Hitchens (2017). *Mortalidad*. Buenos Aires: Debate.

En el octavo analizaremos algunas situaciones especiales a las que se enfrentan los enfermos y frente a las que deben tomar una decisión.

En el noveno hablaremos de cómo se construye la esperanza, de qué manera un diagnóstico de cáncer puede hacer que vivamos con mayor plenitud y libertad lo que nos toca vivir.

El décimo capítulo es un borrador, una hoja en blanco en la que cada uno escribirá su propio camino.

Cada uno de ellos comienza con una historia real. Desde luego, se han cambiado las circunstancias, los nombres, el tiempo y el lugar para preservar la identidad del paciente.

El viaje comienza en la siguiente página.

Nota de advertencia

Vamos a utilizar las historias de pacientes reales como inspiradoras. Aunque como señalé, he hecho todo lo posible por cambiar las circunstancias de tiempo y lugar a fin de que no sean identificados, les he solicitado a todos los que me ha sido posible (por cuestiones tan básicas como si aún viven o no) la autorización para hacer uso de sus casos.

Para poder aprender de las historias de vida que generosamente comparten los enfermos, es importante hacer el ejercicio de entender primero y, en todo caso, juzgar después. En nuestra cotidianidad, sin embargo, solemos proceder al revés: primero juzgamos si algo es correcto o incorrecto, bueno o malo, acertado o equivocado, y luego buscamos de qué manera justificamos nuestro juicio o, en muchas ocasiones, nuestros prejuicios.

Te propongo en este caso que mientras recorrés la vida de los pacientes, hagas lo inverso: no pienses en qué hubieran debido hacer o qué creés que hubieras hecho en su lugar sin antes comprender lo que a ellos les ha tocado (o aún les toca) vivir. Ponete en sus zapatos e intentá comprender la razón de sus acciones.

Capítulo 1

Sobreviviente desde el diagnóstico

B. era una bailarina excepcional que estudiaba ballet desde los 8 años. Primero había sido la academia, después el Teatro Colón, luego la formación en Francia, finalmente, a los 24 años, llegó la consagración. Con gran esfuerzo, entró a formar parte de una compañía internacional de danza. Había llegado a tocar el cielo con las manos. No podía creerlo, literalmente no podía creer que se hubiera palpado aquel nódulo en la mama derecha mientras se duchaba luego de bailar El cascanueces en París. De pronto, todo se desmoronaba y el futuro soñado parecía inalcanzable.

—Ese nódulo ya estaba —se dijo—. No puede ser maligno, debe ser una tontería, consulto cuando vuelva a Buenos Aires.

Después de todo era septiembre y para las fiestas volvería a ver a sus padres.

Pasaron tres meses y el nódulo seguía allí, tercamente incrustado en su mama derecha. "Casi no tengo tetas y a este nódulo se le ocurre crecer", pensó. Buscó en internet, le dio más miedo. Estaba sola, sin familia, sin amigas con las que hablar y a más de diez mil kilómetros de su hogar. Sola ella y su nódulo. Sola. Durante tres meses, veinte funciones, setenta ensayos, muchas noches: sola. Funcionaba en dos realidades. Durante el día: músculos, tendones, equilibrio, técnica, música, alegría, celos, envidias, miradas, en fin... la vida. Durante la noche: insomnio, llanto y rezos (aunque ya hacía rato que había perdido la fe) hasta que finalmente se dormía, y entonces soñaba siempre pesadillas.

Aterrizó Buenos Aires, saludó a sus padres y solicitó turno con un mastólogo. Diciembre es un mes difícil, pero amistades y conocidos mediante, llegó al doctor V. Setenta y dos horas después estaba operada. El 6 de enero, como regalo de reyes, tenía el resultado de la biopsia. No pudo contenerse, abrió el sobre y leyó: "Carcinoma ductal invasor de mama derecha, de dos centímetros y medio con márgenes libres. Grado tumoral consolidado #7. Un ganglio positivo en la axila. Receptores estrogénicos positivos. Receptores progestínicos positivos. Her2 neu negativo. Ki67 21%".

—La única palabra que entendí fue "carcinoma" —dijo—. Busqué en el diccionario y encontré: "Del lat. carcinõma, y este del gr. καρκίνωμα karkínõma. 1. m. Med. Tumor maligno derivado de estructuras epiteliales". No comprendí muy bien de dónde venía la palabra pero el significado estaba clarísimo: esto es malo. Y malo significa que me va a matar.

Así empezó el diálogo en el consultorio, pero esa es otra historia, una que por ahora no contaremos.

La historia de B. es la de muchos pacientes que consultan luego del diagnóstico de un cáncer. Es muy frecuente, sobre todo en los pacientes jóvenes, que la evidencia de que algo no está bien sea sorpresiva. En medio de una vida que discurre con normalidad y plena de vitalidad, algo cambia de manera abrupta. En parte, esto se debe a que a edades tempranas los tumores suelen crecer rápidamente y a que para el paciente el cambio radica en el paso de "no estar" a "estar".

Tampoco debe llamar la atención que, a pesar de la conciencia de la prevención y las campañas orientadas al diagnóstico temprano, sigue habiendo un número muy importante de personas que perciben primero la anomalía que conduce al diagnóstico: un nódulo que aparece en la mama; ganglios que crecen y no vuelven a su volumen inicial; un lunar que aumenta de tamaño; pérdida de peso inexplicable; cansancio marcado que no mejora; sangre en la materia fecal o en la orina; hematomas inexplicables en el cuerpo; cambios en la voz; tos persistente; dificultad para deglutir (tragar) o para que la comida llegue al estómago; falta de aire; cambios en el ritmo evacuatorio; convulsiones; dolor óseo localizado, persistente y difícil de aliviar; aumento de tamaño de un testículo; cambio de color de la piel (ictericia); fiebre persistente; sudoración nocturna; picor en el cuerpo. En fin, son muchísimos los síntomas que alertan al paciente de que algo no está funcionando normalmente y lo inducen a decidir consultar al médico.

Muchas veces, los médicos nos negamos a pensar en cáncer, especialmente en pacientes jóvenes, y en gran medida racionalmente creemos que estamos haciendo lo correcto porque ante los mismos síntomas hay diagnósticos más frecuentes y benignos, la mayoría de las veces banales y autorresolutivos, pero también porque nos cuesta dar malas noticias, parecer alarmistas. Es que en el fondo, asociamos el diagnóstico de cáncer a dolor, mutilación y muerte. Imaginen por un instante la desolación que puede sentir un paciente que se sentía fantásticamente bien hasta que un síntoma lo lleva a consultar con un médico, quien lo envía a hacer estudios pensando en que probablemente se trate de algo menor, pero que finalmente deriva en una biopsia y un posterior diagnóstico de cáncer.

¿Cómo volver a confiar en alguien?

¿Quién tiene la culpa?

¿Qué se hizo mal?

¿Estamos seguros?

¿No hay posibilidad de error?

Estas son las primerísimas preguntas que un paciente se formula. También son de las primerísimas preguntas que un médico se formula. Destaco a dos personas que han estudiado en profundidad este tema; una es escritora y otra psiquiatra. La escritora es Susan Sontag y fue paciente oncológica. En 1975, a los 42 años, se le diagnosticó un cáncer de mama que se había diseminado a los ganglios, recibió numerosos tratamientos. En 1990, tuvo un segundo cáncer, esta vez en el útero. Sobrevivió también, pero en el 2000 desarrolló mielodisplasia, que es una forma de leucemia, como consecuencia de los tratamientos previos y falleció en 2004. Es decir que sobrevivió veintinueve años al primer tumor y catorce al segundo. En el año 1978, escribió *La enfermedad y sus metáforas,* libro en el que establece un paralelismo entre el cáncer y la tuberculosis; el primero como la enfermedad más temida del siglo XX, la segunda como la más temida del siglo XIX. Escribe Sontag:

> Las fantasías inspiradas por la tuberculosis en el siglo XIX y por el cáncer hoy son reacciones ante enfermedades consideradas intratables y caprichosas —es decir, enfermedades incomprendidas— precisamente en una época en que la premisa básica de la medicina es que todas las enfermedades pueden curarse. Las enfermedades de ese tipo son, por definición, misteriosas. Porque mientras no se

> comprendieron las causas de la tuberculosis y las atenciones médicas fueron tan ineficaces, esta enfermedad se presentaba como el robo insidioso e implacable de una vida. Ahora es el cáncer la enfermedad que entra sin llamar, la enfermedad vivida como invasión despiadada y secreta, papel que hará hasta el día en que se aclare su etiología y su tratamiento sea tan eficaz como ha llegado a serlo el de la tuberculosis.

Y más adelante:

> Los nombres mismos de estas enfermedades tienen algo así como un poder mágico. En *Annance*, de Stendhal (1827), la madre del héroe rehúsa decir «tuberculosis», no vaya a ser que con sólo pronunciar la palabra acelere el curso de la enfermedad de su hijo. Y Karl Menninger, en *The vital balance*, ha observado que «la misma palabra "cáncer" dicen que ha llegado a matar a ciertos pacientes que no hubieran sucumbido (tan rápidamente) a la enfermedad que los aquejaba».

Estas dos ideas son cruciales: la enfermedad que invade, que sorprende despiadadamente y que además es innombrable, porque es tan mortífero su poder que con solo nombrarla se la llama, se teme convocarla tan misteriosamente como antaño a los espíritus malignos en la medianoche. Es que, a pesar de los avances de la ciencia y la tecnología, la mentalidad mágica sigue presente, y podemos evidenciarla tanto en el tabú con el que miramos ciertas situaciones como en el conjuro al que recurrimos para la curación de algunas enfermedades.

La segunda persona que estudió las reacciones de las personas ante la muerte fue Elizabeth Kubbler-Ross en su libro *Sobre la muerte y los moribundos*, escrito en 1969. Allí describe las cinco etapas que atraviesan el moribundo y sus familiares: negación, ira, negociación, depresión, aceptación o resignación. Es evidente que las personas que piensan que van a morir viven estas cinco etapas también, y por ello la negación es la primera reacción esperable ante la aparición de un síntoma (de allí que los pacientes usualmente demoren la consulta a un especialista u olviden ir a buscar los resultados de algún estudio).

Ahora bien, independientemente de que nos sorprenda, de que hablemos silenciosa y cautamente del cáncer por temor a invocarlo o de que neguemos lo que de hecho nos está ocurriendo, hay un día en el que fatalmente la palabra cáncer aparece escrita en una biopsia. A partir de ese momento, nuestra vida cambia y nos convertimos en "sobrevivientes al cáncer", como observó acertadamente el oncólogo norteamericano Maurie Markman.

En el caso del cáncer, la condición de sobreviviente no radica solo en el hecho de haber padecido una catástrofe de la cual afortunadamente salimos vivos, y tampoco se limita a los deudos que sobreviven a un paciente que falleció, pues ambas condiciones hacen referencia al pasado. No: la condición de sobreviviente del cáncer empieza en el diagnóstico y hace referencia al futuro, pues a partir de allí nuestra vida tendrá un condicional "por ahora" y requerirá de un constante trabajo para tratar de permanecer en esa condición: tratamientos, estudios de imágenes, laboratorios, consultas y cirugías, entre otras cosas.

Es importante tener presente que esta condición de sobreviviente es independiente de la magnitud del riesgo para nuestra vida que implique el tumor. ¿Por qué? Porque el riesgo es una medida probabilística y a nosotros lo que nos afecta es la posibilidad, no la probabilidad. Que tenga baja probabilidad de suceder no implica que sea imposible y que tenga alta probabilidad de suceder no significa que inevitablemente sucederá, pero, además, como las probabilidades se aplican a una población y no a un individuo, el 1% o el 99% son indiferentes para la persona, el paciente siempre es el 100% de la muestra y lo que le suceda por muy improbable que parezca será su realidad.

Digo esto porque muchas veces los médicos creemos que las bajas probabilidades son tranquilizadoras, y lo son en tanto y en cuanto hablemos en forma teórica; en la práctica, cada persona evalúa los riesgos en forma muy personal. De hecho, los trabajos de Tversky y Kahneman (citados en el texto del propio Nobel de Economía Daniel Kahneman *Pensar rápido, pensar despacio*) muestran que las personas cometemos muchos errores de juicio al valorar probabilidades extremas. Me explico: en la teoría clásica de la toma de decisiones se creía que la magnitud objetiva del riesgo era lo que llevaba a un sujeto a actuar. Desde esta perspectiva, un 5% es igual si pasa de 0 a 5%, de 50 a 55% o de 95 a 100%. Tversky y Kahneman demostraron que esto no es cierto; para la mayoría de las personas pasar de 0 a 5% es pasar de lo imposible a lo posible, y ese 5% es interpretado como un 20%; no se piensa "es poco probable", se piensa "puedo lograrlo, es posible". Lo mismo sucede en la otra punta del espectro: pasar del 95 al 100% es ir de lo posible a la certeza, y ese 5% da una enorme tranquilidad, somos capaces de pagar mucho por él, se trata ni más ni menos que de dormir tranquilos. Y también lo valoramos como si fuera un 20%, significa ir de la incertidumbre a la paz. En eso se fundamenta el negocio de todas las compañías aseguradoras. Como es obvio, el paso del 50 al 55% se justiprecia en su medida más o menos exacta, y para mucha gente la diferencia es tan pequeña que resulta indiferente elegir uno u otro.

En síntesis, luego del diagnóstico cambia nuestra condición, ingresamos a un mundo nuevo, a nuevas rutinas de tratamientos, seguimientos, complicaciones y restauraciones; pero, sobre todo, la palabra cáncer habrá hecho evidente nuestra vulnerabilidad, nuestra condición de ser mortales, y esto es independiente del riesgo objetivo.

Hay dos tópicos en los que me gustaría profundizar: uno de ellos es cómo transformar la experiencia del diagnóstico del cáncer en una oportunidad de crecimiento y el segundo es cómo participar activamente en la toma de decisiones. Primero, cómo transformar la experiencia del diagnóstico en una oportunidad de crecimiento. El trabajo en el consultorio muchas veces radica en tratar de ayudar a que el paciente comprenda que esto que le sucede es básicamente un estado de abrupta lucidez. Esa conciencia sobre nuestra fragilidad, vulnerabilidad y mortalidad es lo que olvidamos cuando decidimos poner un vehículo a 250 kilómetros por hora y no nos colocamos el cinturón de seguridad, o cuando un colectivo decide cruzar un semáforo en rojo a 60 kilómetros por hora, o cuando saltamos de un puente colgante. Todos nosotros vivimos tratando de no pensar en la muerte, pero lo cierto es que todos caminamos sobre una delgada capa de hielo que viene a disimular el abismo mortal que se abre debajo suyo. Lo hacemos sin saberlo, lo hacemos sin sentirlo, lo hacemos negándolo. El cáncer es solo un evento más de todos los que pueden sucedernos, porque casi todas las enfermedades son potencialmente mortales, aun las que consideramos banales. Alguien alguna vez se murió de un estornudo, una caída del cordón de la vereda o lo partió un rayo, ni hablemos de un ladrón con buena puntería o un policía con mala puntería, pero todas estas otras catástrofes carecen de las connotaciones que se activan cada vez que oímos la palabra "cáncer".

Por eso es clave que después del impacto del diagnóstico, la persona pueda reflexionar que no es la realidad lo que la conmueve, sino la idea que tenemos de la realidad. Siempre somos frágiles, siempre somos vulnerables, siempre somos mortales. Que antes nos creyéramos fuertes, invulnerables e inmortales no transformaba la realidad, sino nuestra idea acerca de ella. Luego del diagnóstico del cáncer aparece esta nueva conciencia. Cambia la percepción de nuestro cuerpo, al cual generalmente ignoramos, y empezamos a percibir sensaciones, molestias, dificultades, limitaciones que antes no teníamos; y, lo más importante, este se transforma: pasa de ser nuestro aliado incondicional, nuestro compañero más confiable, a un extraño, desconocido y traidor. Esta percepción nueva de nuestro cuerpo junto a la conciencia de mortalidad se acompaña también de una percepción nueva del tiempo. El tiempo no solo se ha tornado finito, sino que el futuro parece haber desaparecido. "De pronto un día me quedé sin futuro", me dijo una paciente en el consultorio. "Nosotros vivimos nuestra vida proyectándonos", decía mi maestro Don Carlos Landa, un gran clínico en Tucumán. Nos proyectamos, somos un yo que está lanzado al futuro; el pasado, como reza una de las paredes laterales del Museo Smithsoniano de Washington, es solo el prólogo. El presente es fugaz y nuestra certidumbre de ser no está tanto en haber sido como en lo que seré, en lo que estoy llamado a ser. Esa manera de vivir, en un instante, de la noche a la mañana, se hace trizas.

A la vez se toma conciencia de que el futuro es una enorme zanahoria que nos lleva a hipotecar momentos de felicidad presente por felicidad futura —esta es la más frecuente y perjudicial de las transacciones que uno hace cotidianamente— y de que el pasado es un ancla de la que podemos liberarnos. De ahí que en nuestra vida se abra como una cuña, en donde el presente —que usualmente es despreciable porque lo interpretamos como un pasillo entre el pasado y el futuro, nuestra mente siempre está atrás o adelante del hoy— de pronto se abre paso y se extiende, el pasado deja de importar y el futuro deja de existir, solo existe el hoy.

Por lo tanto, tras el diagnóstico de cáncer hay un impacto emocional inicial seguido de un estado de conciencia diferente de nuestro ser, de nuestro cuerpo y de nuestro tiempo que provoca un shock. ¿Qué podemos hacer con esto? Usualmente, en la primera consulta, trato de analizar con los pacientes la situación que están viviendo y con frecuencia les digo que intenten no olvidar esto que sienten porque probablemente sea la clave para vivir con plenitud. Hay muchas personas que son capaces de mejorar notablemente su calidad de vida gracias a esta conciencia de mortalidad.

Un paciente mío, que era pintor, describió la situación de este modo:

—El cáncer te saca todo lo que no sos, nadie quiere tu lugar, de pronto nadie te envidia, te deja solo con lo que sos, te concentra y, si tenés suerte, te permite llegar donde querías llegar.

Otra paciente me decía:

—Después del diagnóstico me compré una tarjeta roja, la de los árbitros, y escribí: "Tengo cáncer: no tengo tiempo para boludos, ni boludeces". Cada vez que estoy en una reunión o se me acerca alguno de los pesados, la saco y me voy. No sabés cómo me cambió la vida.

Hay quienes escribieron y publicaron su primer libro de poesías porque no querían morirse sin haberlo hecho; quienes dejaron un trabajo, cambiaron de profesión, realizaron un viaje y alguno hasta se casó. En cierto modo, lo que todas estas personas hicieron luego del impacto de la información fue transformar su mirada. Lo que llama la atención es que se sintieron impelidas a actuar motivadas por la sensación de que ahora ya no les quedaba más tiempo, que hasta ahora habían vivido perdiéndolo, tratando de satisfacer los deseos de otros, las necesidades de otros, cumpliendo con las convenciones sociales y permitiendo que otros tomaran el control sobre sus acciones. El cáncer puso en evidencia que sus vidas son extremadamente valiosas, que están en peligro, y las indujo a asumir con premura el control sobre ellas.

Esto abre las puertas al segundo tópico que deseaba tocar: cómo participar activamente en la toma de decisiones. Querer asumir el control de nuestra vida y participar en las decisiones médicas supone enfrentar los problemas de un modo adulto. Esta manera de vivir es declamada por muchos, sobre todo para exigir que se respeten sus derechos, pero es asumida por pocos, sobre todo para cumplir con sus deberes.

Lo antedicho es particularmente cierto en medicina. Lo primero que debe saber un paciente es que la medicina no es una ciencia exacta; es más, muchísimos de sus conocimientos y afirmaciones no están científicamente demostrados. Por ejemplo, el primer gesto frente a un diagnóstico de cáncer es que todo cáncer debe ser certificado por una biopsia y que esa biopsia debe ser sistemáticamente revisada por otro patólogo. ¿Por qué? Porque los diagnósticos de cáncer por la clínica, las imágenes o el laboratorio están equivocados una de cada diez veces y los diagnósticos de cáncer hechos por un patólogo en una biopsia están equivocados una de cada cien veces. De nuevo aquí entra en juego lo que hablamos de probabilidades y posibilidades. Para un paciente las estadísticas no son importantes. Para no caer en la mentalidad cerril de pensar que eso solo sucede en lugares de mala calidad médica, tomaré el caso real que relata Vincent D. DeVita, uno de los más grandes oncólogos de nuestro tiempo, autor del texto más importante de oncología clínica y el más renombrado director del Instituto Nacional del Cáncer (NCI) de los Estados Unidos. Recientemente publicó *The death of cancer* (La muerte por cáncer), una suerte de autobiografía que coescribió con su hija y en la cual relata cincuenta años de experiencia en este campo. Allí cuenta que en 1969, recibió una llamada de su colega Rita Kelley en la que le decía que tenía un paciente con un cáncer de vesícula y necesitaba que lo viera. DeVita en esos momentos estaba abocado al tratamiento de los linfomas, que son algo totalmente diferente, y declinó atenderlo. Diez minutos después, recibió un llamado de Sidney Farber, por ese entonces la persona más importante de Estados Unidos en el tratamiento del cáncer, y ya no pudo negarse. Luego de examinar al enfermo notó algo inusual, tenía ganglios en las axilas, lo cual no es esperable en un cáncer de vesícula biliar. Hizo revisar la biopsia y el patólogo del NCI pensó que el diagnóstico podía estar equivocado y era necesario repetirla. El caso era complejo: el paciente era una persona sumamente importante relacionada con una de las mujeres más influyentes de Norteamérica; lo derivaba uno de los médicos más influyentes; lo había operado uno de los mejores cirujanos del mundo, Claude Welch (para tener una idea de la jerarquía de Welch, cuando el papa Juan Pablo II fue baleado, el Vaticano recurrió a él). Guiado por su examen clínico y fortalecido por la opinión de su patólogo, DeVita ordenó una segunda biopsia que demostró que el paciente no tenía un cáncer de vesícula biliar tal como habían dicho sus médicos en uno de los más renombrados hospitales del mundo, sino un linfoma. De esa manera, cambió un diagnóstico que representaba casi una sentencia de muerte por otro del cual podía curarse, de hecho vivió muchos años más y fue una pieza clave en el progreso profesional del propio DeVita[3].

Por lo tanto es altamente recomendable que, independientemente del impacto emocional del diagnóstico, procedamos a su revisión y estemos preparados para su confirmación o rectificación. Esto no es una pérdida de tiempo, es comenzar el camino correctamente. Algo similar sucede con la tendencia a buscar información en forma inmediata. B., nuestra bailarina, recurrió al diccionario de la Real Academia Española para conocer el significado de un término que no era usual en su ambiente, pero muchos otros recurren a google para navegar en busca de una respuesta. El problema con internet no es la falta de información sino lo contrario: allí está prácticamente todo el conocimiento disponible bueno, regular o malo, actualizado o no, fundamentado o imaginado, pero no resulta fácil distinguir qué parte de esa información se aplica a cada caso y qué parte no.

Hay numerosas páginas web que cuentan con una excelente información. Dentro de las más recomendables está la del mencionado Instituto Nacional del Cáncer de los Estados Unidos (www.nci.nih.gov) o la de la organización que coordina la red de centros de oncología universitarios de los Estados Unidos (www.nccn.org). También existe información específica de muy alta calidad en el sistema de salud británico a través de su instituto nacional para la excelencia clínica (www.nice.org.uk) u organizaciones médicas como la de la Sociedad Americana de Oncología Clínica (ASCO) —por sus siglas en inglés— (www.asco.org).

¿Cuáles son los cuidados que debe tener un paciente al visitar estas páginas? En principio, conocer con precisión el tipo de tumor que lo afecta, ya que no basta con saber que uno tiene un cáncer de pulmón, mama, colon o próstata. Cada uno de ellos tiene no menos de cinco subtipos tumorales que cambian notablemente la estrategia de tratamiento y el pronóstico, al igual que ocurrió con el paciente de DeVita. También es preciso saber cuál es el estadio de enfermedad; es decir, cuán diseminado está el tumor. Es necesario conocer

---

3. De Vita, VT y DeVita-Raeburn, E. (2015). *The death of cancer*. Sarah Crichton Books, pág. 119-124.

si hay alguna condición especial de salud que modifique el tipo de tratamiento a recibir. Y, por último, nunca olvidar que cuando se leen resultados estadísticos, por muy sofisticado que sea el método que se use, en ningún caso se pueden aplicar a una persona y solo informan lo que sucedió, nunca lo que sucederá. Tratar de predecir el futuro desde el pasado es la segunda transacción más equivocada que podemos hacer, y lo hacemos constantemente.

Luego del impacto del diagnóstico, nos toca elegir quién va a tratarnos, pero eso es tema para el próximo capítulo.

Capítulo 2

Elegir un médico confiable

M. tenía 73 años la primera vez que lo vi. Era alto, fornido, tranquilo, con el aspecto de quien ha vivido mucho y bien. Venía a la consulta derivado por una colega muy querida para que lo tratara por un cáncer de próstata. Empezó a hablar y a contarme de sus dolencias actuales y pretéritas, con la particularidad de que cada uno de los diagnósticos y tratamientos realizados tenía una anécdota asociada:

—De vesícula lo había operado el Dr. Mainetti, quien fuera su amigo personal por muchos años; luego, Mainetti le recomendó al Dr. Favaloro para que lo operara de una válvula en el corazón y de quien también se hizo amigo. El control cardiológico lo hacía Eduardo; su dermatóloga era Myriam; su clínico...

Así, cada uno de los médicos que lo veía había sido elegido en forma personal. Nada parecía suceder por azar en la historia de este hombre. Su vida tenía tantos meandros como los ríos de montaña y era tan fértil como las sierras de Córdoba. Había nacido en Siria; era cristiano ortodoxo, pero había estudiado el Corán con sus compañeros musulmanes. Hablaba a la perfección árabe, francés y castellano. Recordaba el viaje en barco que los trajo a él, su madre y un hermano a Buenos Aires para reencontrarse con su padre. A través de sus palabras se veía la costa al llegar a Italia y se sentían las lágrimas que había derramado aquel niño al sentir que nunca volvería a su amada Siria, el olor del puerto, el hotel de inmigrantes donde estuvo alojado junto a los marinos del crucero alemán Graf Spee[4].

4. Nave que se hundiría en las costas del Río de la Plata durante el único episodio de la Segunda Guerra Mundial en el Atlántico Sur.

M. quedó huérfano de madre siendo todavía un chico. Cada encuentro con él traía aparejado un ceremonial que comenzaba por preguntar por la familia, luego venían sus dolencias y finalmente los relatos de su vida. Su memoria era prodigiosa y su manera de contar era tan agradable que la vida de su barrio cobraba vida y hasta se podían degustar las comidas y ver la luz filtrarse entre las ramas de los árboles. Era además un hombre de una fe muy profunda y de una honestidad absoluta, cada relato tenía en su centro una moraleja.

Lo acompañé durante una década a lo largo de su enfermedad y en los últimos años de su vida lo visité semanalmente. Siempre me estaba esperando. Luego del examen clínico, tomábamos café y comíamos unos dulces para acompañar la charla. Fueron momentos de enorme paz que atesoro en mi corazón. Pero lo más notable era que cada vez que nos veíamos me hacía sentir que era su médico, que él me había elegido para que lo acompañara. Ese fue uno de los honores más grandes que me han hecho.

Ah, me olvidaba: el cáncer de próstata evolucionó bien durante largo tiempo, lo que más afectó la vida de mi amigo fue una baldosa floja en una vereda de Buenos Aires: le costó tres operaciones, dos meses en terapia y casi lo mata.

La paradoja de la elección

Es difícil elegir médico. Este es uno de los puntos cruciales y para nada simple en la toma de decisiones del paciente. Hay varias razones para esta dificultad. Para empezar, no hay una calificación de los profesionales: ninguna entidad tiene un sistema de calificación para que los pacientes puedan elegir. Hay un sistema jerárquico, por lo cual se presupone que el más encumbrado es también el que más sabe o más experiencia tiene, pero, como el sistema de asignación de cargos no es transparente, esto no siempre es cierto. Por otra parte, en diferentes organizaciones se distinguen características particulares que pueden no tener nada que ver con la asistencia sino con la capacidad de gerenciar u organizar, la capacidad de investigar, la capacidad de publicar, la capacidad oratoria y de comunicación pública. ¿Hay alguna que premie por atender bien a las personas y ocuparse de los pacientes? Yo no conozco.

La otra dificultad radica en que la oferta médica es inabarcable. Hay un psicólogo norteamericano llamado Barry Schwartz que escribió *The paradox of choice*, en donde desarrolla una tesis que me parece muy atinada para explicar alguna de las cosas que suceden en medicina. Schwartz sostiene que cuando hay un número limitado de ofertas estamos insatisfechos porque no podemos optar, pero que cuando este número es muy grande, también quedamos insatisfechos porque estamos seguros de que no elegimos la mejor. Permítanme explicarme: si solo hay un médico para elegir, probablemente vayamos a estar insatisfechos; pero si debemos elegir entre cincuenta, lo estaremos igualmente. Por eso las cartillas médicas, como las viejas guías de teléfonos, no resuelven el problema. De tal manera que en una era de comunicación instantánea, multimediática e informatizada, la elección se sigue haciendo en base a la difusión boca a boca, aunque sea a través de Facebook, y la experiencia puntual del primer encuentro sella el destino de la relación médico-paciente.

Yo no soy quién para decirle a nadie qué debe tener en cuenta al momento de elegir un médico, pero sí voy a decir qué creo que valoran los pacientes que me elijen. En primer lugar, elijen a alguien en quien confiar. Una de las mejores, sino la mejor, definición de la relación médico-paciente es el encuentro entre una conciencia (la del médico) con una confianza (la del paciente). La mejor definición de médico que conozco la dio Escribonio Largo (aunque yo la aprendí como de Boecio) al decir que un médico se define con cuatro palabras: "*Vir bonus medendi peritus*"[5]: "Hombre bueno, experto en el arte de curar". Por lo tanto, si unimos las dos definiciones, tenemos que la mejor relación médico-paciente se establece cuando un hombre bueno, experto en el arte de curar, se encuentra con un paciente que confía en él.

Ahora bien, ¿por qué el paciente debe confiar en el médico del siglo XXI? ¿No es acaso un resabio de la mentalidad mágica y la medicina paternalista? ¿No es más razonable que el paciente desconfíe del médico, como lo haría de cualquier otro profesional, y ejerza un sano escepticismo? Si comparamos las características del médico hasta mediados del siglo XX con las del médico actual, encontramos diferencias

5. Citado en Laín Entralgo, Pedro (1998). *La historia clínica: historia y teoría del relato patográfico*. Madrid: Editorial Triacastela, pág. 6.

notorias que justifican las preguntas anteriores. Veámoslas. Hace no mucho tiempo, el médico era poseedor de todo el conocimiento de la medicina, la información era difícil de obtener y fácil de sintetizar, bastaban seis tomos para resumir toda la clínica médica (digamos 30 megabytes = 30 millones de bytes). Hoy el conocimiento médico está en internet y se almacena en millones de terabytes (trillones de bytes = un millón de millones de millones de bytes). ¡Y además está disponible en una computadora portátil o en un celular en milisegundos! No hay médico capaz de abarcar todo ese conocimiento. Ni siquiera es capaz de conocer todo lo que se publica de su especialidad. Hace no mucho tiempo, los sentidos del médico eran la única manera de llegar a un diagnóstico y nada resultaba más admirable que el ojo clínico, capaz de acertar al diagnóstico solo por una mácula en la sábana de un enfermo o, palpando una estatua, diagnosticar la tuberculosis de la modelo (lo cual hablaba tanto de la sutileza del médico como de la pericia del escultor). Hoy, los sentidos del médico son la primera puerta a un diagnóstico, pero existe un universo de tecnología médica capaz de escudriñar la intimidad más recóndita del cuerpo humano: tomografías computadas, resonancias magnéticas, tomografías de emisión de positrones, endocámaras que fotografían el interior de nuestros intestinos, laparoscopios y endoscopios que nos permiten ver con gran aumento el interior de nuestras cavidades y oquedades. Ya hubieran querido los médicos de antaño disponer de las imágenes que con tanta nitidez nos muestran no solo cómo son, sino cómo funcionan algunos de nuestros órganos. Hace no mucho tiempo, la honra de un cirujano se fundaba en su habilidad técnica en el uso de herramientas rudimentarias: pinzas, tijeras, cuchillos, agujas e hilos. "A grandes cirujanos, grandes incisiones", se decía. Quién se hubiera imaginado que hoy un robot manejado con un joystick, a veces a kilómetros de distancia, puede ingresar en el abdomen, en el tórax o en el cerebro de una persona mediante orificios minúsculos y extirpar órganos, tumores, drenar hemorragias, ligar vasos, y que en cuarenta y ocho horas esta misma persona pueda estar en su casa y una semana después, volver a sus tareas como si nada hubiera pasado.

Hace no mucho tiempo, la terapéutica médica estaba centrada en la higiene, la dieta, el reposo y algunos pocos medicamentos. Por ejemplo, en el siglo XVII, en toda la herboristería europea había menos de una decena de remedios (se destacan el opio, la corteza de sauce, la ipecacuana, la planta herbácea digital y la belladona), todos los demás en el mejor de los casos son placebos, cuando no directamente nocebos (es decir, cuando pensamos que algo puede hacernos mal y efectivamente nos hace mal). El desarrollo de la físico-química para extraer los principios activos permitió contar con un centenar de fármacos en el siglo XIX, y el desarrollo de la biotecnología elevó ese arsenal a decenas de miles. Hoy, para la mayoría de los pacientes, sobre todo de los pacientes oncológicos, el éxito en la curación está en poder contar con un fármaco eficaz. La utopía terapéutica oncológica radica en el estudio genético de los tumores para evidenciar alteraciones moleculares que pueden ser específicamente bloqueadas y en el estudio genético del paciente para determinar qué fármacos podrán ser mejor tolerados. De tal manera que la combinación de esta información nos permitirá personalizar la terapéutica una vez que sepamos exactamente con qué matar un tumor sin dañar un paciente[6]. ¿Para qué sirve un médico si el conocimiento está en internet, el diagnóstico en la tomografía, el éxito quirúrgico en el robot y el éxito clínico en el fármaco ideal? Porque en el mientras tanto alguien tiene que cuidar de la persona. Toda la medicina sirve solo para dos cosas: para que la gente viva más y para que la gente viva mejor. Como dice Thomas McKeown, lo primero se logra esencialmente haciendo que nuestra llegada al mundo sea más segura y lo segundo se logra fundamentalmente haciendo que nuestra partida sea más pacífica. En el medio, está la vida.

La medicina tiene muchas cosas desagradables, complejas y retorcidas, pero hay una de las tareas médicas que es formidable y está en la posibilidad de conocer otras personas. Conocerlas sin máscaras. El término persona viene de la palabra griega con la que se designaba a las máscaras que se colocaban los actores de teatro en la antigua Grecia y hace referencia a la capacidad que tenemos de ocultar nuestro verdadero rostro detrás de una apariencia. Los médicos somos de los pocos profesionales que podemos llegar a conocer a las personas en la intimidad, sin ropas y sin máscaras. Las alegrías más profundas y los

6. Gracia Guillén, Diego (1987). *Historia del medicamento*. Albacete, España: Ediciones Doyma S.A.

dolores más intensos, las pérdidas más inesperadas y las evoluciones más fortuitas; hasta los milagros forman parte de las experiencias de cualquier médico que se precie.

Hay que tener en cuenta que la persona tiene una dolencia, pero es sobre todo una biografía. Llamamos patobiografía a la correlación que existe entre la historia vital y la aparición de enfermedades, algo particularmente importante para las llamadas enfermedades psicosomáticas, que tienen un componente indefinido de estrés, autoinmunidad y alergia, pero donde puede haber una correlación muy estrecha (no se puede hablar de causalidad) entre determinadas desventuras vitales y la aparición o la exacerbación de síntomas. Pero, además de su valor diagnóstico, la biografía de los pacientes tiene dos componentes únicos para el médico. Por un lado, hace que cada uno de ellos sea único y original. A los pacientes que atiendo los identifico de una manera única, que nada tiene que ver con su nombre sino con su vida, y les pido que si me llaman hagan referencia a esa originalidad, porque hasta la tercera o cuarta vez me resulta muy difícil relacionar la voz con el nombre y el cuadro clínico, pero mediante esa clave de identificación única y vital recuerdo exactamente el momento en que nos vimos. Supongo que cada médico tendrá su propio sistema, pero a mí este me da buen resultado. Así "la colorada", "salame con queso", "el capitán" y muchas otras son la manera en la que establezco la exclusividad de mi relación con un paciente. Es mi modo de decirles: "no hay otro como vos". Por otro lado, transforma a un paciente en un maestro. Las vidas de las personas son extraordinarias. El más inculto e incivilizado de los humanos es un ser que resuelve problemas muy complejos con notable sabiduría, y eso son las biografías: las maneras en las que las personas han ido lidiando con los problemas de la vida. Adaptándose aquí, modificando el entorno allá, huyendo de un peligro, combatiendo contra su ambiente, compitiendo con sus semejantes, conquistando metas. Y por eso es notable la capacidad docente de muchos de ellos. Uno me enseñó a escuchar mejor diciéndome simplemente:

—Hay que seguir a la naturaleza, por algo nos dio dos orejas y una lengua, será para escuchar el doble de lo que hablamos.

Otro, que fue capitán del último barco mercante a vela de nuestra marina, me enseñó el valor del viaje:

—Los marinos sabemos que debemos llegar a destino, pero hacerlo a veces nos entristece, porque allí se termina la diversión. La diversión está en el viaje, el destino es solo una excusa.

Por último, la persona necesita ser escuchada porque sus deseos, miedos y valores son importantes. Es en esa experiencia de alumno-maestro en la que el médico que escucha puede ser escuchado. Porque el paciente necesita que le expliquen y no solo le informen; comprender las razones por las cuales debe realizar determinados procedimientos o tratamientos. De allí que la figura del médico funcione como la de un traductor, un consejero, un profesional dedicado a recabar la mejor evidencia científica para resolver su problema médico, y también como un abogado orientado a que se respete la dignidad y la voluntad de la persona enferma. Para eso el paciente necesita conocer al médico y el médico conocer al enfermo, y, para que dos personas se conozcan, se necesita tiempo.

Capítuo 3

Conocer al enemigo

C. es una paciente muy especial para mí. Dede el mismo día en que la conocí comprendí que tenía una aliada incondicional en la lucha contra el tumor.

Así me encontré con la C. Entró con sus padres y sus hermanas. Eran como seis, pero la voz cantante la llevaba ella. Nunca tuve tantas personas tan calladas en el consultorio. Ella es muy resolutiva y práctica. Yo era el tercer médico que veía. Luego de ver el diagnóstico y examinarla, me preguntó si podía hacerme algunas preguntas. "Por supuesto", contesté. Abrió entonces su bolsito y extrajo una libreta de 20 x 10 donde tenía setenta y dos preguntas escritas. La lista en principio era ordenada, después se disparaba hacia interrogantes levemente inconexos, como por ejemplo uno que hacía referencia a si el tratamiento le impediría patinar. Yo le repregunté:

—Ah, ¿patinás?

—No, de ninguna manera, pero si se me ocurriera patinar, quisiera estar preparada —me respondió.

Minuciosamente, fuimos recorriendo cada una de sus interrogantes, C. y yo. La familia asentía, disentía o dudaba, pero todo en un respetuoso silencio. Al finalizar, le pedí permiso para fotocopiar las preguntas, que aún atesoro como un bien inapreciable, y le pregunté:

—¿Cómo armaste tantas preguntas? ¿Para qué?

Me respondió:

—Doc, si yo no conozco al enemigo y a qué me expongo, ¿cómo voy a poder luchar bien?

Al momento de escribir este capítulo, C. está magnífica, superó los tratamientos y tiene unos hijos hermosos. Cada control tememos todos y rogamos que siga bien. No tengo dudas de que tanto su capacidad de conocer al enemigo como el apoyo de su familia han sido fundamentales en la pelea que dimos y seguimos dando.

C. es una persona extraordinaria. Fue necesario que leyera este capítulo para autorizarme a usar su caso, luego, me escribió esto que quiero compartir con ustedes:

> Lo que nos pasa por adentro del envase físico en el que vivimos a las personas que recibimos el diagnóstico de cáncer es revelador. Cada uno a su manera, con su carácter, pero sin duda a todos, nos atraviesa el alma ese instante en el que escuchamos la palabra CÁNCER por primera vez referida a nuestro estado de salud/no salud.
> Una vez vos me dijiste que el paciente oncológico tiene algo muy similar al sobreviviente de una guerra. Ambos se sienten hermanados cuando se encuentran en cualquier parte del mundo, aun sin haberse cruzado antes, jamás. Ambos, casi sin decirse nada, saben muchísimo del otro. Saben ESO: saben esa palabra que una vez escucharon o leyeron en un informe médico y que por primera vez se refería a ellos, y les cambió la vida para siempre. Nada es lo mismo después de esa milésima de segundo que le demora resonar a la palabra CÁNCER.
> Saben que atravesaron la primera explosión en ese mismo momento. Ese día, ese oncólogo que te va a decir lo que pasa adentro de tu cuerpo de lo que vos no estás ni enterado va a congelarse en tu memoria para siempre. Es uno de esos recuerdos que no desaparecen jamás. Para muchos, lamentablemente, se convertirá en la sentencia de muerte —aunque no mueran a causa de ese cáncer, sino porque así lo van a sentir— y para otros, será la oportunidad para conocerse mejor y poner toda la energía, el amor, la salud, la consciencia y la voluntad en transformarse en una persona sana, feliz, vital, alegre. Para ellos, el cáncer les salvará la vida.
> Como sea: es un momento trascendental.
> Por eso celebro, y me emociona tanto, que existas vos, Doc, en este mundo, y que registres esa trascendencia en este legado que con tanta generosidad nos vas a dejar a todos.
> Identificar al enemigo, muchas veces, es el primer paso para buscar los recursos que nos permitan iniciar la batalla para vencerlo. El título de este capítulo es muy sabio, muy muy importante.

Desde que enfermé me consulta muchísima gente que se entera que tiene cáncer o que alguien muy querido lo está atravesando. Todos con esas tantas preguntas...
La mayoría creyendo que el enemigo es el tratamiento, y no la enfermedad. La quimio tiene muy mala prensa. Es verdad: duele, incomoda, fastidia, asusta, inquieta.
Yo hice el ejercicio en cada sesión de quimio: recordar que la quimioterapia era mi aliada, no mi enemiga. Que juntas íbamos a vencer al cáncer. Así que, algunos minutos antes de iniciar cada sesión, me concentraba y les daba la bienvenida a esas drogas que iban a ayudarme, les abría el camino de mi cuerpo y les agradecía por unirse a mí en esta batalla. Les pedía que mataran a todos los que tenían que morir y que me dejaran algo de energía y fuerza para llenar de vitalidad a los que tenían que sobrevivir.

Si me curo, esta vez, y sigo mi vida exactamente igual que antes de enterarme, ¿no se supone que el cáncer va a volver? Si en esas condiciones pudo nacer y crecer, aunque hoy logremos matarlo, ¿no se supone que esa misma "tierra" en ese mismo "campo" es fértil para su regeneración? ¿Debería, entonces, transformar mis malos hábitos, mis formas "negativas" de reaccionar frente a las situaciones que me perturban, para así lograr también generar un escenario diferente donde tal vez el cáncer no logre crecer y sobrevivir? Esa inquietud, aún al día de hoy, sigue resonando en mi alma... por suerte. Y sin saber la respuesta, es la que me impulsa a seguir trabajando y esforzándome para convertirme en una persona más linda, más feliz, más sana. De esa forma, YO CREO que el cáncer no va a poder entrar de nuevo.

Por eso, con su ejemplo, trataremos de formular ordenada o desordenadamente todas las preguntas que inquietan a un paciente y trataremos, con todas nuestras limitaciones, de darles respuesta.

Todo lo que siempre se ha querido saber sobre el cáncer

Cuando alguien recibe el diagnóstico de cáncer hay muchas preguntas que sobrevienen. ¿Qué es el cáncer? ¿Por qué se produce un cáncer?

¿Por qué yo tengo cáncer? ¿Por qué apareció ahora? Y siguen: ¿cuán extendido está?, ¿es curable?, ¿cómo se cura? Luego, una tercera oleada: ¿se hereda?, ¿mi familia corre riesgo?, ¿puede ser psicológico? Conocer al enemigo supone poder responder a una serie de preguntas. Cada paciente tiene las suyas, y una manera única de formularlas, pero trataremos de ofrecer aquí las respuestas a aquellas que algunas vez seguramente alguno de ellos se formuló. Ahí vamos.

Si hay más de doscientos cánceres diferentes, ¿qué tienen en común todos ellos para ser considerados, precisamente, cánceres? Es cierto, el cáncer es un término que designa más de doscientos tipos diferentes de tumores malignos, algunos de ellos no pondrán en riesgo la vida de las personas y otros serán rápidamente mortales. Por eso, para responder deberemos recorrer la historia de un tumor.

Todos los tumores se originan de una célula normal. Las células normales se caracterizan por estar relacionadas unas con otras en tejidos y responder de un modo uniforme a las señales del organismo: "Ahora hay que dividirse, ahora hay que reposar, ahora hay que liberar una sustancia, por ejemplo insulina, debido a que aumentó la concentración de otra sustancia en la sangre, por ejemplo de azúcar —glucemia—. Cuando esta disminuye entonces la orden es dejar de secretar insulina", y demás. Paulatinamente, la célula normal envejece, muere y es reemplazada por una célula joven que seguirá el mismo camino. Si rastreamos las células normales, veremos que funcionan así desde que somos bebés. Y si nos remontamos aun más atrás, a la etapa embrionaria, veremos que un grupo de células destinado a formar el páncreas es levemente distinto a aquel que formará el hígado o el intestino; y si vamos aún más atrás, notaremos que el grupo de células que va a formar el embrión es diferente del que formará la placenta en la primera semana de gestación; pero si vamos a los primeros días de la gestación, veremos que las células que formarán el embrión y la placenta son indistinguibles. Es decir que el proceso de formación del embrión (embriogénesis) y de órganos (organogénesis) es un proceso en el cual una célula embrionaria indiferenciada va progresivamente expresando características morfológicas y funcionales diferentes mediante la regulación de la información genética que es la misma en todas las células del organismo. Los huesos, la piel, el cerebro, el hígado y el corazón tienen células que contienen el mismo material genético pero que se expresa de una manera diferente en cada uno de esos órganos.

Por lo tanto, las células de nuestro cuerpo cuentan con la información necesaria para poder formar un organismo entero, la misma información que la célula original que se formó cuando el espermatozoide de nuestro padre fecundó el óvulo de nuestra madre. Dicho de otro modo, si lográramos desbloquear esa información, podríamos generar un gemelo con cualquier célula de nuestro cuerpo. Exactamente eso es lo que sucede en la clonación. La clonación sería entonces consecuencia de desbloquear toda la información genética normal que está en el núcleo de una célula diferenciada y pasarla a un óvulo que tiene toda la maquinaria celular necesaria para sobrevivir e implantarse en el útero materno. Los tumores son, entonces, la consecuencia de un desbloqueo parcial de la información genética que lleva a una célula diferenciada a recuperar las funciones propias de una célula indiferenciada. Esto fue descripto de un modo extraordinario por Douglas Hanahan y Robert Weinberg en un trabajo sobre las características sobresalientes del cáncer[7].

Estas mutaciones, ¿podrían evitarse? Para poder comprender este fenómeno debemos irnos muy lejos y retrotraernos al mismo origen de la vida, hace unos tres mil ochocientos millones de años. El origen de la vida es un enigma. Diferentes experimentos han tratado de probar que debido a las elevadas temperaturas de nuestro planeta en esa época, las presiones enormes que se generaron desde el núcleo terrestre mientras se producía el enfriamiento de la corteza, el vapor de agua que generó la primera atmósfera, la enorme irradiación ultravioleta y las violentas descargas eléctricas que se producían a menudo, se logró ese caldo primordial del que surgió la vida, primero como componentes elementales de química del carbono y luego autoensamblándose en las macromoléculas iniciales. Sin embargo, aún hay mucho por dilucidar de los pasos previos al origen de la vida (es de notar que nada de esto es contrario a la visión religiosa de Dios como su autor, porque para el ateo estos procesos son azarosos y para el creyente estos procesos son intencionales).

---

7. *The hallmarks of cancer: The next generation. Cell.* 2011 Mar 4;144(5):646-74. doi: 10.1016/j.cell.2011.02.013

Lo cierto es que el fenómeno que llamamos vida se caracteriza desde el comienzo por tres aspectos. Primero, es un proceso que consume energía para mantenerse diferenciado del medio. Desde este punto de vista es antientrópico. Mientras la materia tiende a homogeneizarse, a abarcar el mayor espacio posible en el menor tiempo posible, a enfriarse y a simplificarse (lo que se conoce como el segundo principio de la termodinámica o entropía), la materia viva va en sentido contrario. Y para eso necesita tomar energía.

Segundo, es un proceso que tiene codificada su estructura y función. Trataremos de resumir en unas frases lo que esto significa[8]. En algunos virus, el código para formarlo está en el ARN; pero en el resto de los seres vivos está en el ADN (puede estar disuelto en el citoplasma de la células sin núcleo, pero está restringido al núcleo en las demás células). La molécula de ADN —ácido desoxirribonucleico— es una doble cadena formada por bases nitrogenadas (Adenina, Citosina, Guanina y Timina, que se conocen por sus letras mayúsculas A, C, G y T) unidas a un azúcar, la desoxirribosa y al fósforo. Cada una de las cadenas es complementaria (la Adenina de la cadena 1 se une a la Timina de la cadena 2 y la Citosina de la cadena 1 se une a la Guanina de la cadena 2, y así recíprocamente). Esta estructura de cadenas ensambladas (doble hélice) se enrolla en pequeñas cuentas alrededor de proteínas llamadas histonas y estas a su vez se pliegan y enrollan aún más para formar los cromosomas (esto la célula solo lo hace cuando debe dividirse). Lo interesante de esta molécula es que puede autoduplicarse, pues se separan las cadenas y pueden formar una cadena complementaria (de este modo, la célula duplica su ADN antes de dividirse, luego lo empaqueta en cromosomas y separa exactamente la mitad en cada célula hija). Así es como la vida empaqueta información y desarrolla un ser. Cada uno de los fragmentos de ADN que forma una proteína se conoce como gen.

El segundo aspecto destacable de esta molécula es que en general se copia con bastante fidelidad, pero puede copiarse mal, perder una de las letras o un fragmento, cortarlos en una parte y pegarlos en otra, y eso hace que se modifique la cantidad, forma o función de las proteínas y por lo tanto el carácter resultante de su expresión: esto se conoce

8. Damos libertad al lector a saltear este párrafo (y algunos otros dispersos aquí o allí) si le resultaran algo áridos.

como mutación. La mayoría de las mutaciones se arregla (de hecho hay muchas moléculas que corrigen los pequeños errores), pero a veces uno de estos errores de copia, pasa a la descendencia y eso explica por qué las células hijas son muy parecidas pero no siempre exactamente iguales a la célula que le dio origen. Tal como escribe Wagensberg: "Los seres vivos son textos (genomas) distintos, escritos todos en el mismo idioma (código genético) con un alfabeto de cuatro letras (bases) y un diccionario de unas veinte palabras (aminoácidos)"[9].

Es importante distinguir entre la reproducción asexual (la que se produce por simple división celular (como sucede con muchos organismos unicelulares o en los tejidos del cuerpo) de la reproducción sexual, en la cual hay intercambio de material genético. En la reproducción sexual solo se heredarán aquellas mutaciones que pasen a un espermatozoide o a un óvulo. Es decir que no es lo mismo "genético" (causado por la alteración de los genes) que "heredable" (se transmite de padres a hijos). En el caso del cáncer, las mutaciones heredables son aquellas que aumentan el riesgo porque se hereda fundamentalmente una maquinaria de reparación de mutaciones más frágil.

El tercer aspecto de la vida es que evoluciona: desde su origen hasta nuestros días se observa que ha ido incrementando su complejidad (organismos unicelulares anucleados, organismos unicelulares nucleados, organismos pluricelulares, autótrofos, heterótrofos) y adaptabilidad. En resumen, la vida es un fenómeno que tiende a gastar energía para permanecer diferente del medio en que se origina, que transmite a sus descendientes un código mutable cuya información permite la expresión de los caracteres necesarios para su desarrollo y que merced a esa mutabilidad logra una gran variedad de seres capaces de adaptarse a los distintos ambientes en los que les toca vivir, dando lugar a lo que se conoce como evolución.

Por supuesto que no todas las mutaciones son buenas, nosotros vemos los seres que se desarrollaron y por lo tanto los que poseen los caracteres que les permitieron adaptarse al medio en el cual podemos observarlos, pero no tenemos un registro fósil de las mutaciones que condujeron a esterilidad y abortos, un registro de aquellos seres que no

9. Wagensberg, Jorge (2008). *Si la naturaleza es la respuesta, ¿cuál era la pregunta?* Barcelona: Tusquets Editores, pág. 34.

pudieron adaptarse al medio, perecieron o se extinguieron. Desde esta perspectiva, podemos afirmar entonces que el cáncer es una mala mutación y por lo tanto es el precio que la vida está dispuesta a pagar para poder evolucionar. De tal manera está entrelazado el origen de un tumor con el origen de la vida que es la más vital de las afecciones. Imaginar una vida sin cáncer es pensar una vida sin mutaciones, esta falta de mutación se conoce como "fijismo". Una vida inmutable sería tremendamente frágil, pues cualquier cambio ambiental al que no pudiéramos adaptarnos conduciría irremediablemente a la muerte. Podemos imaginar un futuro en el cual haya tanta radiación ultravioleta que solo los humanos de raza negra puedan sobrevivir, o uno helado y gris solo viable para humanos de raza blanca, pero para que tengamos futuro en cualquier situación posible necesitamos de ambos.

Las mutaciones son entonces imprescindibles y lamentablemente algunas de ellas darán lugar a un tumor en la vida de un organismo. Pero, ¿cuáles son las mutaciones fundamentales para que se desarrolle, crezca y se disemine un cáncer? Seguiremos el orden que propone Vincent DeVita en el ya citado libro *La muerte del cáncer* y utilizaremos la alegoría de una sinfonía en ocho movimientos.

El primer movimiento que se produce es una mutación que lleva a que una célula normal se libere del control del organismo y deje de reprimir sus impulsos para dividirse. Esto lo logra inhibiendo los genes responsables de controlar un crecimiento inadecuado. Es decir, boicotea los frenos. Tal condición puede haberse heredado de los padres o bien producirse azarosamente. Puede existir durante muchos años —tampoco en el microscopio se observa ninguna anormalidad— y no expresarse hasta que empiezan a acumularse los cambios. Es un tempo *larghissimo* —extremadamente lento— en la alegoría musical.

El segundo movimiento consiste en que además de hacerse insensible al control del organismo, comienza a aprovechar todas las señales posibles de crecimiento. Expresa la mayor cantidad de receptores a factores de crecimiento y estimula la concentración de enzimas destinadas a facilitar la división celular. Es más, es capaz de aprovechar señales de crecimiento que se producen en la inflamación y puede inclusive promoverla, lo que se conoce como *tumor promoter inflamation* (o TPI, por sus siglas en inglés). Es decir aprieta el acelerador. Comienza a adquirir vértigo y el tempo es un *adagieto*, algo menos lento que un *adagio*.

El tercer movimiento de esta orquestación de un tumor es evadir una orden de autodestrucción cuando se producen muchas alteraciones en el ADN o las células son inservibles. La autodestrucción se conoce como apoptosis y es extraordinariamente importante para modelar nuestro cuerpo en la etapa embrionaria. Cuando nosotros nos desarrollamos, nuestro embrión pareciera recopilar toda la evolución. Esto se conoce como teoría de la recapitulación, por lo cual la ontogenia recopila la filogenia o Ley de Haeckel: nuestro embrión primero parece un pez (tenemos branquias), luego un anfibio (tenemos manos y pies que parecen patas de ranas), un simio (tenemos cola) y finalmente adquirimos las características que nos distinguen como humanos. ¿Qué sucede con esas partes que tenemos en la etapa embrionaria y desaparecen cuando adquirimos nuestra forma definitiva? Se autodestruyen, las células mueren por apoptosis. Este mecanismo se conserva en la edad adulta y resguarda al organismo de la aparición de tumores, por ese motivo este es uno de los primeros mecanismos que el tumor evade (de hecho, la mayoría de los agentes quimioterápicos resulta exitosa porque es capaz de volver a desencadenar la cascada apoptótica). Liberó los frenos, apretó el acelerador y desactivó la computadora, el camino es irreversible, el tempo es *andante moderato.*

El cuarto movimiento necesario de un tumor maligno para crecer consiste en desactivar el sistema inmune. Nuestro sistema inmune es notablemente poderoso, posee un gran arsenal de armas químicas y biológicas orientadas a aislar, inhibir, asfixiar, destruir, lisar y absorber a un agente extraño que pueda dañarnos. De tal manera que es una armada notablemente eficiente en distinguir amigo-enemigo, y es implacable con este último. El problema es que a veces se confunde y ataca células normales, dando lugar a lo que se conoce bajo el nombre de enfermedades autoinmunes, como la colitis ulcerosa, el lupus eritematoso sistémico, la artritis reumatoidea, la enfermedad destructiva de la línea media, o granulomatosis de Wegener, y muchas otras que pueden ser devastadoras. Para evitar estos desvíos del sistema inmune o fuego amigo (que es tan mortal como el fuego enemigo) hay maneras de inhibir la acción de los linfocitos. De esto se aprovechan los tumores que expresan moléculas inhibitorias del sistema inmune, por lo cual no son reconocidos como anormales (camuflaje) o no son destruidos. El tumor pasa a ser veloz, inconsciente e impune, y el drama suena *allegretto.*

El quinto movimiento es generar su propia línea de abastecimiento. A medida que un tumor crece, resulta cada vez más difícil proveer de oxígeno y nutrientes a las células que están en su centro (esa es la razón por la cual a veces estas células se mueren y el centro se necrosa y se ahueca, lo que llamamos cavitación). Para generar líneas de abastecimiento debe construir vasos sanguíneos, lo que se conoce como angiogénesis, que es una capacidad aumentada en los tumores. Ahora el tumor empieza a competir con el organismo por sus recursos. El tempo es *vivace*. Al vértigo se le agrega la voracidad.

El sexto movimiento es el despilfarro de energía. La vida necesita de energía, y la moneda de la energía es el ATP (adenosín trifosfato). Normalmente, las células diferenciadas son muy eficientes en obtener energía y utilizan la glucólisis aeróbica que se realiza en las mitocondrias. Pero las células tumorales tienen la capacidad de usar la glucólisis anaeróbica. Esto se debe a dos cosas: tienen suministro de glucosa ilimitado del organismo y utilizan el ácido láctico y el ácido pirúvico para la construcción de bases para el ADN[10]. El tempo es *presto*.

En el séptimo movimiento adquiere la capacidad de reproducirse indefinidamente. Es decir, de ser eternamente joven. Cada célula tiene una capacidad limitada de reproducciones, cada célula hija tiene el extremo de los cromosomas levemente más cortos que su progenitora, que funcionan como los almanaques en bloques de hojas: a medida que se acerca fin de año, se hacen más delgados. Las células tumorales, en cambio, logran alargar sus telómeros, logran agregar bloques de hojas al almanaque, de manera que siempre tienen años por vivir. Esto es consecuencia de una enzima llamada telomerasa, que en las células tumorales y las células madres (aquellas que dan lugar a diferentes tejidos maduros) está muy activa. El tempo es *vivacissimo*.

El octavo movimiento consiste en recuperar la capacidad de invadir, trasladarse y sembrarse en otro lado (capacidad metastásica). La mayoría de los tumores proceden de los epitelios, que son células que están fijas y son inmóviles. ¿Cómo logran recuperar la capacidad de invasión y movimiento? En primer lugar debemos recordar que estas capacidades son

10. Se conoce como efecto Warburg, que demostró que aun en presencia de oxígeno, las células tumorales usan doscientas veces más la glucólisis anaeróbica que las células normales.

normales. Para que podamos desarrollarnos en el seno materno nuestro embrión debe implantarse en el endometrio, y para eso tiene que poder invadir los tejidos normales. Para que nuestros leucocitos lleguen al sitio en el cual una bacteria invadió nuestros tejidos y la destruya debe poder desplazarse entre las células. La célula tumoral logra esto mediante lo que se conoce como transición epitelio mesenquimática (TEM, por sus siglas en inglés). El tempo ahora es *prestissimo*.

Mediante estas ocho transformaciones, una célula normal adquiere independencia, velocidad, impunidad, voracidad, inmortalidad y malignidad. Dadas todas estas capacidades tendremos un tumor que invadirá, se trasladará, formará un trombo, luego se embolizará a través de la sangre y se detendrá en un órgano alejado: esto se conoce como metástasis y es la principal causa de la muerte por cáncer.

Recopilando: hemos visto que todas las células de nuestro organismo poseen la misma información genética, que debido a los mecanismos de transmisión de la información de la vida siempre se producirán mutaciones y que si se producen secuencial o simultáneamente un conjunto de mutaciones que den lugar a los ocho movimientos de la sinfonía del cáncer, tendremos un tumor maligno que pondrá en peligro la vida.

¿Esto ayuda a comprender por qué una persona en particular desarrolla un cáncer? No tan rápido. Saber cuál es la razón por la cual aparece un tumor no aporta prácticamente nada a la respuesta acerca de por qué me aparece un tumor a mí y por qué me aparece ahora. Hoy sabemos que a lo largo de la vida de una persona de ochenta años aparecerán aproximadamente diez tumores, muchos de ellos no pasarán de ser apenas un grupo de células que no progresará, otros quedarán como tumores *in situ*, no avanzarán más allá de la membrana basal y nunca pondrán en peligro su vida, inclusive hay tumores invasores pequeños que pueden descubrirse en las autopsias de pacientes que han muerto por otras causas y son hallazgos incidentales. Sin embargo, en uno de cada dos varones y una de cada tres mujeres que vivan hasta los ochenta años puede aparecer un cáncer. ¿Qué pasó con los otros tumores? Falló alguno de los mecanismos que vimos anteriormente y se autodestruyeron, no pudieron crecer más o fueron localizados y destruidos. Pero es natural que se insista: ¿por qué entonces uno sí crece, por qué crece en mí y por qué crece ahora? No lo sabemos, pero aun así hay algunas claves que podemos apuntar.

En primer lugar, los tumores no son patrimonio exclusivo de las personas mayores, pero son una rareza en los niños, adolescentes y adultos jóvenes. Menos del 5% de los cánceres se diagnostican en este grupo de personas; el 95% de los tumores se diagnostican en mayores de 50 años. Esto explica por qué el aumento del cáncer que acompaña al aumento del promedio de edad poblacional no es una mala noticia: significa que hemos sobrevivido al parto, a la desnutrición infantil, a las infecciones durante la infancia, a la violencia familiar, a las conductas de riesgo adolescente, a la violencia social de la juventud y a los problemas cardiovasculares de la quinta década. Todas ellas fueron causas de alta mortandad que las sociedades evolucionadas han logrado mitigar. Eso duplica o triplica la expectativa de supervivencia, pero a costa de un aumento de la incidencia del cáncer.

Vayamos a la siguiente pregunta. ¿Son heredables los tumores? Recordemos la diferencia entre genético (alteración de la información) y heredado (transmitido de padres a hijos). Hay contados casos de metástasis de un cáncer materno en la placenta y aun en el cuerpo de un bebé, pero fuera de estas rarezas el cáncer no pasa de la madre al hijo. Cuando hablamos de cánceres heredo-familiares hacemos referencias a algunas alteraciones genéticas (mutaciones del ADN) que pueden heredarse tanto a partir del padre como de la madre y que se acompañan de un mayor riesgo de desarrollar un tumor, fundamentalmente porque los mecanismos de reparación del ADN son más frágiles que en el resto de la población. Veámoslo así: si heredamos un gen de nuestro padre y el mismo de nuestra madre y se daña uno, el otro puede compensar y mantenernos sanos, pero si uno de los dos ya lo heredamos fallado, basta con que el restante se afecte para que enfermemos. Esto es lo que pasa con los tumores heredo-familiares.

¿Hay más tumores que antes? ¿Por qué las sociedades desarrolladas tienen más cáncer que las menos desarrolladas? Por la longevidad, el tabaquismo y la obesidad. La longevidad se correlaciona con la aparición de tumores debido a dos fenómenos. Uno es la acumulación de mutaciones. Por más que haya mamíferos humanos de sesenta años muy saludables, no debemos olvidar que —si consideramos todos los seres vivos— solo sobreviven esa cantidad de tiempo un par de araucarias, una tortuga y algún elefante, los demás mueren. Es decir que hay pocos seres que sobrevivan tanto en la corteza terrestre, y eso significa que han estado expuestos a radiaciones, a sustancias químicas, a virus, a bacterias y a toda una serie de agentes mutágenos que han producido acumulación de daños en el ADN de algunas células corporales. Por supuesto que si además juegan al básquet en Chernobyl, fuman como escuerzos, comen como un heliogábalo, chupan como un ladrillo de segunda y construyen su casa sobre el dique de una mina a cielo abierto, la tasa de mutaciones aumentará, porque la concentración de mutágenos por unidad de tiempo se incrementa.

El segundo motivo es que a medida que envejecemos, los mecanismos de vigilancia inmunológica y los mecanismos de reparación empeoran. Además de la edad, no hay dudas de que por lo menos dos hábitos sociales vienen de la mano de un aumento en las posibilidades de desarrollar un cáncer. El principal es el tabaquismo, no hay agente cancerígeno que se le compare. En el humo del cigarrillo se han aislado más de doscientos cancerígenos, que van desde las aminas complejas hasta el plutonio (¡!). Respirar aire contaminado es nocivo para la salud, pero inhalar humo es directamente suicida. Lo que es peor, la nicotina es notablemente adictiva; es decir que fumar un cigarrillo induce rápidamente a fumar más y es muy difícil dejarlo. Más asombroso y notable aun es que sea legal. Obesidad y sedentarismo le van en zaga: las sociedades que han logrado disminuir el hábito tabáquico se encuentran con que el segundo factor de riesgo para el desarrollo de cáncer es la obesidad, sobre todo combinada con el sedentarismo. No nos olvidemos de que los obesos no pesan más porque tengan células más grandes, sino porque tienen más células (y tener más células aumenta el riesgo de que alguna tenga una mutación). Además, los tumores ven facilitado su crecimiento por los cambios bioquímicos asociados a la obesidad.

Esto lo podemos estudiar de varias maneras, primero con los registros estadísticos —si hay algo que diferencia a las sociedades desarrolladas de las menos desarrolladas es que las primeras saben lo que pasa en su comunidad porque llevan registros más o menos exactos de lo que sucede, mientras que las segundas lo imaginan, creen o inventan porque no tienen más que registros parciales y de mala calidad—. Pero hay un fenómeno más próximo que podría darnos numerosas respuestas y está mal estudiado: los tumores de las mascotas. Me explico: el cáncer es muy poco frecuente en los animales en estado salvaje, es prácticamente inexistente en lo que llamamos naturaleza. ¿Por qué? Porque en la naturaleza los animales son jóvenes y sanos, los viejos o enfermos fueron o serán comidos rápidamente, no hay tiburones con cáncer, renos con artritis o golondrinas añosas. De tal manera que la naturaleza es un mal ámbito para estudiar la aparición de tumores, más allá de que algunos experimentos humanos de manipulación de la naturaleza muestren que estos sí pueden producirse. Por ejemplo, se desarrollaron en criaderos truchas albinas que fueron después sembradas en ríos de montaña con la finalidad de que los pescadores deportivos pudieran ver con claridad dónde estaba el pez al contrastar su blancura contra el fondo oscuro del lecho pedregoso de los ríos: estas truchas así modificadas tuvieron una elevadísima tasa de melanomas.

Sin embargo, perros y gatos se caracterizan por envejecer más rápidamente que nosotros y comparten toda nuestra vida doméstica: comen nuestra comida, toman de la misma agua, respiran el mismo aire, se exponen al sol, al humo y a todos los otros químicos que nos rodean. La mayoría de las mascotas, sobre todo las más longevas, desarrollan cánceres. Cuando se han estudiado estos tumores y comparado con los raros tumores espontáneos que desarrollan estos animales en estado salvaje, se ha visto que los de las mascotas tienen componentes que los hacen más parecidos a los tumores humanos que a los tumores espontáneos de sus congéneres. Es decir, que estamos frente a un experimento no planeado que puede ayudarnos a estudiar tumores "humanizados", aquellos que se generan en animales de diferentes especies que comparten nuestro hábitat y muchas veces nuestros hábitos, y envejecen seis o siete veces más rápido que nosotros. Estas observaciones pueden permitirnos ver dónde se producen las mutaciones, con qué frecuencia, en qué secuencia o de qué manera. Incluso nos permitiría estudiar a qué pueden ser sensibles. Sería de lo más interesante que facultades de veterinaria y de medicina encararan en conjunto el estudio de estos tumores, porque esta información podría salvar vidas humanas en el futuro.

Una pregunta repetida es si hay relación entre los fenómenos psicológicos o el estrés y el cáncer. Un principio de respuesta es que no está demostrada una correlación entre ambos aspectos. Las explicaciones posibles son varias, por ejemplo que no existe tal correlación. O que no contamos con instrumentos lo suficientemente sutiles como para demostrar la correlación y mucho menos la causalidad entre aspectos psicológicos y tumores. Se ha intentado por ejemplo construir un algómetro (medición del dolor) de las pérdidas humanas y sin lugar a dudas la muerte de un hijo es en la sociedad moderna uno de los eventos más dolorosos que pueden suceder. ¿Pero es lo mismo la muerte de un hijo intraútero a la de uno ya nacido? ¿Pequeño o joven? ¿Por una enfermedad o un asalto violento? ¿Con descendencia o sin descendencia? ¿Si es único o tiene otros hermanos? Como se puede ver, un solo evento sobre el cual podemos consensuar que el impacto psicológico es tremendo tiene tantos condicionantes que se hace difícil comparar las experiencias de personas que han sufrido situaciones similares.

También es posible que haya correlaciones más sólidas que induzcan sesgos en la población estudiada. Por ejemplo, personas con personalidad de tipo A (carácter fuerte, explosivo, extrovertidas) pueden sufrir más eventos cardiovasculares y fallecer antes de desarrollar un cáncer, mientras que personalidades más melancólicas o tranquilas podrían no sufrir un evento cardiovascular y desarrollar un cáncer. Esto no significa que la personalidad de las segundas se correlacione con un tumor, sino que este tipo de caracteres tienden a evitar eventos que los llevarían a morir más jóvenes, de ahí que en apariencia parecerían estar relacionados con la aparición de tumores pero en realidad lo están con la longevidad.

Más preguntas. ¿Por qué el diagnóstico de cáncer siempre requiere de una biopsia? ¿Qué es una biopsia? Una biopsia es la obtención de células o tejidos para poder ser estudiados en el microscopio. Cuando es con células el estudio se llama citología, y esas células pueden recolectarse de algún material (orina, heces, esputo) al raspar la piel o las mucosas, cepillar el árbol bronquial o algún segmento del intestino o realizar una punción con aguja fina (generalmente se usa una aguja intramuscular). Los patólogos que hacen este tipo de biopsias se han especializado en ver estas células y pueden llegar a diagnósticos bastante certeros acerca de su benignidad o malignidad, pero el método tiene grandes limitaciones para brindar mayor información, para eso se necesita estudiar un fragmento de tejido.

Cuando es con tejidos el estudio se denomina histopatológico. Aquí el médico anátomo-patólogo puede estudiar la forma de las células, su organización y su relación con las estructuras normales que la rodean. El estudio histopatológico no solo permite determinar con más seguridad la benignidad o malignidad del tumor, sino que también permite saber si es invasor (que penetra el tejido normal adyacente) o es un tumor *in situ* (que no invadió); permite clasificar los diferentes tipos tumorales y denominar con precisión de cuál de todas las variables posibles se trata; permite utilizar diferentes técnicas de tinción para que el margen de error sea menor; permite estudiar si el tumor expresa ciertas proteínas que pueden predecir a qué tratamientos podría ser sensible; analizar con mayor facilidad el ADN o el ARN de las células tumorales o estudiar el material con microscopía electrónica u otras técnicas más complejas. También tomar una muestra de tejido brinda la posibilidad de conservar el material en nitrógeno líquido durante décadas para poder estudiar los tumores en un futuro.

Por lo tanto, el diagnóstico de benignidad o malignidad puede darse mediante citología con procedimientos más simples, pero si se quiere saber con certeza de qué tipo de tumor se trata y estudiar un conjunto complejo y organizado de células en profundidad, hay que tomar un trozo de tejido, ya sea con una aguja gruesa o quirúrgicamente. Porque el diagnóstico de cáncer por la clínica, las imágenes o los marcadores tumorales es presuntivo, quizá de muy elevada presunción, pero solo permite actuar en el caso de que la vida de una persona esté en peligro inmediato y no pueda aguardar el resultado de una biopsia o bien existan otras razones por las cuales este estudio no se pueda hacer.

¿Por qué entonces después del diagnóstico de cáncer se piden estudios como tomografías computadas, resonancia magnética o PET (tomografía por emisión de positrones)? Como hemos visto, los tumores por muy pequeños que sean pueden estar diseminados al momento del diagnóstico. De hecho, durante mucho tiempo la vida de un tumor es indetectable, pasan unas veinte generaciones (duplicaciones) para que un tumor se pueda detectar. En ese momento tiene aproximadamente un centímetro cúbico, pesa un gramo y está compuesto por unas mil millones de células. Si se producen unas diez generaciones más, el tumor será de un kilogramo y podrá matar a una persona. Por eso se dice que la vida de un tumor es de aproximadamente treinta generaciones y dos tercios de su existencia es indetectable.

El primer gesto del oncólogo luego de conocer el diagnóstico es examinar al paciente en busca de evidencias de que el tumor se haya diseminado. Examina la piel para detectar nódulos, revisa los ganglios para asegurarse de que no estén aumentados de tamaño, los pulmones para ver si no hay líquido (derrame pleural), el abdomen para ver si el hígado o el bazo no están agrandados y si no hay líquido en el peritoneo (ascitis); se examinan también los huesos para comprobar un dolor localizado que indique una metástasis ósea y el sistema nervioso central en busca de signos (o ausencia de ellos) de metástasis cerebral. Pero aunque el examen clínico sea completamente normal, hay un tercio de pacientes que tienen la enfermedad diseminada, y esto solo podrá detectarse mediante los estudios complementarios por imágenes o marcadores.

Las imágenes que más se utilizan en oncología son seis. La primera es la radiografía de tórax, que es el método más simple para ver los pulmones, el mediastino, descartar derrame pleural y ver la parrilla costal, pero es también un método que pierde de un 10% a un 15% de lesiones pequeñas. Y no puede utilizarse en pacientes embarazadas a menos que se proteja el abdomen con un delantal plomado.

La segunda es la ecografía abdominal, pleural, ginecológica, rectal o ecoendoscópica. Se trata de un método que construye las imágenes a partir del eco que recibe de los distintos tejidos que forman nuestro cuerpo. Es ideal para estudiar colecciones líquidas, porque el agua transmite muy bien el sonido y nos permite conocer las características de un quiste, por ejemplo. Tiene el inconveniente de que es dependiente de un operador; es decir, de la experiencia y el tiempo con que el ecografista estudie un paciente. Es ideal para pacientes embarazadas porque el bebé no sufre ningún daño. Resulta muy útil para estudiar la tiroides, las mamas, el corazón, el hígado, el bazo, el útero, los ovarios, la próstata y, unido a un endoscopio, el esófago, el duodeno y el recto.

El tercer sistema se llama centellograma. Es un método que utiliza una sustancia radioactiva que se fija selectivamente a un tejido. La imagen se reconstruye con un contador Geiger que capta el número de cuentas que emite el radioisótopo y dibuja el órgano emisor. Se usa mucho en tiroides, en huesos y para el estudio de la perfusión miocárdica y el funcionamiento cardíaco. No debe utilizarse en pacientes embarazadas.

La cuarta es la tomografía axial computada (TAC), un método que combina múltiples emisores de rayos X junto con múltiples detectores de rayos X e integra la imagen mediante el uso de una computadora. Es como sacar miles de radiografías simultáneamente, cada una de una precisión milimétrica, e integrarlas en una imagen donde se combine toda esta información. Permite escudriñar el interior del organismo y reconstruir tridimensionalmente la imagen. El único inconveniente es que usa radiación X, por lo cual está contraindicada en caso de embarazo y se han registrado algunos accidentes por su uso excesivo. Pero es un método extraordinario que ha permitido salvar numerosas vidas por la capacidad de detectar lesiones muy pequeñas.

La quinta es la resonancia magnética nuclear (RMN). Se trata de un método que utiliza un electroimán muy potente capaz de "ordenar" el electrón del hidrógeno de la molécula de agua (recordar que el 70% de nuestro cuerpo es agua); luego, al apagar el electroimán, ese mismo electrón vuelve a tener un movimiento caótico. El paso del electrón ordenado a caótico genera una pequeñísima corriente eléctrica a partir de la cual se genera la imagen. Si se agregan contrastes magnéticos como el gadolinio, se perfecciona la imagen y se obtiene información sobre la difusión de este elemento, vascularización de la imagen y demás datos. Es un método que puede usarse en las embarazadas y resulta ideal para ver lesiones en el sistema nervioso central, en la médula, en la médula ósea, en el hígado y en general en todos los órganos que puedan estar quietos, porque los órganos en movimiento son un desafío para la reconstrucción de las imágenes. Deben tener cuidado las personas con marcapasos porque puede desconfigurarlo. Es el método ideal para estudiar los tumores del sistema nervioso central.

El sexto sistema es la tomografía de emisión de positrones. Se trata de un método que combina los beneficios de la TAC con un centellograma determinado. Es el que más se emplea y aprovecha el efecto Warburg que mencionábamos arriba: las células tumorales son ávidas de azúcar, de tal manera que captan mucho más la glucosa que sus tejidos vecinos. Al combinar un método que permite ver qué estructuras son anormales con uno que permite distinguir cuáles de ellas están vivas y cuáles no, el sistema es ideal, en la medida en que contamos en un solo estudio con la información de las alteraciones para distinguir un tumor de una cicatriz. No permite distinguir un tumor de una inflamación porque los dos procesos son ávidos de glucosa, pero es probablemente la mejor ayuda que podemos obtener de imágenes para estudiar la diseminación tumoral antes de indicar un procedimiento quirúrgico en el pulmón o en las metástasis hepáticas de colon. Los otros dos contrastes radioactivos son muy útiles en la próstata y para tumores neuroendócrinos. Al igual que el método del cual deriva, no debe utilizarse en embarazadas.

¿Que sean negativos los estudios de extensión —como se conocen a aquellos que se realizan para pesquisar metástasis— implica que no haya metástasis? No. Todos los estudios de extensión que vimos tienen límites de resolución del orden de los cinco milímetros, es decir que lesiones más pequeñas no son detectadas o se confunden con estructuras normales. De tal manera que el hecho de que sean normales es una buena noticia pero lamentablemente hay alrededor de un 5% a un 10% de pacientes cuyos estudios son normales y sin embargo tienen la enfermedad diseminada al momento del diagnóstico.

¿Cuáles son los estadios de la enfermedad? ¿Para qué sirven entonces estos estudios? Sirven fundamentalmente para adecuar el tratamiento lo mejor posible. La mayoría de los tumores que no están diseminados se operan, y las cirugías oncológicas suelen ser grandes cirugías. Si el tumor está diseminado, estas operaciones no logran curar, pero al menos mejoran la calidad de vida del paciente y permiten iniciar rápidamente el tratamiento más adecuado, que puede ser la quimioterapia, la hormonoterapia o la inmunoterapia, según el tumor. Adecuar los tratamientos lo mejor posible supone que el médico haga un ejercicio tridimensional. Selecciona el mejor tratamiento para el tipo de tumor que tiene el paciente (lo que nos es informado por la anatomía patológica con todos los métodos complementarios posibles); selecciona el tratamiento más tolerable para su condición clínica (esto nos es informado por la historia clínica y el examen clínico del paciente); y selecciona el tratamiento más eficaz para el estadio de la enfermedad.

Los estadios de la enfermedad intentan agrupar pacientes que tienen pronósticos similares y que requieren los mismos tratamientos. Cada tipo tumoral tiene sus propios estadios, pero en términos generales podemos describir los siguientes. Estadio 0 (cero): es un tumor *in situ* que se cura con tratamiento local, generalmente quirúrgico. Estadio I (uno): es un tumor invasor pequeño, frecuentemente sin compromiso ganglionar y cuya tasa de curación con la cirugía está alrededor del 70%. Estadio II (dos): es un tumor invasor más grande o con compromiso ganglionar, marca el límite de la curación con la cirugía, que ronda el 40%. Estadio III (tres): es un tumor con un marcado compromiso a nivel del órgano en que se asienta y en los ganglios regionales, pero aún no se evidencia metástasis. Estos casos no se tratan inicialmente con cirugía, sino que se procura previamente disminuir el tamaño del tumor y de los ganglios administrando antes quimioterapia (neoadyuvante) o bien combinando quimioterapia con radioterapia. La tasa de curación es inferior al 30%. Estadio IV (cuatro): es cuando el tumor está diseminado; es decir, el paciente tiene metástasis. Según el tipo tumoral de que se trate, hay algunos que son curables (por ejemplo, los tumores embrionarios de testículo u ovario), pero en la mayoría de los casos el objetivo del tratamiento es prolongar la vida o mejorar la calidad de vida, ya que la curación es poco frecuente y está por debajo del 5%.

¿Cuáles son las armas terapéuticas para tratar el cáncer? El tratamiento del cáncer es multidisciplinario. El cuidado de un paciente oncológico puede requerir, entre otros, alguno de los siguientes tratamientos en algún momento de su evolución: cirugía, radioterapia, hormonoterapia, quimioterapia, inmunoterapia, cuidados paliativos, psicooncología, soporte nutricional, cuidados domiciliarios. Por eso es bueno que el paciente tenga un médico clínico de cabecera o que el oncólogo clínico asuma esa función. Ahora que ya conocemos al enemigo, en el próximo capítulo analizaremos cómo seleccionamos el mejor tratamiento posible para cada caso particular.

Capítulo 4

La batería de herramientas

Cuando R. me dijo que teníamos que vernos yo pensé que íbamos a analizar algún problema médico teórico o el caso de algún paciente. Pero, luego de saludarme, me dijo:

—Te llamé porque tengo que consultarte sobre mi diagnóstico.

Asistir a un colega es un desafío y un honor. Es un desafío porque es uno de los nuestros, conoce nuestras maneras, nuestras mañas, nuestras dudas, y es capaz de leer entrelíneas tanto lo que decimos como lo que dejamos de decir. Y es un honor porque las razones por las cuales nos elige un colega no tienen que ver con la ciencia sino con la humanidad. Las diferencias científicas entre un médico muy renombrado y un buen médico desconocido son pequeñas, pero aquellas que tienen que ver con el trato humano entre colegas pueden ser abrumadoras.

En el caso de R. se agregaban dos componentes adicionales. Había sido mi profesor, y de los buenos; y éramos amigos. Ya no operaba, pues a sus 82 jóvenes años "se le cansaban las piernas", pero habíamos compartido muchas horas de quirófano en las cuales yo lo veía operar a mis pacientes y conocí de cerca no solo su habilidad quirúrgica, sino también el compromiso con el que enfrentaba cada caso. Luego de horas agotadoras de trabajo, cuando se había logrado lo deseado siempre decía:

—Gracias a Dios, en algún momento pensé que no podía.

Y, cuando lamentablemente ese objetivo no se lograba:

—La próxima vez lo haremos mejor. Algo falló, algo se nos pasó por alto, pero la medicina avanza así, de a poco los límites se fuerzan.

Aquella tarde me contó:

—Me diagnosticaron un cáncer de próstata, está localizado, no tengo ganglios comprometidos y es de bajo grado, tiene un score de

Gleason 6, pero la verdad es que no sé qué hacer: algunos opinan que lo mejor es observar, otros operar, otros irradiar, otros tratar primero con hormonas y en el caso de que progrese entonces... Te he visto tratar a muchos pacientes y te pido un favor: ¿podemos invertir los roles? Olvidá que me conocés y que soy médico. Por un acto de magia yo me transformo en tu alumno y me explicás detallada y minuciosamente la razonabilidad de los diferentes tratamientos que ustedes los oncólogos aplican a los pacientes.

Así, cuidadosamente, sentados en su consultorio, mirando el jardín interior comenzó la charla.

Los dos momentos más delicados en la toma de decisiones en la relación médico-paciente están en el diagnóstico y en la terapéutica. El diagnóstico finaliza en el momento en el que el médico considera que ha arribado a una conclusión que permite establecer con certeza cuál es el padecimiento que aqueja a su paciente. Siempre hay más por saber, estudios por pedir, confirmaciones que realizar, pero hay un punto en el cual un médico sabe que todo lo que solicite de más no cambiará lo que piensa. A partir de ese momento, pedir más es perder tiempo, gastar dinero y embarcar al paciente en una serie de desventuras innecesarias.

La terapéutica empieza cuando consideramos que podemos cambiar la historia natural de una enfermedad: restaurando la salud (curación); prolongando la longevidad o aliviando el sufrimiento. La terapéutica termina cuando los tratamientos indicados son fútiles; es decir, cuando no sirven para ninguno de los objetivos deseables: curación, longevidad o paliación. En ese momento, la terapéutica se transforma en encarnizamiento terapéutico y lo que se hace es prolongar la agonía o engañar a una persona.

Un gran médico y eticista de nuestra época, Edmund Pellegrino, resumió estas dos actitudes de manera magistral: elegancia diagnóstica y parsimonia terapéutica. La elegancia diagnóstica consiste en utilizar la menor cantidad posible de medios para arribar al diagnóstico preciso de la manera que resulte menos agresiva y la parsimonia terapéutica consiste en emplear la mínima cantidad necesaria de tratamientos (medicamentos) para brindar el máximo beneficio al paciente. Estas dos actitudes son primordiales en toda la medicina y se aplican de un modo muy especial en oncología.

Cuando empezamos a ver junto a R. las alternativas terapéuticas disponibles para el tratamiento de su cáncer, comenzamos desde las más antiguas hasta las más modernas, haciendo un repaso de las historias no solo de las herramientas, sino sobre todo de las ideas que subyacen en el uso de cada una de ellas. Aquí las vamos a desgranar otra vez. Primera herramienta: esperar y observar. Segunda herramienta: operar. Tercera herramienta: irradiar. Cuarta herramienta: hormonas y antihormonas. Quinta herramienta: quimioterapia. Sexta herramienta: terapia contra blancos moleculares. Séptima herramienta: modulación del sistema inmune. Octava herramienta: tratamientos paliativos. Novena herramienta: investigaciones clínicas. Décima herramienta: terapias alternativas. Veamos entonces con detalle cada una.

Primera herramienta: esperar y observar

Así definen los anglosajones a la actitud de observación activa: *wait and see* (esperar y ver). Es probablemente la más antigua, la más moderna y la más criteriosa de las actitudes médicas. Es también la más difícil de llevar a cabo porque exige un médico y un paciente educados. ¿Por qué la más antigua? Porque cuando carecíamos de armas terapéuticas para el tratamiento de las enfermedades, solo podíamos ser testigos de la historia natural de las mismas. Ese testimonio, que se recoge a lo largo de la historia de la medicina, muestra que en todas las afecciones banales siempre hay alguien que padece algún evento mortal y en todas las afecciones mortales siempre hay alguien que sortea la desventura y sigue con vida. Como lo recordaba Albert Camus en su novela *La peste*:

> —Pero, para terminar y antes de entrar de lleno en esto, hágase a la idea de que tiene una probabilidad sobre tres de salir bien.
> —Esas evaluaciones no tienen sentido, doctor, lo sabe usted tan bien como yo. Hace cien años una epidemia de peste mató a todos los habitantes de una ciudad de Persia excepto, precisamente, al que lavaba a los muertos, que no había dejado de ejercer su profesión.
> —Lo salvó su tercera probabilidad, eso es todo —dijo Rieux, con una voz de pronto más sorda—, pero la verdad es que no sabemos nada de todo esto.

Esta distancia entre la historia natural de una enfermedad, el impacto en la población y la suerte de cada individuo forma parte de la distancia entre la ciencia médica y el arte médico. Pronosticar el curso de una enfermedad en una persona concreta sigue resultando esquivo para todo médico, tanto en las enfermedades infecciosas como en cualquier otra, incluyendo el cáncer: "La verdad es que no sabemos nada de todo esto", podría repetirse con sinceridad.

¿Por qué, entonces, decimos que esta herramienta es también la más moderna? Desde hace muchos años que hacemos esfuerzos constantes para tratar de dilucidar cuáles son las señales genéticas, moleculares, tisulares (del tejido), personales o ambientales que permiten predecir con precisión de qué manera se desarrollará una enfermedad en una persona, pero seguimos con un alto grado de incertidumbre. Cuando hablamos de la historia natural de la enfermedad, hacemos referencia a su curso más probable. En el caso del cáncer, la idea que tenemos la mayoría de los oncólogos es que el curso más probable de una dolencia es la progresión de una mutación a un tumor, de un tumor *in situ* a un tumor invasor, de un tumor pequeño a un tumor grande y de un tumor localizado a un tumor diseminado. Esto lo hemos visto innumerables veces en los animales de laboratorio y en los pacientes, pero siempre hemos registrado excepciones.

A medida que vamos diagnosticando más tumores como consecuencia del *screening* (tamizaje) poblacional —y merced a los poderosos métodos complementarios de diagnóstico que permiten escrutar el interior del organismo tanto en su estructura como en su funcionamiento—, vamos viendo cada vez más excepciones a nuestro modelo de historia natural del cáncer. Así, se ha visto recientemente que tumores *in situ* de la mama, la próstata, la glándula tiroides, entre otros, no tienen el comportamiento previsto, sobre todo cuando son diagnosticados en tamaño pequeño. La historia natural de muchos de ellos parece no ser la progresión hacia enfermedades agresivas y mortales, sino que por el contrario se mantienen en esta condición indolente durante mucho tiempo. ¿Por qué? No lo sabemos. La consecuencia de esta información es que muchos colegas están cuestionando la agresividad con la que tratamos a los pacientes que tienen estas condiciones, pues muchas veces tal tratamiento no parece ser necesario y hasta puede ocasionar más inconvenientes que la propia enfermedad. De hecho, hay especialistas que proponen a sus pacientes controlarlos sin tratarlos, y claramente muchos pacientes parecieran evolucionar satisfactoriamente sin que los tumores progresen.

Pero no solo con los tumores *in situ* sucede esto. También se ha puesto en evidencia que los tumores invasores "incidentales"[11] tampoco tienen el mismo patrón de comportamiento que los tumores diagnosticados en forma sintomática. Algunos de estos tumores no crecen o lo hacen muy lentamente. Y algo parecido se ha demostrado en nódulos pulmonares que pueden aparecer durante un control de enfermedades metastásicas en los ensayos clínicos, muchos de los cuales pueden involucionar espontáneamente.

Esta controversia con respecto a quienes tratar no es fácil de resolver, porque por una parte sabemos que hay un número importante de personas a las cuales encontrarles un cáncer en las etapas iniciales les salvará la vida, y, por otra parte, también sabemos que hay un número importante de ellas a las cuales tratarlas o no tratarlas resultará indiferente porque el tumor que han desarrollado no pone en peligro su vida. El problema es que no sabemos quién es quién. Nuestra ignorancia e incapacidad no nos permite hoy conocer quién se beneficiará y quién se perjudicará del tratamiento que hagamos.

¿Por qué es la herramienta más criteriosa? Porque muchas veces la manera más simple de dilucidar cuál será la evolución de una enfermedad en un paciente es observar qué cambios se producen en un lapso limitado de tiempo, usualmente entre sesenta y noventa días cuando la enfermedad está diseminada y en lapsos más prolongados cuando está localizada. De tal manera que si rápidamente se producen cambios, tratarlo está justificado; pero si, por el contrario, la enfermedad se mantiene del mismo modo, esperar es lo más sensato.

Sin embargo, esta actitud es la más difícil porque, como dijimos al comienzo, exige médicos y pacientes educados. Como escribió el médico argentino Alberto Agrest en *Ser médico ayer, hoy y mañana*: "La falta de educación no sólo nos ha hecho perder capacidades cognitivas y de convivencia; creo que fundamentalmente nos ha hecho

11. El término incidentaloma se acuñó para hacer referencia a los tumores que surgían en las imágenes, sobre todo tomografías, cuando se estudiaban otros órganos. Por ejemplo, cuando en un estudio de hígado aparecía un tumor de riñón.

perder sensatez y adquirir ya una credulidad casi infantil —que nos hace aceptar como verdadera cualquier afirmación, por más disparatada que sea—, ya una desconfianza paranoide que nos impide sinergizar con otros en un proyecto común".

Esperar y observar es un proyecto común entre el médico y el paciente, en el cual el primero pone en evidencia su ignorancia sobre el comportamiento de la enfermedad y su evolución concreta en el enfermo, mientras el segundo deposita su confianza y convive con la incertidumbre durante el lapso necesario para dilucidar el enigma. El primero no quiere dañar y el segundo lo comprende. Si al cabo del tiempo de espera el tumor demuestra un comportamiento benévolo, ambos lo agradecen; pero si el tumor muestra un comportamiento agresivo, frecuentemente se rompe la confianza y el paciente se llena de dudas acerca de si ha perdido el tiempo, esto lleva a segundas consultas, y las opiniones de los colegas a veces son devastadoras para el enfermo. De hecho, el instrumento más exacto en medicina es el "retroscopio", porque al mirar para atrás todos acertamos. Como dicen colegas futboleros, "con el diario del lunes todos aciertan los resultados del domingo".

Segunda herramienta: operar

La cirugía es el arte médico con mayor evidencia prehistórica. En casi todas las culturas hay restos humanos en los cuales se han consolidado fracturas o se han realizado craneotomías. La evaluación anatomopatológica de estos restos muestra que las personas estaban vivas cuando esos procedimientos se llevaron a cabo y, aun más, en algunos casos se determinó que sobrevivieron al procedimiento varios años. Hoy la cirugía sigue siendo un arma fundamental en la lucha contra el cáncer en los tumores localizados.

De modo que la historia de la cirugía es una historia antigua y compleja, plena de enseñanzas útiles, que empieza con el padre de la medicina, Hipócrates de Cos (470 AC – 360 AC). El tomo VII del códex hipocrático reúne los tratados quirúrgicos y sus textos son extensos. Los procedimientos quirúrgicos prescriptos esencialmente están orientados al tratamiento de heridas, fracturas, luxaciones, úlceras, fístulas y hemorroides. Describen estupendas técnicas de vendajes y, en los traumatismos, sobre todo de cráneo, contienen observaciones notablemente acertadas, como la indicación de trepanación temprana si no hay fractura del hueso.

Fue Galeno (130-216), nacido en Pérgamo e inicialmente médico de gladiadores, el que dio a la cirugía un lugar en el arte médico y a la anatomía un rol esencial en la medicina. Sus descripciones anatómicas fueron durante catorce siglos la fuente de conocimiento de los órganos y sus relaciones en el cuerpo humano. Las clases de anatomía en ese período consistían esencialmente en que el profesor leía los textos de Galeno mientras un cirujano-barbero disecaba el cadáver y un "demostrador" exhibía a los alumnos en el cuerpo lo que se iba mencionando en los libros. Esta veneración por los escritos de Galeno detuvo el progreso médico durante todo ese tiempo.

Fue Andrea Vesalio (1514-1564) quien decidió salir de esa rutina y realizar él mismo disecciones anatómicas. Así descubrió inexactitudes en los textos galénicos. Con la finalidad de demostrar sus observaciones, creó no solo un método para las disecciones sino que con el auxilio de un eximio dibujante, Jan Stephan van Calcar, expuso en láminas la secuencia de las mismas. De este modo nació lo que más tarde se convertiría en uno de los libros más famosos de la medicina, *De humani corporis fabrica*. Este texto revolucionó la medicina, sentó las bases de la medicina científica, expuso un método para el aprendizaje y la enseñanza de la anatomía y combinó la maestría anatómica con el arte del dibujo para hacer evidente y experimentable lo que se describía. El cuerpo humano se hizo así accesible al conocimiento metódico y la anatomía pasó a formar parte de los conocimientos médicos y quirúrgicos fundamentales.

Las técnicas quirúrgicas empezaron a perfeccionarse, sobre todo a partir de los grandes cirujanos que acompañaron a los ejércitos, como es el caso de Ambroise Paré (1510-1592). Se realizaron disecciones por donde se articulaban los huesos para que las amputaciones fueran menos sangrantes y más funcionales; se ligaron los grandes vasos en zonas más accesibles para evitar el sangrado y tratando los tejidos con más delicadeza.

En 1761, se publicó otro texto que generaría una revolución copernicana en la medicina: *De sedibus et causis morborum per anatomen indagatis*, escrito por Giovanni Battista Morgagni (1682-1771).

La historia de este hombre destruye dos grandes mitos de los descubrimientos científicos, vigentes en nuestro siglo. Uno, que los descubrimientos están generados por personas jóvenes: este texto fue escrito por un hombre anciano y publicado en las vísperas de su muerte. Y dos, que la fe es incompatible con la ciencia: Morgagni fue un hombre profundamente religioso, y de su vasta descendencia tres hijos fueron sacerdotes y nueve hijas monjas. Su texto fue revolucionario porque por primera vez apareció la idea de que las enfermedades comienzan en determinados órganos; es decir, que determinados síntomas se correlacionan con determinadas lesiones en órganos puntuales. A nosotros esta idea nos resulta tan lógica que no llegamos a comprender lo que significó en su época, pero en ese contexto no solo cambió el concepto de enfermedad, sino que sentó las bases de la anatomía patológica moderna y dio impulso al tratamiento quirúrgico de las enfermedades.

A mediados del siglo XIX, la destreza quirúrgica estribaba en poder realizar la cirugía lo más rápidamente posible mientras se era inmune a los gritos de dolor de los pacientes. Esta percepción de la inhumanidad del cirujano frente al dolor estaba fundamentada en una de las ideas más peligrosas de la medicina: el concepto de natural. El dolor era natural, formaba parte de nuestra naturaleza parir con dolor y padecer el dolor. Cuando esta idea echa raíces, se vuelve antinatural el mismo intento de aliviarlo y, si no puede aliviarse, entonces no se registra. Aun hoy, la barrera más importante para lograr el alivio del dolor que genera un cáncer es la idea de que el sufrimiento forma parte del padecimiento natural de la enfermedad, de allí la resistencia al empleo de medicamentos eficaces para calmarlo. Imaginen por un instante la cacofonía de ruidos en un campo de batalla: órdenes, relinchos, gritos, cañones, disparos, insultos y un cirujano aserrando un hueso para amputar una pierna o un brazo mientras el paciente grita a toda voz, hasta caer desmayado por el dolor. Imaginen los gritos desesperados de los pacientes en medio del silencio sepulcral de un hospital en París, Londres o Boston. Ese era el ámbito de la cirugía. No existía la cirugía silenciosa.

Tres hombres tuvieron el privilegio de haber cambiado ese panorama y haber introducido la anestesia general. Uno era médico rural en Georgia (Estados Unidos): Crawford W. Long (1815-1878); los otros dos eran dentistas: Horace Wells (1815-1842) y William T. G. Morton

(1819-1868). La historia del uso del óxido nitroso, el éter y posteriormente el cloroformo (a cargo de James Simpson, 1811-1870) como anestésicos es digna de una novela de enredos, engaños, robos, asesinatos y suicidios, pero el logro de estas tres personas estuvo en demostrar que el dolor durante el acto operatorio podía ser controlado. Esto permitió cirugías más prolongadas y delicadas sin que el paciente sufriera.

El paso siguiente fue hacer que la cirugía fuera más segura. Esa tarea estuvo a cargo de Joseph Lister (1827-1912), quien en 1860 sentó las bases de la antisepsia, idea que surgió luego de que se demostrara la existencia de microbios (a partir de la invención del microscopio por Antonie van Leeuwenhoek (1632-1723)), se impusiera la teoría de Ignaz Semmelweis (1818-1865) sobre el origen microbiano de la fiebre puerperal y el rol de los médicos en la transmisión de la enfermedad (desde entonces luchamos denodadamente para que los médicos se laven las manos entre paciente y paciente) y luego de que Louis Pasteur (1822-1895) demostrara la eficacia de la esterilización para evitar la putrefacción.

Estos tres conocimientos llevaron a Lister a pensar que las supuraciones y putrefacciones de las heridas quirúrgicas también estaban causadas por gérmenes y que la antisepsia, el uso de sustancias químicas capaces de matar gérmenes durante el acto operatorio, evitaría estas complicaciones. Tal idea, que hoy nos resulta tan razonable, tuvo un notable repudio en la ciencia médica imperante: "Siempre hubo pus en las heridas", "el pus es bueno" (*laudable pus*), fueron los primeros comentarios a la obsesión de Lister por la limpieza de las heridas y el vendaje con lienzos con antisépticos; los médicos eran muy reacios a cambiar lo que siempre se había hecho y, sobre todo, a aceptar su responsabilidad en la contaminación de las lesiones.

Para que nos demos una idea de la mortalidad postoperatoria, los guarismos eran los siguientes: Glasgow, 34%; Zúrich, 46%; París, 60%. El hospital más importante del mundo en estos momentos, el Hospital General de Massachusetts, tenía una mortalidad del 26%. El mencionado James Simpson recopiló la mortalidad de dos mil amputaciones en Inglaterra y encontró que si estas eran realizadas en un hospital, los casos de muerte ascendían al 41%; en cambio, la mortalidad de aquellas realizadas fuera de los hospitales era del 11%. "El hombre que yace en la mesa de operaciones de uno de nuestros hospitales tiene más riesgo de morir que los soldados ingleses en la batalla de Waterloo", sostuvo.

¿Cuándo cambió esto? En la guerra francoprusiana de 1870. Los franceses continuaron operando de la misma manera y los prusianos aplicaron todas las ideas de Lister en la cirugía del campo de batalla. La mortalidad entre los soldados prusianos operados fue notablemente menor y eso terminó por imponer la antisepsia. Hacia 1878, Robert Koch (1843-1910) perfeccionó el concepto de antisepsia de la piel sumando la asepsia de la vestimenta y el instrumental quirúrgico esterilizado, lo que disminuyó aun más las complicaciones infecciosas postoperatorias. En ese momento, los cirujanos operaban a mano descubierta. Otro gran cirujano, William Stewart Halsted (1852-1922) —a quien nombraremos bastante en estas páginas—, introdujo el uso de guantes de látex (las malas lenguas dicen que lo hizo para cuidar las delicadas manos de su instrumentadora, con quien luego se casó) y completó la asepsia y antisepsia de la cirugía tal como la conocemos en la actualidad.

Pero hubo algo aun más importante que el éxito en el control de la infección intra y postoperatoria: Joseph Lister cambió el rol arquetípico del cirujano, quien pasó de ser un hábil artista del cuchillo, rápido e insensible —cuya diferencia con el homicida estaba solo en su aparente intención— a un hombre de ciencia, minucioso, observador, experimentador, capaz de planificar los pasos y estrategias de la cirugía y de poder llevarla a cabo con exquisito cuidado del detalle, casi un orfebre.

Todos los pasos anteriores (separar la medicina de la magia y la religión; resaltar la importancia de la anatomía para los procedimientos quirúrgicos; cambiar la idea de la enfermedad como una afección que comprometía inicialmente a todo el organismo y comenzar a verla como una alteración que comienza en determinados órganos; poder operar sin dolor y reducir las complicaciones infecciosas de las cirugías) fueron elementos necesarios para que la genialidad de Halsted diseñara una aproximación racional al tratamiento del cáncer, aplicada inicialmente al tratamiento del cáncer de mama y luego al resto de los cánceres del organismo: las cirugías radicales.

La vida de William Halsted está llena de meandros existenciales. Nacido en una familia aristocrática de Nueva York fue, en el mejor de los casos, un estudiante mediocre durante sus primeros años de universidad en Yale. Sin embargo, los estudios de anatomía y fisiología lo atrajeron y en 1877 era uno de los diez mejores promedios de su promoción. Al año siguiente, ya médico, continuó su formación en Europa, ya que los mejores centros estaban en Alemania y en Austria por una razón de peso: había libertad de enseñanza y de aprendizaje, por lo cual la selección de los profesores se hacía en una competencia abierta entre los más capaces y a su vez los estudiantes premiaban a los mejores profesores asistiendo a sus clases. Durante dos años, Halsted se formó con los mejores clínicos y cirujanos. Cuando regresó a Nueva York, se convirtió en una rutilante estrella quirúrgica. Tuvo una notable agenda de trabajo: construyó un quirófano basándose en la antisepsia aprendida en Alemania, publicó veintiún trabajos científicos entre 1883 y 1886 y, mientras durante el día asistía a una gran cantidad de pacientes, por las noches llevaba una agitada vida social de soltero codiciado. Toda esta vorágine se potenciaba por su severa adicción a la cocaína, que la leyenda asocia al inesperado hallazgo del efecto euforizante de la droga durante los experimentos que realizó en 1884 con el fin de probar si esta podía ser utilizada como anestésico local. Con semejante tren de vida, a los treinta años colapsó. Fue rescatado por su amigo William Welch, el patólogo creador, junto con William Osler y Howard Kelly, de la Escuela de Medicina John Hopkins. Desde su fundación, la John Hopkins aplicó los métodos de docencia de las universidades alemanas y fue pionera en la incorporación de mujeres como estudiantes de medicina. Desde principios del siglo XX, se destacó como una de las más importantes casas de estudio de Estados Unidos y Canadá, prestigio que mantiene hasta hoy.

Halsted trabajó en la John Hopkins hasta el fin de sus días, cambió su personalidad, se hizo retraído, meticuloso y severo. Se creyó que estaba curado de su adicción, pero en 1969, un texto escrito por Osler sobre la intimidad de la John Hopkins reveló que Halsted fue adicto a la morfina hasta el fin de sus días, que se inyectaba inicialmente 180 mg diarios y hacia el final 90 mg. A pesar de su caótica vida, este extraordinario cirujano cambió la manera de estudiar, aprender y pensar la cirugía: fue pionero de la antisepsia, precursor de las transfusiones sanguíneas, diseñó los guantes de látex quirúrgicos —entre otros instrumentales—, fundó las residencias médicas y sobre todas las cosas implantó una técnica quirúrgica impecable para el tratamiento de los tumores. ¿Cuál fue la genialidad de Halsted? Verificar que los tumores se extendían secuencialmente, que primero el tumor crecía en el órgano que lo albergaba, luego comprometía los ganglios linfáticos regionales, desde allí se diseminaba por vía linfática, llegaba a los grandes vasos y se distribuía por el organismo.

Cuando en 1907 publicó sus resultados en *Annals of surgery*, fueron tan notables y tan contundentes sus conclusiones —al demostrar por primera vez que dos de tres mujeres podían curarse si no tenían compromiso de los ganglios axilares y que en cambio tres de cuatro sucumbirían si tenían los ganglios comprometidos— que cambió la forma de ver y tratar la enfermedad durante los siguientes cincuenta años. El trabajo relata la evolución de 210 pacientes. La cirugía propuesta por Halsted en primer lugar excluía a aquellas pacientes que tuvieran evidencia de enfermedad diseminada o con compromiso de los ganglios del cuello. Era escéptico respecto de poder curar con la cirugía a una paciente que tuviera ganglios comprometidos más allá de la axila o con edema del brazo o un tumor inflamatorio. En todas las pacientes en las cuales era factible la cirugía, se proponía extirpar la glándula mamaria, piel, aréola y pezón, el músculo pectoral mayor y menor, disecar toda la grasa axilar y, en el caso de que hubiera compromiso del vértice de la axila, disecar los ganglios del cuello hasta la bifurcación de la carótida. La supervivencia a tres años cuando no estaba comprometida ni la axila ni el cuello era de 51 de 60 casos (85%), cuando estaba comprometida la axila pero no el cuello, era de 34 de 110 pacientes (31%) y cuando estaba comprometida la axila y el cuello era de 4 por cada 40 pacientes (10%). Halsted sentó también el criterio de curación basado en la supervivencia libre de evidencias clínicas de enfermedad tanto local como a distancia, o la muerte por otra causa certificada en una autopsia. Imaginen la revolución que generó este trabajo que por primera vez demostraba la posibilidad de curar a pacientes con cáncer siempre y cuando se operaran adecuadamente en etapas tempranas de la enfermedad y que en cambio no debían operarse aquellas pacientes que tuvieran tumores avanzados al momento de la consulta.

Uno siempre tiende a ver la cirugía radical de Halsted como un método notablemente agresivo, pero debemos tener presente que tal agresividad estaba reservada exclusivamente a las pacientes potencialmente curables y por primera vez en la historia este grupo adquiría la importancia que le daba el hecho de estar conformado por tres de cada cuatro mujeres. A partir de allí se generó toda una clasificación por estadios de la enfermedad: localizados, localmente avanzados y diseminados, algo que posteriormente se integró con el TNM (T=Tumor, N=ganglios y M=metástasis). Ambos sistemas de clasificación se han perfeccionado y hoy se emplean universalmente. Asimismo, motivó el diagnóstico en estadios más tempranos de la enfermedad y llevó a que los médicos examinaran las mamas y los ganglios axilares como parte de la visita clínica y derivaran precozmente al cirujano a las pacientes con nódulos. Las mamografías se empezaron a usar en Berlín, en el año 1913 gracias a Albert Salomon; y a partir de 1949, Raúl Leborgne las usó en el Uruguay para el estudio de las microcalcificaciones y luego describió la primera semiología de imágenes mamarias orientada al diagnóstico prequirúrgico del cáncer de mama. Este concepto de cirugía radical nacido en el tratamiento del cáncer de mama se extendió al de los demás cánceres (pulmón, colon, próstata, gástrico, páncreas, ovario, entre otros), de tal manera que la extirpación del órgano afectado, los tejidos circundantes y los ganglios a los que drena su linfa se transformó en el tratamiento quirúrgico estándar.

Recordemos entonces las dos secuencias de ideas que fundamentaron esta estrategia. Una, la conceptualización teórica de las dolencias: la enfermedad es un proceso natural (Hipócrates), tiene una localización anatómica precisa (Morgagni), es consecuencia de una alteración celular (Virchow) y, en el caso del cáncer, tiene una forma de diseminación ordenada y previsible (Halsted), idea perfeccionada en la teoría mecanicista de la evolución tumoral, que sintéticamente dice que el tumor se origina en un órgano, crece en forma silenciosa e indetectable durante largo tiempo, luego adquiere la capacidad de invadir los vasos linfáticos, a través de los cuales se siembra en los ganglios linfáticos regionales y también los capilares venosos, por los que se disemina al resto de los órganos. Y dos, la factibilidad práctica de grandes operaciones, para lo cual se necesitó un conocimiento cada vez mayor de la anatomía (Galeno y Vesalio) junto a una técnica aséptica para el control de las infecciones (Semmelweiss y Lister) y la posibilidad de anestesia (Morton y Wells) para poder disponer de tiempo para realizar estas grandes cirugías (Halsted). Sin embargo, las grandes cirugías tenían efectos secundarios sumamente impactantes; entre ellos, las deformaciones que producían en el cuerpo de la mujer. La cirugía de Halsted dejaba "cicatrices en el alma", por lo cual muchas mujeres ocultaban sus tumores ante el pánico a las amputaciones que afectarían su calidad de vida.

Tres nuevas ideas llevarían a modificar la aproximación quirúrgica en el tratamiento de los tumores durante los siguientes sesenta años. La primera estuvo dada por la relación metástasis-organismo: a medida que se fue obteniendo información, se observó que había órganos que debían comprometerse por la siembra metastásica y que sin embargo quedaban indemnes: el corazón y los riñones por ejemplo, mientras que otros que tenían muy baja perfusión sanguínea se comprometían con gran frecuencia, como es el caso de las glándulas suprarrenales. También se observó que no todas las áreas de los diferentes órganos se comprometían de la misma manera. En fin, empezaron a surgir discrepancias que dieron lugar al resurgimiento de la idea del "suelo y la siembra"[12], de alguna manera se sembraban las metástasis en todos los órganos pero algunas partes de los órganos (suelos) eran favorables a su desarrollo y otras, en cambio, inhóspitas. Esto se perfeccionó aun más en la teoría de la interacción biológica de las metástasis, el órgano y el sistema inmune para explicar por qué la frecuencia con la cual ciertas regiones del organismo están afectadas es diferente para cada tipo y subtipo tumoral. La segunda idea fue la precocidad del proceso metastásico: además de la ineficiencia de la siembra metastásica, se observó que el proceso de la metástasis se producía mucho antes de lo esperado, mucho antes de que el tumor tuviera un tamaño adecuado para ser detectado. El cáncer pasó a ser una enfermedad que se diseminaba precozmente, y por lo tanto la idea de detectarlo a tiempo pasó a ser mucho más teórica que real. Esto desbancó la cirugía radical como la mejor manera de tratarlo. La tercera idea de este grupo tiene que ver con la consolidación de la experimentación humana como fuente de evidencia para el conocimiento médico. Basta con que uno piense que el trabajo de Halsted era esencialmente un trabajo retrospectivo —el fundamento teórico de su actividad era nulo y los pacientes fueron sometidos a una táctica quirúrgica de la que no había ninguna evidencia de utilidad— para comprender la distancia que separa esa manera de practicar la medicina de la actual.

---

12. De Stephen Paget, en 1889.

Es a partir del descubrimiento de los antibióticos en 1940 que se comenzaron a hacer estudios *randomizados* (al azar) en farmacología, en donde se asignaban tratamientos a grupos de personas con la misma enfermedad en estadios similares para observar si los resultados obtenidos eran distintos en cada grupo[13]. Esta idea, muy vieja, ya puede rastrearse en el capítulo I del libro del profeta Daniel (Dn I, 3-16). Escrito hacia el año 164 AC, este texto describe la experiencia del pueblo de Israel bajo el reinado de Nabucodonosor II entre el 586 y el 537 AC. Aunque la intención del autor anónimo fue estimular la resistencia al absolutismo religioso de Antíoco IV, es interesante observar esos versículos del primer capítulo como la primera vez en la historia en que se resolvía un conflicto ético-religioso mediante la experimentación humana. Es decir que, si lo vemos como el primer ensayo médico, tendríamos a un esclavo israelita por un lado y a un eunuco babilonio por el otro dirimiendo el impacto que una determinada dieta tendría en el semblante de quien la llevara a cabo.

Es penoso pensar cuántas veces ese texto fue leído, interpretado, comentado y discutido sin que su simple idea de testear una afirmación con el objetivo de adecuar la conducta al resultado del experimento arribe a la medicina hasta casi dos mil años después. Más adelante veremos que, lamentablemente, esta idea vuelve a ser cuestionada en nuestro tiempo. Pero volviendo a nuestro tema central, a partir de la década de 1940, esta mentalidad experimentadora se extendió a todas las especialidades médicas, incluyendo las quirúrgicas.

Dos grandes cirujanos contemporáneos, Bernard Fisher (nacido en Pittsburgh el 23 de agosto de 1918[14]) y Umberto Veronesi (Milán, 28 de noviembre de 1925, fallecido en 2016), desafiaron los conocimientos de la época con respecto a la mastectomía radical de Halsted y demostraron que el tratamiento conservador de la mama, mediante la cirugía conservadora y la aplicación de radioterapia ulterior, brindaba la misma supervivencia que la cirugía radical. Lo demostraron con sendos trabajos *randomizados* en los cuales se compararon dos grupos de pacientes con estadios similares de enfermedad, unos tratados con

13. El primer ensayo que se llevó a cabo fue el tratamiento de la tuberculosis con estreptomicina.
14. A punto de cumplir los cien años cuando se edita este libro.

un tipo de cirugía y otros con el otro, y con pacientes seguidos durante más de veinte años. Demostraron que vivían el mismo tiempo, pero no de la misma manera. Posteriormente se concluiría que estudiar un solo ganglio (ganglio centinela) brindaba la misma información que estudiar toda la axila.

Imaginemos lo que significa que una paciente a la cual se le habían extirpado mama, piel, areola, pezón, pectoral mayor, pectoral menor y toda la grasa axilar sobreviviera igual cantidad de tiempo que aquella a la que se le había sacado el tumor, extirpado los ganglios del nivel inferior de la axila y luego hecho un mes de radioterapia. Es muy difícil apreciar cuántas vidas salvó la cirugía conservadora, pues usualmente se resaltan las virtudes estéticas y el impacto psicológico, pero se olvida que este tipo de cirugía no solo derrumbaba la principal barrera que mantenía alejadas a las pacientes de la consulta médica y de la posibilidad de realizar la mamografía, sino que daba un sentido concreto de utilidad al diagnóstico temprano de un cáncer. Esta experiencia abrió también las puertas a experimentar con tratamientos conservadores en otros tumores (laringe, ano, pulmón, melanoma, y otros) y se modificaron los tratamientos estándar, que además de ser menos agresivos localmente, también estuvieron fundamentados en ensayos clínicos comparativos. Por otro lado, el progresivo perfeccionamiento del instrumental quirúrgico llevó primero a la cirugía laparoscópica y luego a la cirugía robótica. Por lo cual hoy es factible no solo operar a un paciente extirpándole la menor cantidad de tejido necesario, sino también hacerlo de un modo más seguro y con una recuperación postoperatoria más corta.

De esta manera, el paso de una visión del cáncer como una enfermedad localizada que se diseminaba mecánicamente a una más biológica —en la cual las capacidades de cada célula juegan un rol, los tejidos receptores son activos y el sistema inmune modula la interacción— llevó a incorporar las radiaciones primero y los tratamientos sistémicos después como partes del *armamentarium* terapéutico contra los tumores.

Tercera herramienta: irradiar

La electricidad y el magnetismo han fascinado a la humanidad desde que por primera vez se percibió un rayo. No en vano la potencia de su trueno y la violencia de su luz fueron representaciones de la divinidad; en la mitología nórdica, asignadas a Thor y en la mitología grecolatina, directamente a Zeus-Júpiter. Ambos fenómenos se estudiaron independientemente hasta que Michael Faraday (1791-1867) sentó las bases teóricas de una teoría unificada de la electricidad y el magnetismo que dio lugar al electromagnetismo.

El estudio de los fenómenos relacionados con el electromagnetismo llevó a la inducción de corrientes eléctricas mediante imanes y al de campos magnéticos mediante la corriente eléctrica, en condiciones normales y en el vacío. Para ello se diseñaron tubos con conectores eléctricos (ánodo y cátodo) pero al vacío, llamados tubos de Crookes. Los físicos pronto observaron que se producían distintos tipos de radiaciones de diferentes colores según el gas que contenía el tubo de Crookes, e inclusive algunas de estas radiaciones eran deletéreas para los organismos vivos, como advirtió en 1887 Nikola Tesla (1856-1943).

Fue en 1895 cuando un físico alemán, Wilhelm Conrad Roentgen (1845-1923), observó que envuelto un tubo con papel oscuro emitía una radiación invisible que producía una luz verdosa al incidir sobre una pantalla que tenía una capa platino-cianuro de bario. Esta radiación era tan potente que podía atravesar varias capas de cartón o madera. Se le ocurrió a Roentgen exponer entonces una placa fotográfica a los rayos y con sorpresa descubrió que esta radiación podía hacer precipitar el nitrato de plata y revelarse. Así nació la radiografía. La primera radiografía de la historia fue tomada en 1896 y es la mano izquierda de la esposa de Roentgen, quien al verla se desmayó, pues, dijo, por primera vez el humano vio su propia muerte, su propio cadáver. Roentgen recibió el Nobel de Medicina en 1901 por su descubrimiento.

A partir de los rayos X y del desarrollo de la radiografía nacieron todos los métodos de estudio basados en su empleo (radiografía, mamografía, tomografía computada), pero también nacieron los equipos de tratamiento de rayos, que producen radiación X (rayos gamma) a partir de la electricidad. Estos equipos se perfeccionaron —son capaces de producir también partículas (electrones)— y se denominan aceleradores lineales. Y comenzaron a estudiarse los llamados compuestos radioactivos. El primero de una larga serie fue el radio (Ra), descubierto en 1898 por Marie Sklodowska-Curie, y le siguieron muchos otros iones radiactivos naturales; posteriormente se vio que muchos de estos compuestos podían producirse artificialmente. Así nació una serie de tratamientos basados en poner en contacto compuestos radioactivos con tejidos enfermos (lo que se conoce como braquioterapia; "braquio" significa corto o próximo) o bien administrar iones que se absorben selectivamente en ciertos tejidos (como iodo radioactivo para la tiroides, o fósforo, selenio o tecnecio por el hueso, galio por los ganglios, y demás), en cuyo caso se toman o se inyectan y se distribuyen por todo el organismo pero se depositan en los tejidos deseados. También estos iones radioactivos pueden incorporarse a las moléculas cuya distribución queremos estudiar, como por ejemplo la glucosa. Así se forma la 18-fluor-dextrosa, que puede rastrearse en el organismo. Si se combina una tomografía computada y se inyecta 18-fluor-dextrosa (18FDG), se obtiene un PET; es decir, un estudio en el cual históricamente participan los conocimientos brindados por Roentgen y por Marie Curie.

La historia de las radiaciones es fascinante no solo por la interacción entre la física y la biología, sino también por la irresponsabilidad con la que se manejaron algunos de estos compuestos. Esta irresponsabilidad, fruto de la ignorancia del poder destructivo de estos elementos, llevó a que se considerara bello irradiar luz. El concepto de radiante como sinónimo de hermoso nació en la década de 1920, como consecuencia de la comercialización de polvos faciales para embellecer la piel. Se hicieron depilaciones con radiación, se vendió agua radioactiva, dentífricos radioactivos, cremas genitales con radiación e, inclusive, como el radio 226 tiene una desintegración media de 1602 años, se comercializaron agujas de radio y se recomendó invertir en ellas para legarlas a las generaciones futuras. ¿Se imaginan el nivel de ignorancia sobre los efectos adversos que llevó a vender y comprar elementos radioactivos para dárselos a bebés o niños creyendo que se les hacía un bien? Solo se tomaron medidas de protección plomada en paredes, puertas, delantales y guantes de los que trabajaban en radiación cuando empezaron a aparecer las evidencias del daño de las radiaciones. Estas se observaron primero en los radiólogos que trabajaban a manos limpias, sin ninguna protección, y sufrieron trastornos de circulación y tumores en sus manos y antebrazos. Los físicos que manipulaban estos compuestos en laboratorios cerrados y mal ventilados fallecían por anemias y leucemias contraídas como consecuencia del ambiente contaminado. Pero no fue sino hasta el estallido de las dos bombas nucleares que la población mundial tomó conciencia de los efectos devastadores de la potencia de la fisión nuclear y de los efectos destructivos de la radiación en todos los seres vivos. Las mutaciones secundarias se manifestaban tanto en el reino vegetal como animal.

A modo de reflexión, es útil repasar los cincuenta años que van desde el descubrimiento de los rayos X en 1895 hasta la finalización de la Segunda Guerra Mundial en 1945 para descubrir el modo irresponsable en el que mentes brillantes manejaron estos compuestos. Pensar en eso debería llevarnos a nosotros, que somos menos brillantes, a obrar con mayor cautela con los nuevos descubrimientos, aparentemente inocuos, de los que nos rodeamos en nuestra vida cotidiana.

El uso racional de la radiación para el tratamiento de los tumores también se emplea desde poco después de su descubrimiento. Ya en 1899 se relató la curación de un paciente afectado de un epitelioma (carcinoma espinocelular de la piel), que desapareció ante la exposición a los rayos X. Desde entonces se han perfeccionado las técnicas de aplicación de telecobaltoterapia[15], que puede dar, en forma más selectiva, dosis más intensas en campos más reducidos y preservar al máximo posible los niveles de toxicidad de los tejidos vecinos. También se han perfeccionado las técnicas de braquiterapia, asistencia robótica para el implante de semillas o la colocación de cargas que se adaptan a las cavidades para irradiar el cérvix, la próstata y la cavidad oral, entre otros sitios. La radiación actúa generando una destrucción de las células por medio físico, produce una gran cantidad de mutaciones en el ADN de la célula e interfiere con la síntesis de proteínas, el metabolismo celular y la duplicación celular. Pero además actúa indirectamente sobre los vasos sanguíneos al producir una oclusión de las arteriolas que nutren el tejido tumoral y generar necrosis y fibrosis. Como se trata de una destrucción de naturaleza física, no distingue células normales de anormales y todos nuestros tejidos son susceptibles a la radiación, de tal manera que el arte y ciencia de la radioterapia no difiere demasiado de la arquería. Cuanto más en el blanco dé la flecha, menos problemas

15. Es decir, bombas de cobalto, aceleradores lineales, radioterapia bidimensional, radioterapia tridimensional, radioterapia de intensidad modulada, radioterapia estereotáxica —llamada también *gamma knife* porque puede asimilarse a la cirugía en el sistema nervioso central cuando las lesiones son pequeñas—.

tendremos. De todos modos, las técnicas modernas de radioterapia son mucho más certeras que las de antaño. Hoy se puede dar mayor dosis en menor tiempo en un blanco más pequeño, pero cierto padecimiento de los tejidos vecinos es inevitable, porque —al igual que la cirugía— si queremos ser eficaces debemos irradiar un margen de tejido sano. Por eso, cuando se irradia la próstata, sufren el recto y la vejiga; cuando se irradia el pulmón, la piel; cuando se irradia el mediastino, sufre el corazón; cuando se irradia el cerebro, el cuero cabelludo; cuando se irradia el páncreas, sufre el estómago, y así. Es un problema anatómico que ha tratado de evitarse mediante la irradiación intraoperatoria: aislar y seleccionar un área del cuerpo para irradiar apenas luego de extirpado el tumor, algo que se ha utilizado tanto en mama como en sarcomas en áreas complejas de irradiar como la pelvis, aunque la complejidad de la aparatología o la necesidad de contar con un quirófano diseñado para tal fin la hace impráctica.

A modo de síntesis, podemos decir que la radioterapia es un arma extremadamente poderosa para el tratamiento de los tumores, se la puede usar en forma adyuvante luego de una cirugía para esterilizar los márgenes de la resección o el resto del órgano (mama, laringe, recto); se la puede emplear sola o junto a quimioterapia como tratamiento de un tumor (piel, cabeza y cuello, linfoma de Hodgkin, seminoma); se la puede usar para paliar un síntoma (dolor, sangrado). En todos los casos, la planificación del campo, las dosis a emplear y la técnica de aplicación son cruciales para minimizar sus efectos tanto a corto plazo (inflamación, dolor, cansancio, náuseas) como a largo plazo (segundos tumores). Pero los tumores son seres vivos y por lo tanto se puede intentar modificar su comportamiento mediante la modulación de su respuesta a distintas sustancias. Las primeras que demostraron utilidad fueron las hormonas.

Cuarta herramienta: hormonas y antihormonas

Hasta la mitad del siglo XX, muchas pacientes con cáncer de mama llegaban a la consulta con tumores imposibles de operar, tanto por su diseminación local como sistémica. George Thomas Beatson trabajaba en el Hospital de Cáncer de Glasgow y recibía pacientes, con la aflicción de no poder ofrecerles nada. En 1878, había descubierto la relación entre la extirpación de los ovarios y la falta de producción de leche, tras experimentar con conejos. El hallazgo de cuerpos de inclusión en las células tumorales, que algunos atribuían a levaduras o parásitos, llevó a Beatson a pensar que se trataba de "degeneración grasa", similar a la que se observa en las mamas que producen leche. Esta idea, que posteriormente se demostraría errónea, lo llevó a intentar la ooforectomía (extirpación de un ovario) en las pacientes jóvenes para tratar el cáncer de mama, lo que *a posteriori* demostraría ser un gran acierto. Es decir que una mala hipótesis condujo a un excelente resultado, demostrando una vez más que en medicina son más importantes los resultados que las hipótesis.

La hormonoterapia en cáncer de mama tuvo un desarrollo muy importante durante todo el siglo XX y lo que va del XXI, el tamoxifeno, cuya aparición data de la década de 1970, se ha convertido en la droga que más vidas ha salvado en la oncología moderna, y sigue siendo el arma terapéutica más eficaz en las pacientes premenopáusicas; esto se acompañó además de la posibilidad de seleccionar mejor a las pacientes mediante el test de los receptores hormonales en los tumores. Posteriormente, la aparición de los análogos LHRH[16] logró producir una ooforectomía química en las pacientes premenopáusicas. El descubrimiento de los mecanismos de resistencia hormonal ha permitido el desarrollo de fármacos orientados a revertir esa resistencia[17] y lograr mayor duración de los efectos beneficiosos del tratamiento hormonal, que usualmente se tolera mucho mejor que la quimioterapia.

El otro tumor en el que la hormonoterapia es notablemente eficaz es el de próstata. Aquí la historia es más compleja: la castración, es decir la extirpación quirúrgica de los testículos, es históricamente el signo de humillación de los vencidos. De hecho, en Roma, ni los castrados ni las mujeres podían acceder al Senado, pues para poder tener un sitial allí debían exponer los testigos de su virilidad (de allí su nombre: testículo = testigo). Tampoco en Israel los castrados podían participar del servicio sacerdotal, pues al igual que los animales que se entregaban al sacrificio, las gónadas no debían tener defecto. Es cierto que esta

16. Hormona liberadora de la hormona luteinizante.
17. Como es el caso del palbociclib.

castración humillante difiere de la castración médica en el sentido de que también extirpaba las bolsas y el escroto, mientras que la última solo extirpa los testículos. También se usó la castración en China y Medio Oriente, especialmente para quienes se encargaban del cuidado y organización del harén de los poderosos. Más cerca en nuestro tiempo, se practicó la castración hasta avanzado el siglo XVI en los coros, pues los *castrati* (plural de *castrato*) conservaban así una voz infantil que les permitía llegar a los tonos de un contratenor o una soprano. Prácticamente ninguna de las personas castradas desarrollaba a lo largo de su vida un tumor de próstata. Hasta la aparición del PSA (Antígeno Prostático Específico, por sus siglas en inglés) el diagnóstico del cáncer de próstata 19 de 20 veces correspondía a un estadio avanzado. El convencimiento de la dependencia hormonal de este tumor llevó a que en la década de 1930 se intentara disminuir la producción de las hormonas testiculares (sobre todo de testosterona) para el tratamiento del cáncer de próstata mediante la irradiación de los testículos, pero los resultados no fueron satisfactorios.

Unos diez años más tarde, en 1941, Huggins y Hodges publicaron el primer trabajo en el que se demostró que la castración quirúrgica —orquiectomía bilateral es el término técnico— era notablemente eficaz como tratamiento del cáncer de próstata diseminado. Aún hoy sigue siendo el tratamiento estándar, la primera línea terapéutica más rápida, barata y eficaz para cuando el tumor está diseminado, aunque el hecho de que sea irreversible y la resistencia masculina a la extirpación han convertido su empleo en una rareza.

Posteriormente, el conocimiento de la endocrinología masculina permitió desarrollar la castración química con análogos de LHRH[18], que también se usan para la castración química de los agresores sexuales en algunos países, pues logra el mismo efecto que la castración quirúrgica; luego aparecieron los antiLHRH[19], que logran el mismo efecto pero más rápidamente. A ser reversible, la castración química también puede emplearse en forma transitoria en los estadios iniciales, antes de que se disemine el tumor, para facilitar el tratamiento quirúrgico (prostatectomía) o radiante. El mayor conocimiento del

18. Los más empleados son goserelin y leuprolide.
19. Degarelix.

receptor androgénico ha ampliado el manejo hormonal del cáncer de próstata, de maniobras ablativas (castración quirúrgica o química) a la competencia con antiandrógenos[20] o moduladores más potentes de la inhibición del receptor androgénico[21] e inhibidores de la síntesis de andrógenos suprarrenales[22].

Este manejo hormonal del cáncer de próstata asegura que más pacientes se curen en las etapas iniciales y, sobre todo, que más pacientes puedan lograr largas sobrevidas con buena calidad de vida cuando el tumor se disemina.

Cuando el cáncer de próstata o el cáncer de mama progresan, entran en una etapa que se denomina hormonorresistencia. En ese momento es necesario utilizar quimioterapia, fármacos de los que hablaremos en el próximo ítem.

Quinta herramienta: quimioterapia

La historia de la quimioterapia une a un inglés, un francés y un alemán del siglo XIX, sigue con un estudiante genial pero revoltoso, que como estudiante gustaba más de frecuentar los bares que los libros, se mezcla con el lodo permanente de la guerra de trincheras de la Primera Guerra Mundial, la diplomacia hipócrita de la Segunda Guerra Mundial, se esboza desde el laboratorio de un patólogo en el oscuro subsuelo de un hospital y florece en la década de 1960 gracias a un error médico. Esta es la síntesis, ahora viene el detalle.

Cuando en 1859 Charles Darwin, un inglés tímido que tenía enormes dificultades para subirse a una embarcación por un síndrome vertiginoso que lo obligaba a viajar recostado (pese a lo cual dio la vuelta al mundo en el Beagle), publicó *Sobre el origen de las especies,* apenas sospechaba los enormes cambios que produciría: en el ámbito político potenció el liberalismo extremo; en el ámbito social propició el agnosticismo extremo y en la ciencia estimuló la búsqueda del origen de la vida y el Universo. Pero, sobre todas las cosas, puso en evidencia que

20. Flutamida y bicalutamida, los más utilizados.
21. Enzalutamida.
22. Ketoconazol, o un derivado mucho más potente: la abirterona.

los seres vivos son la consecuencia de adaptarse, sobrevivir y reproducirse. De una lucha con el ambiente —siempre cambiante— fundamentada en que la biología no desecha ningún gen[23], solo los silencia, los oculta, los deja persistir en pocos individuos; pero cuando el ambiente se modifica, si ese gen es imprescindible resurge su expresión, aumentan los individuos que lo poseen y la especie sobrevive. Pero también de una lucha contra las otras especies. De allí surgió la idea de antibiosis, de donde derivan los antibióticos: sustancias naturales de plantas o microbios que los seres vivos liberan al medio para impedir el nacimiento, crecimiento, desarrollo o reproducción de otros seres vivos.

Por esa misma época trabajó Louis Pasteur, uno de los más grandes científicos de todos los tiempos. Hay quienes sostienen que la mente más brillante de la ciencia es Newton, pero para mí es Pasteur por su enorme capacidad de resolver problemas de un modo práctico y simple, la elegancia de sus demostraciones y la cantidad de vidas que salvó sin ser médico. Demostró que la generación espontánea no existe; salvó del ántrax al ganado bovino; salvó a los cerveceros y lecheros con la pasteurización y a los hiladores de seda luego de una epidemia que diezmó a los gusanos de seda; y había producido la vacuna antirrábica cuando empezó a pensar que también los microbios luchaban unos contra otros, de tal forma que ciertos microbios "amigos" podrían combatir microbios "enemigos". Sin embargo, resultaba difícil demostrarlo en los medios de cultivo líquido que utilizaba. Robert Koch —el descubridor del bacilo de la tuberculosis— diseñó un método nuevo para el cultivo y aislamiento de los gérmenes, el cultivo en un medio denso, el agar. Así Pasteur pudo implementar el cultivo de gérmenes en cruz y ver si donde se cruzaban crecían los dos o uno de ellos era inhibido por el otro, liberando antibióticos. De este modo, la idea de un inglés pudo ser demostrada en el mundo de los microbios por un francés gracias al diseño de un alemán.

Si el experimento de Pasteur llevó a buscar en la naturaleza las armas químicas capaces de destruir microbios, otro gran científico alemán, Paul Ehrlich —que como estudiante era bastante poco aplicado hasta que quedó fascinado con las tinturas celulares—, pensó

23. Aunque los genes los postularía Mendel treinta años después y se redescubrirían en la segunda década del siglo XX.

que a través de la química podrían destruirse los microbios. La idea surgió al observar que había partes de las células que tenían afinidad por tinturas ácidas: las acidófilas. Y otras partes, en cambio, tenían afinidad por las tinturas básicas: las basófilas. Este fenómeno lo llevó a pensar que si la química podía diseñar un tóxico celular que fuera afín solo a estructuras presentes en las células de los parásitos o microbios, se podría tener algo que destruyera los gérmenes y dejara indemne al organismo. Esa bala de plata capaz de matar solo a lo que es dañino se denominó quimioterapia. Luego, en la práctica oncológica, utilizamos el término tanto para los productos naturales extraídos de microbios (antibióticos antitumorales), de plantas (alcaloides de las vincas, taxanos) como para aquellos sintetizados químicamente (antimetabolitos o agentes alquilantes).

El origen de los agentes alquilantes recorre un camino oscuro que nace con los gases tóxicos de las guerras de trinchera. La guerra de trincheras es un invento que surgió con el perfeccionamiento de las armas de fuego. Se empleó por primera vez en la Guerra de Secesión norteamericana (1861-1865), luego en la guerra ruso-japonesa (1904-1905), pero llegó a su apogeo en la Primera Guerra Mundial (1914-1918). Las trincheras son pasillos excavados uno o dos metros por debajo del nivel del suelo, suelen estar conectadas con túneles y los contendientes están separados por un terreno yermo, frecuentemente minado y alambrado, llamado tierra de nadie. Las trincheras permiten que un número relativamente pequeño de hombres armados con ametralladoras defienda un terreno relativamente extenso. Esto llevó a que muchos ejércitos estuvieran enfrentados durante períodos prolongados. Un número elevado de lesiones se describieron en los combatientes, sobre todo en la piel, por la prolongada permanencia en terrenos húmedos y lodosos; entre otras, el llamado pie de trinchera. También el desgaste nervioso de la espera llevó a la descripción por primera vez de la neurastenia, un estado de abulia y fatiga nerviosa extrema. Pero sobre todas las cosas en una guerra de trincheras lo más peligroso es un desquiciado: alguien que pierde el juicio se transforma en un peligro mortal para un espacio limitado lleno de armas y puñales.

En eso pensaron los franceses —rápidamente imitados por todos los contendientes— que lanzaron los primeros gases lacrimógenos a mediados de 1914. El que más eficacia tuvo fue el gas mostaza; de hecho, se utilizó después en numerosas contiendas, la última de las que hay noticias es la guerra entre Irán e Irak en la década de 1980. Este gas fabricado por IG Farben en Alemania era más denso que el aire, se depositaba en el suelo y generaba una notable irritación de la piel, los ojos y las mucosas. Tan importante era el daño que causaba que se prohibió. No obstante, fueron las primeras armas químicas utilizadas contra una población civil: lo hicieron en 1924 las fuerzas españolas contra los bereberes que habitaban las orillas del Rif. De allí lo de la hipocresía diplomática, pues mientras todos los países firmaron los protocolos que prohibían su empleo, ninguno dejó de producirlas, almacenarlas, transportarlas y eventualmente utilizarlas.

En eso pensaba Franklin Delano Roosevelt cuando, ante el temor de que los alemanes utilizaran gases tóxicos en Europa, ordenó que se prepararan bombas cargadas con gas mostaza para repeler un eventual ataque nazi. Aquí es donde el azar y la soberbia entran en juego. El azar llevó a que fuera el SS John Harvey, uno de los 2710 buques de carga tipo Liberty de la armada norteamericana, quien lo portara. El 18 de noviembre de 1943, se dio la orden de cargar secretamente en el puerto de Orán, en Argelia, dos mil bombas M47A1, cada una capaz de llevar de 60 a 70 libras (entre 28 y 35 kilogramos) con mostaza sulfurada, más o menos cien toneladas de gas mostaza. Bajo las órdenes del capitán Elwin F. Knowles navegó sin mayor inconveniente. Aunque oficialmente el capitán no había sido informado sobre la naturaleza del cargamento, había una fuerte sospecha en la tripulación, sobre todo porque por alguna razón estaba a bordo el teniente primero Howard D. Beckstrom junto con seis hombres de la Compañía 701 de mantenimiento químico. El 26 de noviembre arribó a Sicilia para una inspección y luego cruzó, esa misma tarde, el estrecho de Otranto para descargar en el puerto de Bari, que estaba bajo administración inglesa. El puerto estaba congestionado y había numerosos barcos en espera, aunque Knowles quería informar a las autoridades portuarias del tipo de carga letal que transportaba, el secreto impuesto al uso de tales gases se lo impedía. Durante cinco días nadie dio prioridad a la descarga del SS John Harvey, que estaba pacíficamente amarrado en el muelle 29. Nadie sabía, excepto el subteniente Thomas Richardson y el teniente Beckstrom, lo que escondían sus entrañas. Bari era una ciudad legendaria por el monasterio de San Nicolás, tenía unos 200.000 habitantes que solían tomar largas siestas a pesar de las contiendas. Hacia el mediodía del 2 de diciembre, el teniente primero alemán Werner Hahn, mientras piloteaba un Messerschmitt Me-210 —probablemente uno de los diseños más desastrosos de la aviación de la Segunda Guerra Mundial— a 23.000 pies de altura sobre Bari, informó sobre la concentración de al menos treinta barcos en el puerto. Fue repelido con un par de salvas antiaéreas, y aunque el vuelo de reconocimiento generó temor, pronto la calma volvió a reinar porque, según explicó en una conferencia de prensa la tarde del 2 de diciembre de 1943 el Vice Marshall del Aire Británico Sir Arthur Coningham, la fuerza aérea alemana había sido completamente derrotada en Italia: "Lo consideraría como una afrenta personal y un insulto que la Luftwaffe (fuerza aérea alemana) intentara cualquier acción militar en esta zona", se ufanó. Por otra parte, el capitán A. B. Jenks, a cargo de la defensa del puerto de Bari, sabía que si se producía un ataque, su capacidad de defensa era paupérrima. Ni siquiera se tomaron los recaudos para un oscurecimiento del puerto o la ciudad. Fue el Field Marshall Wolfram von Richtoffen —sobrino del As de la Primera Guerra Mundial Manfred von Richtoffen y comandante a cargo de la segunda flota aérea alemana— quien dio la orden de bombardear el puerto de Bari el 2 de diciembre. Se prepararon 105 bombarderos Junkers Ju 88, una modesta fuerza de ataque, pero tenían el factor sorpresa a su favor. Planearon el ataque desde el oeste, pues suponían que los Aliados los esperarían por el norte, y prepararon unas bengalas sujetas a paracaídas para poder iluminar la zona. Planificaron arribar a las 19:30 del 2 de diciembre a Bari y fueron puntuales. El comandante de la primera ola de bombarderos, el subteniente primero Gustav Teuber, no pudo creer lo que vio al llegar. Bari estaba completamente iluminada, no solo la ciudad, sino el puerto y cada uno de los treinta barcos que estaban en sus muelles o anclados en sus inmediaciones. El raid aéreo duró exactamente veinte minutos, entre las 19:30 y las 19:50. El resultado fue apenas un rasguño para las fuerzas atacantes y devastador para los Aliados. Diecisiete buques fueron hundidos, ocho fueron severamente dañados y la ciudad quedó en ruinas; hubo más de mil bajas entre los militares y otras tantas de civiles en la ciudad. Los sobrevivientes recordarían más adelante haber olido en el aire un fuerte aroma a ajo. Los sobrevivientes de quemaduras, fracturas y otras heridas de metralla fueron atendidos en varios hospitales, pues Bari tenía una infraestructura de hospitales militares muy preparada. Entre ellos estuvieron centenares de marineros que fueron rescatados de las aguas en las que se hundió el SS John Harvey y adonde se había volcado el gas mostaza que contenían sus bombas. Los padecimientos de los que habían estado en las aguas contaminadas eran extremos, severas quemaduras en la piel y en las mucosas, dificultad para respirar, ceguera por la irritación producida en los ojos. Esto llevó a que los médicos aliados sospecharan que los bombarderos alemanes habían usado armas químicas. Así lo comunicaron al Deputy Surgeon General Fred Blesse, quien envió a un experto médico en armas químicas, el teniente coronel médico Stewart Francis Alexander, que sospechó que se trataba de gas mostaza, lo que confirmó cuando recuperaron de las aguas del fondo del puerto un fragmento de bombas M47A1, diseñadas para contenerlo. Luego revisó a cada uno de los afectados, distribuyó los buques de los cuales provenían los marineros y llegó a la conclusión de que no fueron los alemanes sino un buque aliado, precisamente el SS John Harvey, el que llevaba la carga. Este informe le fue remitido directamente al comandante en jefe de las fuerzas aliadas Dwight D. Eisenhower. Hubo 628 víctimas militares del gas mostaza, 69 fallecieron. No se hizo mención a las víctimas civiles del gas que flotó sobre la ciudad de Bari. Todo este episodio, conocido como el segundo Pearl Harbor, fue reducido a secreto. En algún reporte norteamericano se hace referencia al gas mostaza, pero no aparece en ningún reporte británico. Winston Churchill había sido tajante al respecto: cualquier mención a este episodio no sería sino propaganda para los nazis.

La experiencia recolectada en la atención de las 628 víctimas reveló que casi todas ellas se registró un descenso de los glóbulos blancos hasta niveles alarmantes. Esto llevó a que la marina encargara a los farmacólogos Louis S. Goodman y Alfred Gilman estudiar las posibles aplicaciones terapéuticas de las armas químicas. El reporte de las autopsias de Bari mostraba que los tejidos linfoides y mieloides de las víctimas estaban prácticamente destruidos y postuló que probablemente el compuesto químico había detenido la rápida duplicación celular de estos tejidos y que podría utilizarse para tratar ciertos cánceres. Con estos elementos, Goodman y Gilman probaron un derivado de la mostaza, el mustine, en un paciente que tenía un linfoma no Hodgkin y observaron una respuesta impactante aunque de corta duración. Este es el origen del primer quimioterápico, una serie de compuestos que tiene gran reactividad y capacidad destructiva de las estructuras celulares, fundamentalmente del ADN.

El segundo quimioterápico fue fruto del ingenio de un patólogo infantil que trabajaba en el subsuelo de la escuela de medicina de Harvard. Se llamaba Sidney Farber. Tercero de catorce hermanos, nació en 1903 y se recibió de médico en la Universidad de Buffalo (Estados Unidos). Se especializó en patología pediátrica y se dedicó sobre todo al estudio de la leucemia, específicamente la leucemia linfoblástica aguda. Farber había estudiado el rol de la nutrición y la médula ósea, de hecho se había formado con George Richards Minot, quien logró revertir la anemia perniciosa con un micronutriente, que después se caracterizó como Vitamina B12. Cuando tomó conocimiento de que había un factor de maduración para revertir la anemia de las embarazadas —que después se conoció como ácido fólico—, pensó que podría hacer madurar también a las células leucémicas. El primer experimento de Farber fue un completo fracaso, lo suspendió y decidió intentar con antivitaminas. Si la médula ósea podía estimularse con vitaminas, ¿no podría apagarse con sustancias inhibitorias? Así surgieron sus experimentos con análogos del ácido fólico, sobre todo con aminopterina y ametopterina sintetizados en el laboratorio Lederle por Harriet Kilte y Yellapragada Subbarao, que fueron los precursores del Metotrexate, el primer antimetabolito que demostró eficacia contra la leucemia y abrió las puertas a una serie de compuestos destinados a engañar los mecanismos moleculares necesarios para la reproducción celular. El éxito en la lucha contra la leucemia llevó a Farber a unirse con Mary Lasker en una campaña para realizar *lobby* en la lucha contra el cáncer. Pocas guerras tuvieron dos aliados más eficaces, reclutaron una enorme lista de talentos médicos y administrativos que influyeron en el diseño de políticas de investigación y destinaron sumas millonarias a la investigación en cáncer: Zubrod, Canellos, Freireich, Frei, DeVita, Chabner y centenares más permitieron en setenta años de lucha ininterrumpida mejorar las técnicas diagnósticas y terapéuticas para lograr curar más del 70 % de los tumores y prolongar la sobrevida en la mayoría de ellos.

El mayor impulso se logró merced a la unión de DeVita con Lasker, fruto de un error médico. Así lo relata DeVita en el ya mencionado texto *The death of cancer*. Recibió un llamado de una oncóloga llamada Rita Kelley para derivar a un paciente con un cáncer de vesícula que vivía en Washington y deseaba tratarse cerca de su casa. DeVita, que por aquel entonces era el jefe del servicio de tumores sólidos y su máxima experiencia era en linfomas, declinó atenderlo por no considerarse con la experiencia suficiente. Diez minutos más tarde, lo llamó el mismísimo Sidney Farber diciéndole que debía ver a este paciente, llamado Luke Quinn. Era imposible declinar una orden del padre de la quimioterapia. Cuando recibió a Quinn, DeVita comprendió que debía tratarse de un hombre con poderosas relaciones, pues había sido operado por Claude Welch, uno de los cirujanos más importantes del mundo (aquel que operó a Juan Pablo II, como mencionamos en el capítulo uno). El cáncer de vías biliares tiene muy mal pronóstico. Sin embargo, cuando DeVita examinó al paciente le llamó la atención que tuviera ganglios axilares comprometidos, lo que no es usual. Pensando que podía tratarse de un error, hizo revisar la biopsia (lo cual es altamente recomendable). El patólogo del Instituto Nacional del Cáncer dijo que no estaba seguro del diagnóstico, razón por la cual se tomó una segunda biopsia que reveló que Quinn tenía un linfoma. Con los nuevos tratamientos que DeVita estaba desarrollando, este tumor lograba curarse en la mayoría de los pacientes.

DeVita curó a Quinn, quien resultó ser la mano derecha de Mary Lasker, la mujer que había logrado desarrollar el Instituto Nacional del Cáncer. Entonces se aliaron y en 1970 consiguieron que la guerra contra el cáncer —una iniciativa del senador Kennedy— fuera firmada por Richard Nixon, y así el dinero para investigación clínica comenzó a fluir. La investigación dirigida desde el Instituto Nacional del Cáncer de los Estados Unidos cambió el panorama de la oncología clínica. Para algunos lo que se hizo es poco, para otros es mucho. Se lograron éxitos notables en algunos tumores mientras en otros se avanzó poco. Se comenzó con dos quimioterápicos, hoy hay más de un centenar. Y se desarrollaron drogas más específicas: los fármacos contra blancos moleculares, de los que nos ocuparemos a continuación.

Sexta herramienta: terapia contra blancos moleculares

Los tratamientos oncológicos estuvieron orientados contra blancos moleculares mucho antes de que aparecieran drogas diseñadas contra blancos moleculares. Me explico: todos los tratamientos hormonales modularon el funcionamiento de los receptores hormonales tanto en la mujer (receptores de estrógenos y progesterona) como en el varón (receptores androgénicos). El problema es que no lo sabíamos, por la sencilla razón de que se aislaron drogas (en la década de 1960) que servían clínicamente antes de que tuviéramos la explicación de por qué lo hacían, ya que los receptores comenzaron a estudiarse en la década de 1970. Los antiestrógenos y los antiandrógenos son las primeras drogas que actúan en un blanco molecular.

El nombre de terapias contra blancos moleculares tiene dos componentes que vale la pena analizar: un componente científico y un componente de marketing comercial. El componente científico está en que se trata de drogas diseñadas para inhibir una vía conocida. En estas drogas primero se conoce el mecanismo que se desea inhibir y luego se seleccionan aquellos compuestos químicos que han demostrado poder hacerlo. Es decir que en ellas se invierte el descubrimiento de los compuestos. Antes se testeaban las drogas frente a un panel de células y se seleccionaban las que eran activas; ahora se estudia el mecanismo por el cual un tumor crece, se identifica qué vía se desea inhibir y se buscan los compuestos. Esto permite que tengamos drogas muy activas contra tumores relativamente infrecuentes (como es el caso de los sarcomas gastrointestinales o GIST) o contra subfamilias de tumores comunes (como es el caso de los tratamientos anti Her2neu en cáncer de mama). Y justifica que hablemos de terapias contra blancos moleculares.

El segundo componente es de marketing, y es la idea de que estos fármacos específicos contra un blanco molecular son más seguros —menos tóxicos— que los fármacos quimioterápicos convencionales. Esto es falso. Los fármacos contra blancos moleculares pueden ser tanto o más tóxicos que los agentes quimioterápicos convencionales; es más, muchas veces se dan juntos de tal manera que no evitan una toxicidad, sino que eventualmente suman una toxicidad. El primer fármaco que ingresó en esta categoría es el imatinib, muy eficaz contra la leucemia mieloide crónica. El nombre leucemia se debe al genial Rudolf Virchow, que la bautizó así en el siglo XIX. En 1913, ya se habían identificado cuatro tipos, uno de los cuales era la leucemia mieloide crónica. En la década de 1960, Peter C. Nowell y David A. Hungerford describieron una anormalidad genética que estaba presente en forma constante en las células de la leucemia mieloide crónica: el cromosoma filadelfia. Este hallazgo fue clave para entender el proceso de crecimiento de las células leucémicas. Los cromosomas son los organoides celulares visibles cuando la célula se divide y son el resultado de la condensación de la cromatina que se "empaqueta" para poder distribuirse adecuadamente en las células hijas. Los humanos tienen 46 cromosomas, 44 de ellos son pares, se denominan somáticos y se numeran del mayor al menor con los números 1 a 22, y dos son llamados sexuales: el cromosoma X y el cromosoma Y, porque son los que determinan el sexo: XX es mujer y XY es varón. En los tumores se producen numerosas alteraciones cromosómicas: duplican o triplican el número (96 cromosomas), tienen pérdidas (monosomías = 45 cromosomas) o ganancias (trisomías = 47 cromosomas, o tetrasomías = 48 cromosomas), pierden material (deleciones o "borrados") o intercambian material (translocaciones). El cromosoma filadelfia es un cromosoma 22 acortado como consecuencia de una translocación: parte de su material genético se intercambia al brazo largo del cromosoma 9.

Luego del imatinib, surgieron gran cantidad de fármacos contra blancos moleculares, que en principio podemos separar en tres grandes grupos: los terminados en "mab" (trastuzumab, pertuzumab, cetuximab, panitumumab, bevacizumab, y más) que son anticuerpos monoclonales[24]; los terminados en "inib" (imatinib, dasatinib, lapatinib, sunitinib, axitinib, erlotinib, gefitinib, entre otros) que son pequeñas moléculas que inhiben la fosforilación de alguna enzima necesaria para una vía metabólica intracelular, sobre todo tirosinkinasas; y otros inhibidores específicos de ciertas mutaciones. Cada una de estas vías tiene mediadores o efectores que son empleados por nuestras células

24. Un invento que se le debe a César Milstein, premio nobel argentino, quien no quiso patentarlo por considerarlo un bien de la humanidad y con el cual hoy lucran innumerables laboratorios farmacéuticos.

normales, por lo cual todos estos fármacos poseen efectos adversos que pueden ser severos, de manera tal que siempre deben utilizarse bajo estricta supervisión médica.

Séptima herramienta: modulación del sistema inmune

Desde fines del siglo XIX, había evidencias de que en algunos casos de sarcomas la infección de la zona operada podía resultar beneficiosa. Esta suerte de fenómeno de bacteria contra tumor llevó a pensar que la causa de la mejor evolución de los pacientes que se complicaban podría deberse tanto a un fenómeno local como a la mejoría de la inmunidad. Por otra parte, la experiencia de Cornelius P. Rhoads en 1931 en Puerto Rico de inyectar células cancerosas a diferentes personas había puesto en evidencia que los tumores se desarrollaban en quienes estaban más debilitados, mientras que no afectaban a los que estaban en mejor estado de salud. Estos experimentos fueron luego replicados en el Jewish Chronical Hospital de Nueva York en la década de 1960. El descubrimiento de Calmette y Guérin hacia 1920 de que una cepa de bacilos de tuberculosis podía ser atenuada y conservar sus propiedades inmunogénicas dio lugar a la primera vacuna del siglo XX, la BCG. Esta vacuna no solo se emplea para prevenir las complicaciones más severas de la tuberculosis (meningitis tuberculosa, tuberculosis miliar y tuberculosis pulmonar), sino también para el tratamiento intravesical de los tumores superficiales de vejiga, ya que tiene gran eficacia en prevenir las recurrencias.

Se utilizaron también diferentes combinaciones de inmunoestimulantes inespecíficos que siguieron el mismo mecanismo de la BCG como estimulante de la inmunidad; en general, sus resultados fueron desalentadores. El descubrimiento en 1957 del interferón[25] como una proteína que interfería la capacidad viral de reproducirse llevó a pensar que dicho agente podía ser un arma poderosa para evitar que se desarrollaran tumores relacionados con virus (sarcoma de Rous y luego

25. Hecho por Alick Isaacs y Jean Lindenmann en los Institutos Nacionales de Investigación Médica de Londres.

otros como los tumores relacionados con el virus de la hepatitis B y C o bien con los virus HPV). Sin embargo, su producción era notablemente compleja, las cantidades que se obtenían eran exiguas y la purificación de contaminantes virales, muy engorrosa.

Hacia 1980, se desarrolló la industrialización de las técnicas de recombinación genética y comenzó a hiperdesarrollarse la biotecnología, lo que no solo permitió obtener albúmina, factores de coagulación e insulinas purificadas y en gran cantidad, sino también interferón —alfa, beta o gamma—, interleukinas, factor de necrosis tumoral y otros mediadores del sistema inmune que permitieron comenzar a modularlo. Pronto se vio que dos tumores sólidos podían beneficiarse con esta modulación de la inmunidad: el cáncer de riñón y el melanoma, así como también tumores hematológicos, especialmente los linfomas no Hodgkin de estirpe B. Además se desarrollaron distintas vacunas antitumorales en cáncer de pulmón. Más recientemente se descubrieron nuevos mecanismos por los cuales los tumores evaden el control del sistema inmune, entre ellos mediante el uso de inhibidores, con lo que se diseñaron fármacos orientados a bloquear estos inhibidores: ipilimumab y tremelimumab, dos anticuerpos monoclonales que producen un estímulo generalizado de la respuesta inmune, por lo tanto sus efectos adversos son muy importantes (autoinmunidad) y en algunos casos devastadores. Su utilidad es limitada y la evidencia científica es muy controversial y sesgada, sin embargo pareciera haber un pequeño subgrupo de pacientes (aproximadamente un 10% de pacientes con melanoma) que alcanzan una larga sobrevida con respuestas sostenidas.

Mucho más interesantes aun son los agentes diseñados para bloquear PDL1. Estos también son anticuerpos monoclonales que bloquean a una proteína inhibidora de los linfocitos que están en el tumor o en las metástasis. Estos linfocitos son los que el organismo diseñó para controlar el tumor y por lo tanto son los más capacitados para atacarlo y destruirlo, por eso mismo al desactivar el mecanismo que los inhibe es como si se activara una bomba en el seno del tumor. Esto explica por qué los resultados son notablemente interesantes en una variedad de tumores que excede los dos más conocidos (renal y melanoma): muestran eficacia en linfoma de Hodgkin, cáncer de pulmón de células no pequeñas y otros tipos de tumores que usualmente no se trataban con inmunoterápicos. También son potencialmente mejor tolerados y generan menos reacciones adversas autoinmunes.

Los agentes inmunomoduladores plantean varios desafíos científicos: en primer lugar desafían la manera habitual de evaluar la respuesta (disminución del tamaño de las metástasis), pues, a veces, en un primer momento los tumores aumentan de tamaño porque son invadidos por linfocitos que los destruyen inflamándolos, y en segundo lugar desencadenan toxicidades inesperadas, porque al ser un fenómeno autoinmune pueden ser disparadas en cualquier momento contra cualquier órgano (piel, ganglios, articulaciones, hígado, sistema nervioso, corazón, entre otros) y de cualquier manera (leve o severa, aguda o crónica). El diagnóstico y tratamiento debe ser inmediato.

El otro desafío que plantean estas drogas, y todas las drogas nuevas, son los altos costos: cuestan decenas, cuando no centenas, de miles de dólares. Son inaccesibles en los países ricos, imaginemos entonces lo que significa para los países pobres.

Octava herramienta: tratamientos paliativos

Los cuidados paliativos constituyeron el primer y único tratamiento del cáncer durante casi toda la historia de la medicina, pues la mayoría de los tumores se detectaban en estadios avanzados y no había ninguna terapéutica útil. Recordemos que Halsted planteó el primer tratamiento racional de los tumores a principios del siglo XX, por lo cual el diagnóstico de cáncer era sinónimo de mortalidad a corto plazo y los tratamientos estaban orientados a brindar alivio. Merced a los avances terapéuticos de principios del siglo XX, estos tratamientos fueron considerados equivalentes al fracaso médico, olvidados y en muchas ocasiones despreciados. Sin embargo, a pesar de los avances, lamentablemente la mitad de los pacientes fallecía a causa del cáncer, y los cuidados de los últimos días, así como el alivio de los síntomas, dependían de cada médico y cada familia. Fueron los trabajos de Cicely Saunders (1918-2005) los que fomentaron el resurgimiento de los cuidados paliativos y motivaron el movimiento para la atención de pacientes terminales.

Es interesante notar que hasta la década de 1980, a pesar de la evidencia del dolor en los pacientes con cáncer, no había en los textos de oncología un capítulo orientado a tratar ese síntoma. Fue en 1983 que la Organización Mundial de la Salud promulgó su programa de alivio del dolor en cáncer y promocionó el uso de morfina y otros analgésicos mediante su esquema de escalera ascendente: antiinflamatorios para dolores leves, antiinflamatorios más opiáceos débiles para dolores intermedios y morfina para dolores severos. A partir de ahí el alivio del dolor empezó a adquirir relieve. Las carreras de oncología incorporaron los cuidados paliativos como tema de estudio y las sociedades científicas incorporaron en sus congresos las investigaciones sobre alivio de síntomas, comunicación y cuidados de pacientes terminales.

Este cambio de perspectiva llevó al desarrollo sistemático del alivio de los síntomas, la medicación conexa de soporte clínico, el cuidado de la familia durante el tratamiento y el duelo. Así, todo esto pasó a ser tan prioritario como el tratamiento del tumor. También llevó a desarrollar los estudios de calidad de vida como parte de la evaluación de los tratamientos médicos. Tan importante como prolongar la vida era hacerlo con dignidad y capacidad. Es más, la incorporación temprana de los cuidados paliativos al tratamiento del paciente oncológico demostró que no solo este puede vivir mejor, con menos síntomas, sino que también eso mismo puede impactar en su supervivencia: además de vivir mejor, lo hace por más tiempo. Limitar los cuidados paliativos al paciente muriente y el alivio del dolor al último día de vida enfrenta al enfermo a la paradoja de las bodas de Caná, milagro cristiano en el cual se reservó el mejor vino para el final. Es importante que los pacientes tengan una buena calidad de muerte: sin dolor, sin sed y sin disnea, pero es mucho más importante que vivan con alivio la mayor parte de su vida. Se debe promover el desarrollo de los cuidados paliativos con el objetivo de que los pacientes y sus familias puedan transitar el tratamiento de las enfermedades oncológicas, la recuperación de los enfermos (o su deceso), del modo más humano e íntimo posible, preservando hasta el final la dignidad y la capacidad de autonomía de las personas. El objetivo de los cuidados paliativos de tratar a los pacientes sin acelerar la muerte (o eutanasia) y sin prolongar una agonía (encarnizamiento terapéutico) aparece como la respuesta científica y ética a estos dos dilemas de nuestro tiempo.

Novena herramienta: investigaciones clínicas

A la hora de seleccionar un tratamiento posible dentro del arsenal de terapéuticas estudiadas, siempre existe la posibilidad de que queramos conocer, y eventualmente participar en algunos de los ensayos clínicos que se están llevando a cabo. Lo primero que el paciente debe saber es que se estudia lo que no se conoce; es decir, que los ensayos clínicos buscan respuestas que no tenemos. La base ética de un estudio clínico es la ignorancia médica. Cuando eso sucede, hay tres cosas de las que el paciente debe ser informado conscientemente. Una, que sin ensayos clínicos no hay progreso en la medicina. Pero, según el tipo de estudio en el que se participe, el objetivo puede no ser descubrir si algo es mejor que el estándar. En los estudios fase I, el objetivo es ver si el fármaco es tolerable para un ser humano, recién después en un ensayo fase II se verá si además es eficaz a la dosis en que puede administrarse y solo un estudio fase III tiene como objetivo ver si es mejor que un estándar, aunque ese estándar puede ser un placebo (una píldora o una solución sin principios activos). Aun así, nueve de cada diez ensayos fase III demuestran no ser mejores que el estándar (aunque sea placebo). Son las dos caras de la moneda: sin investigación no hay progreso en medicina, pero esto se logra a expensas de muchos pacientes que reciben algo que no se tolera, no es eficaz o no es mejor que el estándar. Esto es tan cierto que, como veremos más adelante, es cuestionable que el mismo médico tratante sea también el investigador que proponga un ensayo clínico.

La segunda cosa que debe saberse es que en un estudio clínico el paciente es tratado como un objeto, como un número, como un caso. Esto, que en la práctica asistencial sería un error, en un estudio clínico es correcto. Es así porque el objetivo de un ensayo no es curarlo, cuidarlo o consolarlo, sino estudiarlo. Por eso se registra la mayor cantidad posible de datos, con la mayor rigurosidad posible y con intervalos de tiempo mucho más cortos que los que se emplean o deberían emplearse en la práctica asistencial. El paciente concurre al médico para ser aliviado y eventualmente curado, por eso se habla de relación médico-paciente, personalizada e íntima. En cambio, el paciente ingresa a un estudio clínico en una relación investigador-caso, que es despersonalizada, objetiva, auditada y supervisada de acuerdo a las normas y procedimientos que dicta el protocolo. El médico que no tiene flexibilidad con respecto a las normas es un mal médico (nunca nada es aplicable al 100% de los pacientes) y el investigador que tiene flexibilidad con respecto al protocolo es un mal investigador (debe aplicarse en el 100% de los casos).

Y lo tercero es que las expectativas con las que un paciente ingresa a un estudio clínico siempre son mayores que las del investigador y usualmente más optimistas que la realidad. La mayoría de los ensayos clínicos están orientados a demostrar un pequeño beneficio con respecto al tratamiento convencional, por eso se necesita un número importante de pacientes (del orden de los miles) para que esa diferencia sea evidente, y muchos de los estudios descubren la toxicidad a medida que los pacientes reciben la medicación, pues el número de casos que se han tratado previamente con el o los fármacos en análisis son pocos. Dicho esto, es muy importante acompañar al paciente que así lo requiere en la búsqueda de ensayos clínicos. Al respecto hay una página web que registra los ensayos que se están llevando a cabo en los Estados Unidos: www.clinicaltrials.gov. En Argentina, todos los estudios legales deben ser informados a la Administración Nacional de Medicamentos y Tecnología Médica (ANMAT) del Ministerio de Salud de la Nación.

Décima herramienta: terapias alternativas

Un número muy importante de pacientes —que oscila entre el 30% y el 90% según las comunidades, el tipo de tumor y la manera de estudiar el fenómeno— recurre a tratamientos alternativos (algunos los llaman complementarios). La mayoría de estos tratamientos tienen en común que no han sido estudiados con rigor científico y que sus beneficios son testimoniales. Así, se postulan curaciones con dietas variadas, meditaciones, rituales, sanaciones de distintos tipos, técnicas de masajes, acupunturas, remedios homeopáticos y derivados, medicinas tradicionales de todos los colores, magnetoterapia y diferentes aparatologías esotéricas, astrología, adivinación, limpiezas colónicas y otras ofertas variopintas que pululan en los medios de comunicación. No vamos a abrir juicio sobre la honestidad de quienes postulan estos tratamientos —aunque algunos son honestos—, pero es claro que los pacientes deben saber que están en una situación muy vulnerable, por lo cual pueden tener propensión a creer cuando les dicen algo que desean escuchar, y que muchos de estos medios obran a través del efecto placebo de la sugestión. El punto crucial de estos tratamientos es que tanto los oferentes como los adquirentes (pues la mayoría son onerosos y pocos son gratuitos) están convencidos de que son inocuos. Esta idea de inocuidad es lo que lleva a que los pacientes piensen frecuentemente que "en el peor de los casos no me hará nada", y lo cierto es que no todos son inocuos. Algunos de ellos pueden ser muy tóxicos, sobre todo cuando sus componentes secretos no son sino fármacos disfrazados, pero aun cosas tan saludables como una dieta pueden ser causa de interacciones deletéreas con algunos fármacos. Por eso el primer consejo para el paciente es que le informe a su médico todos los tratamientos que está haciendo, inclusive los alternativos; y para los médicos, que presten atención a lo que sus pacientes hacen, pues la actitud despreciativa hacia estos tratamientos tampoco es seria. No conocerlos es un problema, pues no podemos decir hasta qué punto sirven, si son inocuos o no, si tienen interacción con lo que indicamos o no.

En conclusión, el de la selección de un tratamiento o una secuencia de tratamientos determinados es un momento en el cual el médico debe explicarse, explayarse, tratar de que el paciente comprenda las opciones, los pro y las contras que tiene un camino u otro. Es un momento de deliberación, de consultas, de confianza. Para algunos será muy sencillo y para otros, complejo; pero para todos es difícil. Elegir un tratamiento no es solo seleccionar una cosa en detrimento de otra, también es apostar, por lo que resulta comprensible la ansiedad que esta instancia genera. Una vez hecha la elección, no se puede revisar retrospectivamente, el tiempo es una flecha que corre en un solo sentido, allí la suerte está echada y se debe cruzar el Rubicón para adentrarse en la república de la incertidumbre. Luego vendrán los controles junto con el hecho de convivir con la espada de Damocles que significa la posibilidad de que la enfermedad reaparezca. Pero eso nos lleva al próximo capítulo.

Capítulo 5

Cuando la enfermedad vuelve

Esta es la historia de A. Habían pasado veintitrés años. Era una mujer de buen ver: tenía cuarenta y siete pero podía pasar fácilmente por una de cuarenta y aun de treinta y cinco. Alta, esbelta, fina, de maneras delicadas y corteses, había construido una familia sólida. Su marido era un profesional destacado y su hija estaba dando los primeros pasos en la medicina. En su horizonte no parecía verse ninguna nube. En su pasado, apenas como un vestigio olvidado, o por lo menos conjurado, había un carcinoma de mama detectado a sus veinticuatro años. Desde hacía veintitrés años se repetía que cada primero de noviembre era su segundo cumpleaños.

—Llevo veintitrés años de sobreviviente —decía mientras preparaba la ropa que llevaría a su escapada veraniega a Estados Unidos. Desde entonces, cada año, se regalaban con su esposo una semana de vacaciones. Era un regalo, un recordatorio, un exorcismo. La vida después del cáncer.

Ese enero tocó Aspen, Colorado. Esquiar en Estados Unidos, veintitrés años después de la operación, para festejar que estaba viva, sana, plena, bella y feliz. El viaje, el hospedaje, el paisaje, los primeros días, deslizarse en la nieve, reír hasta que duela, disfrutar hasta que dé miedo. Sí, miedo. Los dioses son caprichosos, decían los antiguos. Los dioses son celosos, decían los griegos. Ella sacudía la cabeza, veintitrés años, me controlo religiosamente cada seis meses, cuarenta y seis controles, todos normales.

Por eso recordaría la sorpresa ante el diagnóstico. El dolor que habían sentido con su esposo. Los pensamientos negros que se cruzaban mientras acunaba a su hija, entonces de un año y medio. Los rayos. La quimio. Los cinco años de tamoxifeno. Todo estaba grabado a fuego. Pero había pasado airosamente cuarenta y seis exámenes. Ninguno desaprobado. Cuarenta y seis a cero. Era una goleada.

Los esquíes se trabaron. Una pavada, una tontería, una fractura. Qué pena, por primera vez las vacaciones terminaban abruptamente por una fractura, pero quedaba la vista, el descanso, las charlas, el fuego de la chimenea... No le gustó la cara, el gesto adusto del médico que le dijo en inglés: "Tenemos un problema". Ella pensó en el Apolo XIII, ¿no era "Houston, tenemos un problema"?

—El cáncer volvió —dijo el desconocido.

—¿Cómo? ¿Es una broma? ¿Veintitrés años después? ¿De vacaciones? Tengo controles normales hechos hace tres meses.

Pero era cierto, la pesadilla había recomenzado.

Luego del diagnóstico de cáncer y su tratamiento mediante el uso de diferentes herramientas, si el tumor estaba localizado solamente a un órgano o a los ganglios linfáticos a los que ese órgano drena, el paciente no tiene evidencia de enfermedad en ninguna otra parte de su cuerpo y queda en control. El término control hace referencia a que durante un lapso, que generalmente es de cinco años, la persona será evaluada a intervalos regulares mediante el examen clínico, exámenes de laboratorio[26] y por imágenes. El objetivo de este seguimiento controlado es múltiple: detectar y tratar las toxicidades remanentes de los tratamientos, detectar en condición de curabilidad la recurrencia local de una enfermedad conocida o un segundo tumor curable. Dado que son pocos los tumores metastásicos que se pueden curar, el objetivo del seguimiento no consiste, en general, en detectar tempranamente una enfermedad metastásica (pues si no puede curarse, ni prolongar significativamente la vida, todo lo que lograríamos conociendo anticipadamente la diseminación es empeorar su calidad).

Es muy común ver en esta etapa cómo el paciente reescribe la historia y resignifica la experiencia del cáncer, a la que define como un evento crucial de su vida que marcó un antes y un después; su vida luego del diagnóstico se hizo más profunda, más sabia y más rica de

---

26. Según cada tumor, usará o no marcadores específicos de algunas dolencias: PSA en cáncer de próstata, CEA en cánceres digestivos, Alfa Feto Proteína o Beta Gonadotrofina Coriónica en tumores de testículo, CA19-9 en cáncer de páncreas, CA 125 en cáncer de ovario, LDH en tumores hematológicos, entre otros.

lo que había sido antes; la capacidad de sobrevivir al diagnóstico y al tratamiento le demuestran que es más fuerte de lo que cree. De hecho, son muchas las personas que luego de ese momento reencauzan su vida: inician o completan estudios, cambian de trabajo, se separan, se mudan. Todo esto es verdad, pero debemos recordar que las historias que nos contamos forman parte de la narrativa de la vida y siempre nos contamos solo una parte, la que recordamos... aquella que, posiblemente, sea la mejor.

Durante todo el tiempo que está "en control", el paciente convive con la incertidumbre y en pos de la curación realiza numerosos pactos consigo mismo, con la medicina, con la naturaleza, con la religión y con el destino. Pactos que se modifican con frecuencia, que se reactualizan o se olvidan. Analizaremos ahora lo que sucede cuando reaparece una enfermedad de la que creíamos estar curados. Extrapolando los números internacionales, es dable pensar que este evento ocurre en aproximadamente cien mil pacientes por año en nuestro país y, aunque algunos de ellos se pueden curar, para la mayoría esta recurrencia significa la transición a una enfermedad incurable y, para la mitad de ellos, la muerte en un corto plazo.

Si el impacto del diagnóstico del cáncer es devastador para el ánimo de las personas, una recaída de la enfermedad es todavía peor, y cuanto más alejada esté esa recaída del diagnóstico inicial, más fuerte será el efecto. Esto es así porque se rompen ciertos pactos implícitos. Desgranemos aquí en qué consisten.

El primer pacto que se rompe es el "ya me tocó". Si el cáncer es una lotería en la que saldremos sorteados uno de cada tres bípedos implumes, una vez que te toca ya está. Tuviste la mala suerte de tener un tumor y la relativa buena suerte de que haya sido detectado a tiempo, fruto de tu conciencia sobre tu cuerpo, el comentario acertado de un allegado, la lectura fortuita en la peluquería de que había que hacerse un test, el diagnóstico de un tumor en una amiga o amigo, un chequeo de rutina, el alerta de un médico sagaz, un hallazgo fortuito en un estudio que te solicitaron por otra razón; en fin, hay tantos derroteros posibles por los que se puede llegar al diagnóstico que, una vez que está allí, cae como una bomba, pero al mismo tiempo viene acompañado de frases del estilo: "por suerte está localizado", "parece enquistado", "gracias a Dios no hay nada en otra parte".

Y se piensa que otra vez no puede pasar.

El segundo pacto que se rompe es el sacrificial. Tuve la mala suerte de tener un cáncer, pero estoy dispuesto a sacrificar todo lo que sea necesario para curarme. ¿Hay que sacar la mama, el pulmón, el colon, la pierna, el brazo...? Adelante, saque. Los tumores no tienen resistencia al acero y al lino, cortamos por lo sano, muerto el perro se acabó la rabia; si hay que amputar, ampute.

Suenan las máximas como latigazos, como tiros. Después vemos cómo se las arregla uno con las consecuencias, pero mientras tanto hay que oblar en el altar de la medicina las partes enfermas de nuestro cuerpo. Ningún sacrificio es grande cuando lo que está en juego es la vida: cómo se respira, cómo se come, cómo se habla, cómo se evacúa, cómo se tiene sexo son problemas del después, son problemas de los que sobreviven y primero, primero, hay que sobrevivir.

El tercer pacto que se rompe es "era por las dudas". Después del diagnóstico y la cirugía, después de la buena noticia de que "se sacó todo", "por suerte no quedó nada", "los márgenes están libres", viene la derivación a radioterapia y al oncólogo "por las dudas". Y uno piensa, si tiene dudas es porque algo no está bien.

El riesgo es pequeño, casi inexistente, pero tenés que hacer quimioterapia y con ella viene una nueva enfermedad médica la "prospectitis". El prospecto de los remedios oncológicos es extremadamente detallado con respecto a todo lo que te puede destruir la quimioterapia: el cabello, las pestañas, las uñas, los dientes, el corazón, los glóbulos blancos, las plaquetas... Puede generarte náuseas, angustia, diarreas, vómitos, olores nuevos, úlceras. Y aparece el miedo, sobre todo el miedo, los prospectos dan miedo, miedo de que pase. Eso es lo que los médicos a veces no entienden; aunque no pase, pasa. Todo lo que lees, todo lo que te cuentan, todo lo que imaginás. Sobre todo si sos médico, la letra chiquita, el uno por ciento, el primer caso, es infrecuente, es raro, pero te toca.

Y te bancás la quimio.

El riesgo es pequeño pero por las dudas irradiemos, hay que esterilizar la zona. Y vos pensás en Chernobyl y, zácate, ya estás pidiendo turno para la marcación, y aparece otra enfermedad "la consentimitis informada". ¿Todo te tienen que contar?

Y empezás la irradiación y aparece la quemazón, la piel, el esófago, la boca, el ano, el cansancio, la dificultad para tragar, y nuevamente el cansancio, esa sensación de que estás intoxicado y cada paso te cuesta más, levantarte te cuesta más, salir te cuesta más.

¿Hasta cuándo?

Y de pronto termina.

El riesgo es bajo, pero por las dudas y, zas, la hormonoterapia, una pastillita que te da calores como si tuvieras sesenta cuando apenas tenés treinta, y todos los días te recuerda que es por el cáncer, el oncólogo trata de disimulártela "es como un anticonceptivo", y vos pensás: no, es al revés, el anticonceptivo lo tomás para c. (casi cometo la torpeza de ser procaz), lo tomás para estar más tranquila, la hormonoterapia la tomás porque estás jodida, por la vida, por la suerte, por la mala suerte.

Pero tomás la hormonoterapia y te la bancás.

Y un buen día, cada vez más lejano —porque primero fueron cinco años y ahora son diez, como en la escuela, ¿viste?, antes era apenas obligatoria la primaria, hoy también la secundaria—, un buen día te dicen terminaste, ya está, venciste, estás de alta.

Pero por las dudas quedamos en control: una vez por año, o si aparece un síntoma, porque con el cáncer nunca se sabe. Y vos pensás qué carajo saben, todas son dudas...

El cuarto pacto que se rompe es "cumplí con todo el seguimiento". Es más, fui obsesiva, me dijeron una vez por año y yo, por las dudas, iba dos. Total si todo está bien, certifiquemos que es así. Todos los laboratorios con sus respectivos pinchazos, todas las mamografías, ecografías, radiografías de tórax, todos los exámenes. ¿Sabés por qué se dicen exámenes? Porque rendís cada uno de ellos, cada línea, cada párrafo. Aparece entonces otra enfermedad que se llama laboratoritis. ¿No pueden poner normales y dejarse de joder? No, tienen que tener valores y al lado valores normales, decime un análisis de laboratorio que tenga todos los valores normales después de los quince años.

Te operaron, te intoxicaron, te irradiaron, te envejecieron y encima tenés que tener valores normales. ¡¿Normales para quién?! Querés gritar vos, pero te comportás como una dama. No es nada, dice el oncólogo, seguro que es por el tratamiento pero por las dudas los repetimos, zas, otro pinchazo, otro examen, otra espera y esta vez da normal.

Y zafás.

Y vienen las imágenes y otra enfermedad que se llama informitis. De nuevo, ¿tanto cuesta poner simplemente "normal" en un informe?

No, hay todo un género literario para describir los estudios. Hasta los normales tienen cosas, si sos médico y lees los informes, te dan miedo hasta que llegás al final; si sos paciente, te dan pánico.

Y de nuevo por las dudas repetimos, ampliamos, apretamos, comprimimos, tomografiamos, resonanciamos y hacemos nuevos PET-TC (su neologismo —*peteciamos*— no me parecía adecuado). Pero la consecuencia inmediata de un informe es en la mayoría de los casos otro estudio, con otro informe que a la postre es normal. ¡¡¡Ufff!!!, decís vos, estuvo cerca, pero salí indemne, hasta dentro de cuatro, cinco meses, en que tengo que volver a pasar por todo esto.

El quinto pacto que se rompe es vida normal. Sí: con todas las prospectitis, laboratoritis e informitis periódicas, te dicen estás regia, estás fantástica, hacé una vida normal. ¿Vida normal? Estas palabras son un oxímoron, una contradicción para una paciente con cáncer y su familia. Todo gira en torno a los médicos, porque antes al paciente oncológico no lo quería nadie, pero hoy lo quieren muchos, y son muchos médicos, clínicos o pediatras según la edad, patólogos, mastólogos, ginecólogos o urólogos según el sexo, oncólogos o hematólogos según el cáncer, radioterapeutas, psiquiatras, cirujanos, imagenólogos, endocrinólogos, gastroenterólogos, oculistas, paliativistas. Y más especialistas de la salud: odontólogos, psicólogos, enfermeros, kinesiólogos, técnicos radiólogos, nutricionistas. Y otros miembros del equipo de salud: administrativos, facturistas, archivistas, informáticos.

¿Y sabés qué? Sí, aparece otra enfermedad nueva: "la incomuniquitis". ¿En un mundo en el que todo está conectado estos tipos no se pueden comunicar? En efecto, no pueden. Actúan de manera autista, no se llaman, no se conocen, no hay nadie que dirija la orquesta. ¿Son todos miembros de la misma cofradía pero están peleados unos con otros? En el mejor de los casos, tenés que ser vos la que va y vuelve con esquelas: "Estimado Dr.", "Respetado colega", "Querido Maestro", "Recordado discípulo". Y vos, como el correo privado, de puerta en puerta, con sol, lluvia o nieve, llevás y traés mensajes. Ni que fueras espía. Pero ahí no termina la cosa, a estos profesionales de la salud se adosan, como parásitos, las "medicinas alternativas": acupunturistas, antroposofistas, homeópatas, reikistas, osteópatas, astrólogos.

Y por si fuera poco, cuando estás en tu casa te invaden los medios de comunicación, que no sabés si son "medio tarados" o "medio hijos de puta", pero todos los días te prometen una nueva cura, un nuevo descubrimiento, una nueva información.

¿Vida normal?

Sí, aunque te parezca mentira, en medio de este caos tratás de llevar una vida normal, trabajo, familia, salidas, descansos, y en menos de cinco minutos pasás de "gracias a Dios, no volvió el cáncer" a "qué cara está la lechuga", "no llego al concierto de mi hija", "se recibe mi hijo", "cambié de trabajo", "voy a tener un hijo", "se murió mi papá", "vamos al cine".

Así de normal es la vida.

Y aprendés a vivir de nuevo.

Y aprendés a que el miedo no se note.

Y aprendés que los demás olvidaron lo que vos no parás de recordar a cada minuto.

Y aprendés a vivir con el síndrome de Damocles, la espada que pende siempre sobre tu cabeza y el delgado cabello que no se corta.

El sexto pacto que se rompe es "pasaron cinco años".

Aunque te digan que es un mito, aunque te digan que es un límite tan arbitrario como un año o diez, lo cierto es que pasar cinco años es pasar el Rubicón: conquistaste de nuevo la vida, toda la vida, sos un veterano del cáncer y podés empezar a soñar con olvidarte. Has atravesado numerosos quebrantos, muchos miedos, grandes incertidumbres y les has ganado. Pasar cinco años libre de cáncer es ganar una gran batalla, casi ganar la guerra. Y en ese "casi" se esconde toda la trampa, ahí en ese minúsculo punto de incertidumbre está todo el riesgo. Ese punto se agiganta hasta el infinito cuando la enfermedad vuelve y se rompe la ilusión en mil pedazos. Poco importa que los demás piensen: podía pasar, no hay garantías, es poco frecuente, es rarísimo. Vos pensabas que habías zafado, estabas bien, creías que nunca iba a volver a pasar.

El séptimo pacto que se rompe es "hasta ayer yo confié". Yo creía que los médicos que me trataban, los tratamientos que recibía y los estudios normales eran sinónimo de que todo estaba bajo control, y si estaba bajo control, ¿por qué se descontroló? No es que uno no entienda que el azar puede jugarnos otra pasada, es que de alguna manera las nuevas tecnologías juegan como los viejos talismanes, tratamos de conjurar el futuro y salir de nuestras limitaciones con su empleo. Es más, atravesamos otras biopsias que fueron negativas. Es útil remarcar que una biopsia negativa es aquella en la que no se encuentra tumor y esto se vive con mucha alegría (sí, es una de las pocas veces en que negativo es bueno); mientras que una biopsia positiva implica que hay cáncer.

Estas alegrías de los pacientes son vividas de la misma manera por los médicos. No es fácil para el médico decir, como los alcohólicos, "solo por ahora"; decirle a un paciente "estás bien solo por ahora"; no encontramos evidencias de enfermedad "solo por ahora". Sería criminal someter a un paciente a la tortura de recordar en cada encuentro que lo que pesquisamos puede estar aunque no lo detectemos. Sería insensible no sentir felicidad porque el otro esté feliz de que no lo hayamos detectado. Sería inhumano el médico que destruya una creencia que al paciente le permite vivir.

Esta descripción somera de los pactos que se rompen en un sobreviviente al cáncer cuando la enfermedad reaparece es como un *collage* de diferentes casos, no todos los pacientes sienten todo eso pero muchos sienten mucho de eso. Lo importante es que los médicos comprendamos todas las seguridades que se hacen trizas en un instante. La recaída del cáncer en un paciente es como la crisis de fe en un religioso. Se queda sin red. Aunque es notable lo rápido que puede reconstruirla y volver a luchar. Esto es literalmente así. Reconstruimos nuestra vida tejiendo una serie de redes conformadas por elementos objetivos: realizo actividades, pienso, creo cosas, trabajo, el médico no encuentra nada, los estudios son normales. Y subjetivos: me siento bien, disfruto del bienestar. Otros son existenciales: construyo sentido para mi vida, historias, proyectos. O convivenciales: la familia, los amigos, compañeros de trabajo, las personas de mi entorno, club, country. Y a medida que transcurre el tiempo, uno puede olvidar, relegar, abandonar la experiencia pretérita del diagnóstico, los tratamientos y el seguimiento. Pero cuando el tumor reaparece, es como si todo ese lapso intermedio desapareciera instantáneamente, la sensación del paciente es la de haber vivido en el limbo todo el tiempo transcurrido entre el diagnóstico y la recurrencia.

Los médicos debemos ser conscientes de todo esto y entender que debemos ser muy cuidadosos en nuesta manera de comunicar que la enfermedad reapareció. Es extremadamente importante que antes de comunicar una noticia tan grave hayamos tomado todas las medidas necesarias para excluir la posibilidad de otras afecciones, y por eso siempre es recomendable que nuestra información vuelva a estar sustentada por una biopsia, a menos que sea imposible o innecesario hacerla. Esta segunda biopsia no solo busca dar certezas, también se hace en el intento de asegurarnos de que en el lapso transcurrido la enfermedad no se haya modificado lo suficiente como para abrir las puertas a tratamientos distintos de los que había recibido originalmente el paciente.

Este primer punto de divergencia vuelve a tender un puente entre el pasado y el presente. Puede no ser exactamente la misma enfermedad, porque ha pasado el tiempo, las células de hoy son varias generaciones posteriores a las de ayer y su sensibilidad puede ser distinta, de ahí que los tratamientos de hoy puedan ser diferentes, sensiblemente diferentes a los de ayer. Esto no implica que en todos los casos los tratamientos que implementemos vayan a ser exitosos, simplemente porque en medicina nunca tenemos éxito en todos los casos. Esto implica que en cada paciente debemos hacer el máximo esfuerzo para ver qué información nueva y útil podemos obtener hoy que ayer no poseíamos.

Estos dos gestos deben estar hermanados: debemos estar seguros de que el paciente recayó y debemos buscar en qué cosas es distinta la enfermedad para ofrecer alguna respuesta. No tomar el primer recaudo es irresponsable y no tomar el segundo recaudo es inhumano. Romper la red de seguridad de un enfermo sin estar seguros de lo que hacemos es un gesto inaceptable, y no tratar de contener la caída brindando la búsqueda de una solución también lo es.

Las soluciones a la recaída pueden ser múltiples según el tiempo que haya demorado en reaparecer la enfermedad, el pronóstico vital de la recurrencia, la extensión de la recurrencia de la enfermedad, su localización metastásica y la expresión molecular de ciertos factores. Puede que la primera solución sea nuevamente quirúrgica, tal como sucede en la recurrencia del tumor mamario luego de cirugía conservadora. Esta recurrencia no pone necesariamente en riesgo la vida de la persona, pero sí pone en riesgo la mama de la mujer: generalmente, luego de haber conservado e irradiado la glándula mamaria, si vuelve a aparecer un tumor hay que sacar la mama. En este caso la persona en un lapso más o menos corto vuelve a rearmar su vida.

Puede ser que la primera solución sean los rayos, como sucede en las metástasis cerebrales u óseas dolorosas o con riesgo de fractura. Puede ser que la primera solución sea hormonoterapia, quimioterapia, inmunoterapia o terapias contra blancos moleculares. En cualquier caso debemos recordar que, a diferencia de la primera vez que el paciente recibió estos tratamientos, ahora estamos tratando con una persona veterana en estas lides. Sus expectativas al momento de encarar estos tratamientos son distintas a las primeras. Por una parte, ya tienen la experiencia y, por otra, saben con mucha mayor claridad lo que no quieren. Hay una palabra que, aunque a mí no me gusta, refleja este cambio: empoderamiento. Hay otra palabra que me parece más justa: resiliencia. La persona que ha sufrido el diagnóstico de cáncer y ha pasado la experiencia de los tratamientos tiene una gran capacidad para asimilar los golpes de la vida. Después de la devastación inicial, el paciente resurge con más poder, más dominio sobre su persona. En la primera etapa de lucha contra la enfermedad era un novato confiado y pasivo; aunque participara en la toma de decisiones, era proclive a aceptar pasivamente las indicaciones médicas, a creer las explicaciones y a seguirlas. Luego de la reaparición de la enfermedad tiene otra actitud: es un experto en su dolencia, frecuentemente ha intercambiado información con otros pacientes, es mucho más activo en las tomas de decisiones y confía condicionadamente.

En muchos casos, el paciente necesita un tiempo y varias consultas para tomar conciencia de que el pronóstico de la enfermedad ha cambiado y que el objetivo del tratamiento ha pasado de ser curativo a ser paliativo. En otros casos, en cambio, el paciente piensa que la reaparición de la enfermedad es una sentencia de muerte y pregunta, a veces por primera vez, sobre el tiempo de vida que le queda. Es muy importante que el médico tenga habilidad para responder con honestidad lo que el paciente necesita saber y que lo haga, como sostenía mi maestro, de una manera personalizada, prudente y afectuosa. En este momento el paciente o la familia suelen buscar una segunda opinión, a veces en el extranjero, y se revisa todo lo actuado. Para muchos médicos esto implica romper el contrato de confianza establecido en la relación médico-paciente, pero la realidad es que eso forma parte del servicio al cuidado de la salud que debemos brindar. Mi recomendación es ser activos colaboradores, para que el paciente y el médico a quien van a consultar tengan a su disposición la mayor cantidad de elementos objetivos, de tal modo que puedan comprender y auditar lo que hicimos tanto como sugerir conductas para la nueva etapa.

Luego de la consulta, el médico debe acompañar al paciente a reconstruir su esperanza, que variará en cada caso en particular según el pronóstico de la enfermedad, las condiciones existenciales de la persona y sus más profundas convicciones. Un desafío ético del oncólogo a cargo es de qué manera acompañar las expresiones de esperanza y cómo mitigar las expectativas irrealistas. Una estrategia sugerida por el oncólogo Anthony Black en una de sus comunicaciones es trabajar con "el portfolio de expectativas": así como es desaconsejable invertir todo nuestro dinero en una sola acción en la bolsa (conviene hacerlo en un conjunto de acciones de diferentes empresas), también lo es invertir las emociones en una sola expectativa de evolución. Conviene tratar de plantearnos varias posibilidades de evolución de la enfermedad, lo que abre las puertas a analizar los escenarios más optimistas, los más realistas y los más pesimistas, y en cada uno de ellos ver qué es lo que el paciente espera de nosotros.

En la actualidad, es esperable que muchos pacientes con cáncer avanzado (de mama, próstata, colon, pulmón, leucemias crónicas recaídas, linfomas recaídos, linfomas) puedan obtener largas sobrevidas y de muy buena calidad. También es esperable que algunos pacientes no deseen saber, no deseen preguntar, no quieran ser informados. Es clave que el médico respete sus deseos y deje siempre la puerta abierta a la espera del momento oportuno para brindar conocimiento.

Hasta aquí hemos visto el impacto de la recurrencia. En el próximo capítulo, veremos las estrategias de convivencia con la enfermedad cuando reaparece y no se puede curar.

Capítulo 6

La enfermedad diseminada

T. era una tromba.

Esta fue la primera sensación que tuve cuando ingresó al consultorio. Era una joven de treinta y pocos años y venía acompañada de su padre y su madre. Le habían diagnosticado un cáncer de mama y quería conservar óvulos para una fertilización futura. Yo era el tercer oncólogo que consultaba, un colega le había dicho que sí, otro colega le había dicho que no. Venía para el desempate. Ese fue el comienzo de una relación que me permitió conocer a una de las personalidades más fuertes con las que me tocó toparme en mi carrera.

Su vida había sido un rosario de desventuras. Nació con mielomeningocele, un quiste en la médula espinal que se expande y destruye centros nerviosos. A ella le había afectado la vejiga y los miembros inferiores. Desde muy chiquita debió sondarse la vejiga. Tan chiquita que se sondaba desde que iba al preescolar a los dos años. Su mamá la enviaba al colegio con una sonda disimulada en el elástico de la bombacha y ella pedía permiso a la maestra entre recreos para ir solita al baño a sondar su vejiga. Pasó por treinta y seis operaciones para poder caminar normalmente. Y lo había logrado.

La presencia de sus padres se explicaba porque entre los tres conformaban una unidad en la cual, como en un buque, funcionaban al unísono: el padre era el motor del trío, proveía lo necesario. La madre era la proa, no había dificultad que esa mujer no pudiera sortear; de hecho, la primera impresión que tuve al verla fue una de las más equivocadas que me hecho hasta ahora. Al principio creí que era una persona superficial, hasta que mostró las agallas que poseía, y eran muchas. La hija era el cuerpo de ese buque. Los tres navegaban juntos.

T. estudió, se recibió, se casó, se separó, desarrolló numerosas empresas y distintos emprendimientos comerciales. El cáncer fue una anécdota que jamás la detuvo. El tumor evolucionó mal, se diseminó a los huesos y a los ganglios luego de la quimioterapia, posteriormente metastizó en el cerebro, por lo que hubo que hacer radiocirugía. Como consecuencia de los tratamientos, desarrolló una leucemia y tuvo que realizar los que siguieron internada. No respondió y finalmente esa leucemia le causó la muerte.

Durante esos seis años, T. luchó sin tregua contra la enfermedad y la adversidad. Su exigencia era la verdad, la necesitaba para poder luchar: toda la verdad y nada más que la verdad, por muy dura que fuera. Era precisamente ese espíritu hiperrealista en el enfrentamiento de los problemas el que usaba para vivir cada instante. Se enamoró y se casó por segunda vez. Viajó a todos los sitios que quiso y pudo. Su esposo fue un compañero, a cada instante y hasta el último suspiro. Siempre que discutíamos un tratamiento la condición era que este le permitiera un grado de libertad tal que pudiera salir, conocer, disfrutar y vivir con plenitud. Condicionada, pero íntegra y plena, así recuerdo a T., un ejemplo inolvidable.

Los médicos hablamos de tumores diseminados cuando hay enfermedad en órganos diferentes de aquel en el que se originó el tumor y los ganglios linfáticos a los que drena. Las metástasis consisten en un grupo de células que crecen más allá del tumor original[27]. Se pueden localizar en cualquier sitio del organismo, pero los más frecuentes son: ganglios, huesos, pulmones, hígado, piel, sistema nervioso central, suprarrenales y ovarios. Con mucha menor frecuencia se ven en la órbita ocular, tráquea o lengua. Hay sitios en los cuales muy raramente se localizan metástasis, como es el caso de los riñones (no las glándulas suprarrenales) y el corazón.

La primera teoría para explicar el origen y comportamiento de un tumor fue esbozada por Galeno. Los atribuyó, dentro de la teoría humoral de las enfermedades, a la acumulación de "bilis negra" o "melancolía" (*melan* = negro, *cholé* = bilis). Probablemente eso pueda

---

27. Metástasis, en griego significa "en otra parte o situación"; sin embargo, el término nunca se empleó en la medicina griega, ya que las primeras citas aparecen en los escritos latinos.

explicarse porque haya visto algún paciente con melanoma (*melan* = negro; *oma* = tumor), que es un tumor de color negro que se disemina fundamentalmente a los ganglios y a la piel, órganos accesibles a la vista de este genial clínico de principios de la era cristiana. Estos acúmulos de "bilis negra" se producían por azar en cualquier sitio. Desde ese remoto pasado se trata de correlacionar lo anímico con la biología, esfuerzo notable y todavía poco fructífero (quizás porque los métodos de abordaje no han cambiado sustancialmente, pues sigue siendo la palabra el medio para comprender el estado de ánimo de una persona).

La primera explicación racional para justificar la distribución de las metástasis estaba fundamentada en razones de índole física, lo que se llamó la teoría mecanicista de las metástasis. Esta teoría se fundamentaba en la idea de que un tumor crecía progresivamente hasta que comprimía la pared delgada de una vénula, se producía una necrosis en esa pared y por presión las células tumorales protruían (se desplazaban) en la luz vascular; mecánicamente se desprendían células que viajaban por la sangre, como si fuera un émbolo sanguíneo, se detenían en algún capilar y comenzaban a crecer.

Esto explicaba cierta correlación entre tumores digestivos que a través de la vena porta metastizaban en el hígado y tumores de miembros inferiores que metastizaban en los pulmones a través de la vena cava inferior sin afectar el hígado en un primer momento. Sin embargo, pronto fue evidente que aun en esos órganos no se afectaban necesariamente los territorios más irrigados. Tampoco podían explicarse fácilmente las metástasis ganglionares, y ciertamente resultaba inexplicable que el riñón no se viera afectado casi nunca, siendo que filtraba una enorme cantidad de sangre por hora. Esto llevó a que Stephen Paget a fines del siglo XIX, postulara la teoría (ya mencionada en el capítulo cuatro) del "suelo y la siembra", en la cual determinadas características de la semilla (tumor) y del suelo (órgano) facilitaban o dificultaban el crecimiento de la metástasis. Esto puede verse como el esbozo de un elemento biológico en la metástasis.

Hoy, la teoría de las metástasis es notablemente más compleja (teoría de Hanahan y Wineberg). Se requiere que la célula recupere la capacidad de sortear los mecanismos de apoptosis; que recupere la capacidad clonogénica (*stem cell*) que le permita crecer en un sitio distinto del que nació; que recupere la capacidad de moverse a través de los tejidos, para lo cual debe recuperar la capacidad de traslación y destrucción del colágeno tisular; que recupere o adquiera la capacidad de formar nuevos vasos sanguíneos (neoangiogénesis); que pueda ocultarse del sistema inmune o lo pueda inhibir localmente; que el medio en el cual se localiza sea "amigable" para las células tumorales en la etapa inicial; que utilice los medios de crecimiento (insulina, eritropoyetina, factores de crecimiento) a su favor, entre otros. Lo cierto es que hoy vemos al proceso metastático como un proceso complejo, frecuente, ineficiente, biológico y alterable, en contraste al modo en que lo veíamos hace cincuenta años, que era exactamente opuesto: simple, raro, eficiente, mecánico e inalterable.

¿Que un tumor esté diseminado implica que es incurable? Para dar una respuesta hay que desglosar la pregunta con cuidado. Es cierto que hay un grupo, cada vez mayor, de tumores diseminados que son curables (leucemias, linfomas, tumores germinales, tumores pediátricos), pero estos tumores son infrecuentes (tienen lo que se llama baja incidencia). Los tumores más frecuentes (mama, pulmón, próstata, colorrectal) cuando se diseminan difícilmente alcanzan la curación, aunque los tratamientos han logrado prolongar considerablemente la sobrevida. También debemos remarcar que son una rareza aquellos tumores que matan rápidamente, en días o en semanas. La mayoría de ellos causa la muerte en meses o años. Hasta no hace mucho tiempo, debido a que los métodos por imágenes eran rudimentarios, gran parte de los pacientes se diagnosticaban con tumores avanzados, debido a los síntomas o signos que estos producían. En la actualidad, con métodos de imágenes mucho más sofisticados, se diagnostican enfermedades diseminadas en personas completamente asintomáticas. Esto hace que en muchos casos parezca que los pacientes hoy viven más, cuando es posible que lo que esté ocurriendo sea que los estemos diagnosticando antes, pero también es posible que los nuevos tratamientos puedan ser más eficaces porque tratan menor volumen de enfermedad que los de antaño.

Sin embargo, esta situación del conocimiento de que el paciente tiene una enfermedad diseminada, que eventualmente no se puede curar y que no causa síntomas, plantea varios desafíos: ¿cuándo conviene hacer tratamiento, para qué hacemos tratamiento y cómo seleccionamos el mejor tratamiento posible? O más simplemente: ¿cuál es entonces el objetivo de los tratamientos que se administran en los pacientes que no pueden curarse y cuya enfermedad es asintomática?

Me parece que una respuesta honesta a esta pregunta es que hay razones que dependen del paciente, razones que dependen del médico y razones que dependen de la medicina. Veamos.

Las razones que dependen del paciente son aquellas que tienen que ver con el hecho de que la persona simplemente no tolera esperar. Saber que una enfermedad está diseminada, que eventualmente la va a matar y no hacer algo le resulta insoportable. Es como que pareciera que la lucha por la vida es sinónimo de lucha contra la muerte. Hay que vencer a la muerte, esta es una tarea prioritaria aunque sea quimérica, correr el último límite, sortear la última barrera. Esta relación entre la vida y la muerte es personal, intransferible y muchas veces incomunicable. Nosotros vivimos en un tiempo histórico que no duda en mostrar la muerte violenta hasta sus últimos detalles, a cualquier hora y por cualquier medio. Hay una obsesión por la tanatología y la *imago mortis*: niños acribillados, jóvenes adictos, homicidios de toda clase y calaña; hay un regodeo en la muerte biológica, sobre todo violenta y juvenil. También hay un divertimento extendido a través de la humillación del otro, producir la muerte biográfica constituye la esencia del rating y del *bullying*: acosar, destruir, anonadar, despreciar, calumniar, injuriar, vilipendiar son verbos que se han instalado como moda en nuestra vida cotidiana.

Sin embargo, al mismo tiempo, se oculta la muerte natural, aquella que deviene por ancianidad o enfermedad. Se la saca del domicilio, se impide que los niños la vean, se la limita al hospital o al sanatorio, se la expropia en terapias intensivas y se la maquilla en las funerarias. Una de las dificultades del movimiento de "hospice"[28] es que la persona debe saber que va a morir y aceptar que va a morir. En eso radica recuperar el dominio de nuestra vida al final de la vida. Este conocimiento y esa aceptación son difíciles, muy difíciles, por eso es importante conocer el grado de vulnerabilidad que padecemos por la predisposición que tenemos a huir de la muerte. Las personas tenemos aversión al riesgo, por nuestra conducta, es más predecible que tratemos de escapar

28. Que habla y busca un buen final de la vida. En Argentina, movimientohospice.org.ar

del infierno a que aspiremos a llegar al cielo, como bien lo sabían los moralistas medievales. Huimos del castigo mucho más rápido de lo que caminamos al premio. Esto lo demostraron Tversky y Kahneman (a quienes citamos en el capítulo uno). En 1992, durante el congreso de la Sociedad Americana de Oncología Clínica, Ian Tannock, médico canadiense, describió un experimento que expone la veracidad de la teoría elaborada por ellos. Enfrentó a médicos, enfermeras, familiares y pacientes a cincuenta escenarios posibles de tratamientos contra el cáncer. Cada uno de ellos estaba escrito en una tarjeta como si fuera una carta de póker y cada una de las personas daba vueltas las cartas hasta que afirmaba haber llegado a lo máximo tolerable: me planto, si un tratamiento tiene menos eficacia o más toxicidad, no lo quiero.

En el primer escenario (el cielo) el cáncer se curaba tomando un solo comprimido, sin ningún efecto colateral, y en el escenario cincuenta (el infierno) el cáncer era incurable y mortal en dos meses, el tratamiento tenía menos del 1% de chances de aliviar los síntomas y el paciente debía pasar un mes internado con náuseas y vómitos. Entre estos dos extremos, había cuarenta y ocho escenarios posibles, en los cuales el tratamiento perdía eficacia y aumentaba la toxicidad.

La idea de este experimento era ver si había un punto en el cual sanos y enfermos, médicos y pacientes, enfermeras y familiares coincidieran en detenerse. Y sería un dato muy importante, pues establecería un nivel de eficacia y tolerancia universal. Si esto fuera factible, aquellos tratamientos que no alcanzaran esa eficacia o que tuvieran un nivel de intolerancia inaceptable deberían ser descartados. Los estudios clínicos serían diseñados teniendo en cuenta que debían sortear ese nivel universal de tolerancia, de esa manera progresaría la medicina. El resultado fue más o menos así: los médicos pararon en el escenario 28; las enfermeras, en el 35; los familiares, en el 40… ¡¡¡PERO EL 72% DE LOS ENFERMOS ACEPTABA REALIZAR UN TRATAMIENTO CON LAS EXPECTATIVAS DEL ESCENARIO 50!!! (perdón por las mayúsculas, es que el resultado es impactante).

Muy sorprendente. No solo no se pudo establecer un punto en el que todos coincidieran, sino que la conclusión fue que “la enfermedad nos cambia el punto de vista”. Cuando creemos que estamos sanos y la muerte es apenas una hipótesis, tenemos la idea de que solo aceptaremos tratamientos bajo determinadas condiciones, que lo demás es “indigno”;

pero cuando estamos enfermos, cuando la muerte es una realidad a la que efectivamente nos enfrentamos, nos hacemos propensos a aceptar casi cualquier tratamiento. Una conclusión adicional es que la responsabilidad médica es enorme desde el momento en que sabemos que tres cuartas partes de los enfermos aceptarían hacer tratamientos de altísima toxicidad y bajísima eficacia. El terror a la muerte es mayor que el temor a la adversidad y los pacientes están dispuestos a aceptar lo que les ofrezcan. No hay mayor grado de vulnerabilidad, el problema es que a veces los tratamientos nos producen mayor sufrimiento y las expectativas de éxito son prácticamente nulas.

Y aquí pasamos a la segunda razón. Hay médicos que piensan que su función es luchar contra el tumor y ven a la muerte como un fracaso. Estos médicos, entre los cuales hay algunos muy destacados, piensan que siempre hay algo para hacer, para ofrecer, y que en definitiva el paciente debe ubicar su vida y su cuerpo como campo de batalla en el cual se dirime el partido de la medicina contra el tumor. Esta mentalidad beligerante tiene como fundamento que "el que no lucha no gana" y sostiene, no sin razón, que no se hubiera producido ningún avance si no se hubieran tratado, contra toda esperanza y con las armas disponibles, los casos que hoy se curan y que ayer fueron incurables. Ciertamente, cuando Emil Jay Freireich empezó a investigar el tratamiento de las leucemias agudas infantiles la supervivencia era de tres semanas, y hoy se curan.

La historia de los avances de las investigaciones clínicas en oncología es extraordinaria y se debe a muchos pioneros que avanzaron en ese sentido. ¿Cuál es entonces el problema? Que muchos confunden investigación con práctica clínica, y son dos actividades tan contrapuestas que probablemente lo razonable sería que quien hace investigación no haga clínica y viceversa, como ya esbozamos en capítulos previos. De hecho, en esta línea de razonamiento, la Asociación Médica Mundial fue muy explícita en la última versión de la Declaración de Helsinki:

> Artículo 14: El médico que combina la investigación médica con la atención médica debe involucrar a sus pacientes en la investigación sólo en la medida en que esto acredite un justificado valor potencial preventivo, diagnóstico o terapéutico y si el médico tiene buenas razones para creer que la participación en el estudio no afectará de manera adversa la salud de los pacientes que toman parte en la investigación.

La clave está en que la clínica busca *aplicar* un conocimiento; la investigación, *llegar* a un conocimiento. Esta es la principal diferencia. El médico es una persona que en primer lugar debe cuidar al paciente, poner todo su conocimiento y experiencia al servicio de una persona que vive en un contexto histórico y social particular. Lo que une al médico hipocrático de hace dos mil años y al médico de un moderno consultorio actual no es el conocimiento, la práctica concreta, la manera en la que arriban a un diagnóstico o las armas terapéuticas que poseen. Lo que los une es que ambos priorizan el bienestar del enfermo sobre todo lo demás. Esto fue recogido también por la Declaración de Helsinki, que en su tercer y cuarto artículo dice:

> Artículo 3: La Declaración de Ginebra de la Asociación Médica Mundial vincula al médico con la fórmula "velar solícitamente y ante todo por la salud de mi paciente", y el Código Internacional de Ética Médica afirma que: "El médico debe considerar lo mejor para el paciente cuando preste atención médica". Obligación que no desaparece cuando un paciente acepta participar de una investigación clínica.
> Artículo 4: El deber del médico es promover y velar por la salud, bienestar y derechos de los pacientes, incluidos los que participan en investigación médica.

Los conocimientos y la conciencia del médico han de subordinarse al cumplimiento de ese deber. Estos dos artículos relacionados ponen en evidencia que la investigación clínica no es una obligación del médico y que la obligación del cuidado de la salud y el bienestar del paciente no desaparecen cuando un enfermo acepta participar de la investigación. El investigador busca una respuesta. El enfermo en este caso es el último campo de investigación, necesario antes de generalizar el conocimiento. ¿Puede beneficiarse un paciente al ingresar a un estudio? Ciertamente sí, aproximadamente uno de cada diez ensayos son exitosos. ¿Importa para el investigador si el paciente se beneficia o no? Para el investigador, como investigador, esto es indiferente. Si el paciente se beneficia es mejor, pero si el estudio está bien realizado y el resultado es negativo (no demuestra ser mejor), lo mismo es un conocimiento valioso para la medicina.

La clínica aplica información que se conoce a un caso concreto; la investigación busca descubrir lo que no se conoce estudiando a un conjunto homogeneizado de personas. Cada paciente es único e irrepetible, su padecimiento, su manera de padecer, su historia. Aquello que tiene de peculiar es para el clínico extremadamente importante, todo lo que el paciente tiene de original guía la adecuación del tratamiento médico. En cambio, el investigador necesita casos. Por eso, de la totalidad de los pacientes selecciona quiénes formarán parte de la muestra (criterios de inclusión) y quiénes deben ser excluidos del estudio (criterios de exclusión). Cuanto más laxos sean estos criterios, más fácilmente será generalizar un conocimiento; cuanto más estrictos sean estos criterios, menos fácilmente se podrá generalizar un conocimiento.

Otro punto es que la clínica está al servicio del paciente; mientras que en la investigación el paciente está al servicio de la medicina. La clínica, cuyo nombre hace referencia al lecho donde descansa el enfermo (*kliné*), trata de liberar al paciente del padecimiento y, si puede, ayudarlo a alcanzar la curación. El investigador está al servicio del conocimiento médico y de esa manera sirve al paciente, pero indirectamente, porque lo utiliza y él libremente acepta ser utilizado para la obtención de un conocimiento. Así como participar en un ensayo clínico a veces beneficia al paciente, también es importante destacar que, con la finalidad de obtener conocimientos más rigurosos, las rutinas de exámenes son más frecuentes y exhaustivas en los ensayos que en la práctica clínica. Esto implica que el paciente debe evitar ciertos medicamentos, alimentos o bebidas; recolectar muestras de orina o heces; someterse a más extracciones de sangre y concurrir más frecuentemente a las visitas clínicas o a los estudios de imágenes. Estos requerimientos hacen que muchos pacientes se sientan conejillos de indias, por eso a la hora de aceptar participar de un estudio clínico, el consentimiento informado debe consignar todos estos detalles.

La clínica, además, busca personalizar el tratamiento destacando lo que en el paciente es único; la investigación busca generalizar el conocimiento desechando lo que el paciente tiene de original y único. Es una situación de lo más desafortunada que los tratamientos antitumorales contra blancos moleculares se hayan apropiado de la expresión "tratamientos personalizados", porque siguen dando preeminencia al tumor sobre la persona. En realidad, son tratamientos guiados por la información molecular del tumor, no por los valores, deseos o anhelos de la persona. La medicina personalizada, que adecúa los tratamientos al paciente, responde a una de las características sobresalientes de la buena clínica médica: no hay enfermedades sino enfermos, cada caso es particular, cada paciente es único y todo el conocimiento científico debe aplicarse con mucha humildad a cada caso en concreto. En la práctica clínica la persona del médico y la persona del enfermo tienen preeminencia sobre todo lo demás (o deberían tenerla). La investigación despersonaliza toda la relación: el médico pasa a ser investigador y el paciente, a ser sujeto de un ensayo. Todo lo que cada uno de ellos tiene de original y único queda desplazado y toman preeminencia los datos, las mediciones, los valores de las variables mensurables que permitan contrastar la hipótesis. Es una relación completamente distinta.

Hay más diferencias. Porque mientras la clínica trabaja en el mundo real, el investigador encuadra la realidad en parámetros mensurables. Solo el 3% de los enfermos ingresa a un estudio clínico; es decir que el investigador trabaja con una mínima fracción de la realidad, es el clínico el que está en contacto con todos los enfermos. Todos los problemas del mundo real están minimizados en los ensayos clínicos, la mayoría de los pacientes delicados no ingresan al estudio y los inconvenientes de logística, provisión de insumos o estudios complementarios se prevén y resuelven con anterioridad a poner en marcha el ensayo clínico. Y es correcto que se haga así porque el paciente está poniendo su vida al servicio de la obtención de un conocimiento, pero llega a ser tan diferente el medio de un estudio a la realidad cotidiana que muchos eticistas remarcan el cuidado de que no sea visto como una coacción el hecho de que se hagan más estudios de imágenes que los necesarios o en centros de alta complejidad en lugar del hospital. La habilidad en el diseño de un estudio clínico radica en calcular el menor tamaño de la muestra que permita seleccionar de manera eficiente a los pacientes que tienen la mayor posibilidad de responder a la pregunta del estudio. Pero el investigador siempre selecciona, no le interesan todos los pacientes o cualquier paciente.

Vistas todas estas diferencias, cabe decir también que los pioneros de la oncología eran investigadores. Puede sonar reiterativo, pero quiero remarcar que la investigación es solo un camino para obtener un conocimiento, que cuando se realiza en seres humanos debe respetar sus derechos, y que nunca como en un ensayo clínico el paciente es simplemente un número que se estudia objetivamente con la finalidad de obtener un conocimiento válido que frecuentemente servirá para otros pacientes y es obtenido a expensas de su salud o calidad de vida.

Dicho de otro modo, el conocimiento que se obtiene es consecuencia de numerosos fracasos, ya que menos del 10% de los ensayos clínicos dan resultados positivos. Además de esta confusión de roles, que lleva a que muchos clínicos apliquen parámetros de investigación en la selección de tratamientos y seguimiento de los pacientes —cuando no a que realicen experimentación espuria con seres humanos— esta actitud casi maníaca de "lucha contra la muerte" esconde un gran déficit. No es solo el síndrome de Hubris[29] lo que motiva a muchos a seguir administrando tratamientos fútiles, sino sobre todo el ocultamiento de la condición de sordomudos ante la muerte, es más fácil prescribir que escuchar o hablar. En oncología clínica esta es una de las conversaciones más difíciles. Decirle a un paciente que el tumor se ha diseminado es el preámbulo para que en algún momento se pueda hablar con él sobre la muerte, y muchos médicos no están preparados para esa conversación. No están preparados, no tanto porque carezcan de los conocimientos teóricos para hablar con el paciente acerca del pronóstico, los riesgos y la manera en la que una persona muere. La mayoría de los médicos no está preparada *existencialmente* para hablar de la muerte o para escuchar al paciente, sus necesidades, sus angustias, sus temores, y recurren a maniobras tales como las siguientes:

Dicen "no es mi competencia". Consideran que estos temas deben ser abordados por el ministro de fe o por el psicoterapeuta. Piensan que su función es tratar un tumor no una persona; y que sus armas son los medicamentos, no su palabra. De esa manera se hacen sordos a las preguntas de los pacientes. Limitan su atención a una entidad biológica, corpórea e impersonal.

Dicen "usted es único". Detrás de esta afirmación, que es verdadera, lo que se busca es dejar en la indefinición el tema de la muerte. Se puede pronosticar el comportamiento de una población pero no de un sujeto. En la estadística siempre hay extremos (quienes debían evolucionar bien y lamentablemente lo hacen mal, y quienes debían evolucionar mal y lo hacen sorprendentemente bien). Esto, que es cierto, no

29. Síndrome que hace sentir invulnerables a las personas con cierto poder sobre otras.

implica que no se puedan trazar caminos posibles de evolución y que el paciente no pueda prepararse para las diferentes alternativas. Cerrando el camino mediante el recurso de la originalidad del enfermo, el médico se hace mudo a brindar información de una manera humana y adecuada. Sobre todo, a preguntar: "¿Qué es lo que usted necesita saber?". Y: "¿Por qué necesita saberlo?". Preguntas que son en sí mismas mucho más importantes que las respuestas exactas o inexactas que podamos brindar.

Dicen "siempre hay tratamientos para hacer". Como escribimos, es más fácil hacer una indicación que sostener una conversación. Hacer una indicación lleva segundos, a lo sumo minutos; una conversación sobre los deseos del paciente, la eficacia y toxicidad de los tratamientos, las expectativas del médico y las del enfermo lleva varios minutos; a veces, horas. El peor aliado del médico en este caso es el sistema de salud, porque al acortar los tiempos de las consultas o remunerar de la misma manera una consulta de cinco minutos que una de una hora, conspira contra la relación médico-paciente, atenta contra la posibilidad de que ambos se conozcan y hablen en profundidad. El segundo "aliado" del médico es, muchas veces, la familia del paciente, que teme que este se deprima o pierda esperanzas si se habla de la muerte.

Finalmente, están las razones de tratamiento que dependen de la medicina. ¿Para qué sirve la medicina? Cuando digo "medicina" digo toda la medicina: la medicina preventiva, la curativa, la paliativa, la clínica, la quirúrgica, la pediátrica, la geriátrica o la psiquiátrica. Sirve básicamente para dos cosas: para que los pacientes vivan más —tratar de alcanzar la mayor longevidad posible— y para que los pacientes vivan mejor —mejorar la calidad de vida—. Ambos objetivos deben ser realistas y factibles. En muchos tumores son alcanzables, pero su discusión con el paciente es un arte que nunca termina de aprenderse en totalidad.

¿Cómo seleccionamos los médicos aquellos tratamientos que pueden lograr esos objetivos? De la información que obtenemos de los textos médicos, las publicaciones científicas, las experiencias de los pares y de nuestra propia experiencia. Los textos médicos son una fuente inagotable de sabiduría; hasta la década de 1950, fueron la fuente del conocimiento médico más calificada. Había una suerte de respeto reverencial hacia el libro de medicina: nadie podía saber más medicina que "el Testut", más clínica médica que "el Pedro Pons", más historia de la medicina que el "Laín Entralgo", más farmacología que "el Goodman y Goodman", más fisiología que "el Houssay", más patología que "el Robbins", más oncología que "el DeVita", y así sucesivamente. El saber del médico estaba reflejado en la biblioteca en que se atesoraban las obras bautizadas con el nombre y la autoridad del autor. En esa época, lo más difícil era conseguir la información.

Sin embargo, a partir de la década de 1960, la velocidad del conocimiento médico superó la capacidad de edición de un texto. Ya al publicarse estaba desactualizado por lo menos dos años en el idioma original y cinco años en la traducción al castellano. Por eso, hoy las publicaciones científicas son la fuente del conocimiento médico más riguroso. Hay revistas de diferente prestigio por la calidad de la selección de las publicaciones. Algunas de las más destacadas son el *New England Journal of Medicine*, *The Lancet*, *Journal of Clinical Oncology*, *Archives of Internal Medicine*, *JAMA*, *Virchows Archiv*. De las argentinas, *La prensa médica argentina*, *Revista de la Asociación Médica Argentina* e *Intramed Journal*, entre otras. El médico debe ser un experto en la lectura y comprensión de los trabajos publicados, pues hay más de dieciséis sesgos de publicación y existen numerosos conflictos de interés que atraviesan las publicaciones, pero siempre hay un conocimiento valioso, útil y necesario que podemos descubrir y aplicar en nuestros pacientes. El problema es que ese conocimiento está muchas veces oculto tras una montaña de información inútil. La metáfora de una aguja en un pajar es cada vez más real. El problema actual no es conseguir la información, es procesarla, analizarla para desechar lo inútil y redundante. Es tal el volumen de información que resulta imposible mantenerse actualizado con todo lo que se publica, no de la medicina sino de una subsubespecialidad. Pero hay ayudas. La informática es un recurso valiosísimo para la obtención de datos y la selección de los más relevantes; y hay un sinnúmero de revistas de código abierto que buscan publicar sin patrocinio con el objeto de disminuir los conflictos de intereses, y la posibilidad de hipertextualidad ha hecho renacer el texto electrónico, que se actualiza permanentemente como un sucedáneo del viejo libro médico, donde se puede aunar el destilado de la experiencia con el rigor de la evidencia. De hecho, en oncología clasificamos la evidencia científica de acuerdo con las recomendaciones del Instituto Nacional del Cáncer de los Estados Unidos o la Sociedad Europea de Oncología, en base a la importancia del resultado del estudio (sobrevida global, sobrevida específica, calidad de vida, respuesta de las imágenes, duración de la respuesta, tiempo a la progresión de enfermedad) y a la metodología empleada para obtenerlo (estudio comparativo con selección al azar; estudio comparativo sin selección al azar, estudio de cohorte, estudio retrospectivo, reporte de caso). Estos dos parámetros permiten seleccionar los trabajos de acuerdo a la importancia y la rigurosidad. El número de publicaciones es abrumadora y además el diseño de los estudios contra blancos moleculares muchas veces utiliza diferentes medios para detectar la alteración molecular del tumor, lo cual hace aun más difícil la comprensión del trabajo y su aplicación en la clínica.

Hay además una realidad penosa que está sucediendo frente a nuestros ojos, al menos en oncología: en el último tiempo se han extinguido los trabajos de confirmación de resultados, sin que nadie haya hecho nada para evitarlo o resolverlo. Voy a explicarme en el siguiente párrafo.

Los trabajos de confirmación eran los que realizaban grupos independientes del que había realizado la primera investigación que dio lugar a un descubrimiento o innovación. Durante cincuenta años, tuvimos la experiencia de que los primeros resultados usualmente no se reproducían en los estudios ulteriores. Sabemos, además, que los resultados patrocinados por la industria farmacéutica eran más altos que los obtenidos por grupos sin patrocinio. Que los resultados obtenidos en un número pequeño de pacientes solían ser más elevados que los conseguidos en un grupo grande de pacientes. Por eso, el método experimental habla de "reproductibilidad" del experimento; que alguien diferente pueda obtener el mismo resultado siguiendo la misma metodología. Esto —que es la base de la ciencia— en oncología se ha extinguido. ¿La razón? Los precios injustificables de los nuevos fármacos hacen imposible que se investigue sin que el laboratorio productor provea el medicamento, y ningún laboratorio lleva a cabo estudios confirmatorios. Por lo tanto, la información que los médicos oncólogos manejamos actualmente está en su totalidad bajo el control y patrocinio de la industria farmacéutica. El conocimiento íntimo de las nuevas drogas ya no lo tiene la academia, lo tiene la industria. Se están desarrollando programas como Watson, de IBM, que tratan de hacer búsquedas en las bases de datos de todas las publicaciones y en los archivos de pacientes de los grandes centros para tratar de moderar estos sesgos, ya que pueden procesar muchas publicaciones al mismo tiempo. Funcionan, además, como un colega electrónico al que uno puede hablar o escribir en lenguaje coloquial y obtener la información más actualizada para resolver un caso. Hasta tanto este nuevo "colega" esté disponible, sigue siendo un recurso muy común consultar a los pares. Todos tenemos colegas en los cuales confiamos cuando tenemos alguna duda. Estas interconsultas, sustentadas en la confianza, tienen como objeto confrontar nuestras propias dudas con otros médicos que pueden formularnos preguntas destinadas a esclarecer el caso o compartir experiencias similares que tuvieron durante su carrera. Los comités de tumores, de ética, de resolución de casos, las reuniones en las sociedades, las reuniones con expertos y los congresos son en última instancia la expresión cada vez más amplia de una interconsulta.

Queda, por último, la propia experiencia. Nada enseña más que los propios errores. Nada queda más grabado que lo que uno experimenta, lo que le pasa al paciente de uno, lo que cada uno vive. Es cierto que este no es un conocimiento científico, pero es indubitable. Por eso es que hay algo de verdad en "cada maestrito con su librito": cada médico tiene predilección por ciertos esquemas, fármacos o tratamientos con los que a sus pacientes les fue bien y tiene aversión por aquellos con los que les fue mal. Una vez que el médico ha seleccionado lo que considera que es el mejor tratamiento para la enfermedad, debe adecuarlo al paciente. Esto es también lo que se conoce como "medicina personalizada": seleccionar de todos los tratamientos disponibles aquel que nuestro paciente tolere de la mejor manera. No solo desde el punto de vista físico, sino también psicológico y hasta financiero. A veces los tratamientos no se toleran porque la toxicidad de las drogas es inaceptable para un paciente, otras porque la logística para llevar a cabo su administración lo obliga a mudarse o dejar de trabajar y otras porque los costos resultan prohibitivos.

Una vez seleccionado el tratamiento adecuado para cada paciente, debemos responder a todas las dudas que ellos tengan antes de aceptarlo. Este procedimiento se llama "consentimiento informado" y muchas veces se transforma en una rutina de "consentimiento firmado", a veces provisto por un administrativo. Se pierde así una oportunidad de explicar, escuchar, entender, comprender y conocer lo que desea, lo que teme, lo que espera la persona que estamos tratando. Este consentimiento informado es fundamental para la asistencia médica y es una obligación insoslayable en la experimentación o investigación clínica, algo que veremos a continuación.

Capítulo 7

El final del camino

Había sido un día de trabajo duro. Yo era residente de cuarto año, había empezado la jornada a las cinco de la mañana para estudiar: temprano, fresco y silencioso, siguen siendo las tres condiciones que me permiten asimilar conceptos con mayor facilidad. A las siete habíamos comenzado el día con la reunión de psicooncología: la pregunta que había desatado la reunión era: "¿se le debe decir a un paciente que se va a morir?". Después de la reunión y durante todo el día, la pregunta había quedado reverberando en mi cerebro, como en un cuento de Isaac Asimov. No sabía que ese mismo día obtendría la respuesta.

Salí de la clínica a las siete de la tarde y pasé a ver a J., que vivía en Beccar con su marido; era inglesa y él, escocés. "Solo nos llevamos bien en Argentina", me dijo una vez. La casa era una construcción del ferrocarril, "de cuando eran ingleses". La habitación en planta baja estaba acondicionada para su cuidado: una cama ortopédica, sábanas blancas perfectamente estiradas. A su lado, una de las estudiantes de la escuela de enfermería del Hospital Británico que se turnaban cada ocho horas bajo la estricta supervisión de una *nurse*. Mantenían todo impecable, impoluto, ordenado. No había una pizca de polvo, ni un atisbo de olores desagradables. La piel, las uñas, el pelo, la bata de mi paciente eran objeto de permanente cuidado, las indicaciones se cumplían con puntualidad inglesa. Médicamente, estaba cuidada en su casa de la misma manera en que lo habría estado en el hospital.

Yo pensaba que iba a ser una visita rápida, seguro de que estaría tal como la había visto 48 horas atrás. La pared de la habitación miraba al este y un ventanal enorme se abría a un jardín extenso que en esos primeros días de septiembre empezaba a verdear. J. era muy especial. Siempre quiso estar al tanto de lo que le pasaba, en una época en la que no había celulares, internet ni interés en conocer el devenir de una enfermedad. En los medios, la palabra cáncer solo se asociaba con crotoxina y las personas que lo padecían "morían de una larga y penosa enfermedad".

Pero ella era distinta. Tenía una cálida amabilidad que rodeaba una férrea determinación: quería saber lo que le pasaba porque quería estar presente en su vida hasta el último instante. Yo era un residente que estaba terminando mi formación en la especialidad y me habían encargado cuidarla... porque se estaba muriendo y resulta que a mí me interesaban los cuidados paliativos.

Intercambiamos los saludos de rigor, revisé el parte de enfermería, la examiné y cuando empezamos a hablar sobre cómo estaba, me pidió que me quedara. No sentía nada especial excepto que necesitaba que me quedara y la acompañara, porque presentía que el final estaba cerca. Nada había cambiado y todo había cambiado.

Llamé a mi mujer y le dije que me quedaría a acompañar a J. Desde las siete de la tarde en adelante comenzó lentamente a apagarse, bebió apenas un caldo, se quedó dormida, respiraba entrecortadamente pero sin angustia. Hacia las cuatro de la mañana se despertó, la acomodamos con la enfermera y me preguntó:

—Ernest, ¿me estoy muriendo?, ¿esto es morirse?

Tragué saliva, recordé lo que habíamos estado hablando el día anterior en el equipo y le dije:

—Sí, mi querida amiga, estás muriendo.

—Ah —me contestó—. Es mucho más tranquilo de lo que creía. No es tan malo.

Cerró los ojos y tres horas después dejó de respirar.

Se muere como se vive

Hace más de treinta años que hago oncología. He acompañado a más de mil pacientes hasta la muerte. Pero siempre me sorprende. Nada de lo que sé me prepara para anticiparme al instante del morir. El médico español Gregorio Marañón decía: "Nadie que tiene cerebro frente a la muerte deja de pensar y nadie que tiene corazón frente a la muerte deja de sentir". Él también tenía experiencia y sigue teniendo razón. Cada persona que se muere deja un pensamiento y un sentimiento nuevo y diferente.

Todo lo que sé acerca de este tema podría resumirse en una sola idea: se muere como se vive. He visto morir hombres y mujeres; jóvenes y viejos; internados y en domicilio; creyentes y ateos; ricos y pobres; eruditos e ignorantes; exitosos y perdedores; solos y acompañados; agonizantes y pacíficos. He visto la muerte odiada, despreciada, negada, esperada, anhelada y suplicada. He visto a la muerte como el ariete que destruye el futuro y como la barca que arriba al puerto. He visto a la muerte sorprender como un rayo en la noche serena y la he visto anunciarse con antelación como las estaciones del año. He visto muchas muertes, pero no he visto todas las muertes. Hay quien dice que basta ver una muerte para verlas todas y quien dice que aunque alguien pudiera ver todas las muertes, siempre le faltaría una: la propia. He visto valientes que han permanecido firmes como rocas y la han mirado a los ojos hasta perderse, y he visto cobardes que, al final, han temblado de miedo como niños con pesadillas. Y lo más importante: ninguno sabía cómo lo haría hasta que lo hizo. Hay muertes que envidio porque no sé si podría morir de esa manera y hay muertes que temo pues dirían que, al final, nunca creí en lo que creo. La muerte es tan vital que nada ni nadie enseña como ella. Es tan disruptiva que los sobrevivientes y los deudos señalan un antes y un después para sus vidas. Es tan universal que todas las religiones y filosofías tienen algo que decir sobre ella. Es tan esencial que, para Fernando Savater, la conciencia de la muerte es lo que nos hace humanos. Así lo expresa en su texto *Diccionario filosófico*: "No es el hecho de la muerte y su espantosa frecuencia estadística sino la certidumbre de la muerte, como destino propio y de todos nuestros semejantes, conocidos o desconocidos, odiados o amados... esa certeza universal es la que nos convierte en humanos".

Yo creo que el filósofo vasco acierta respecto de la certidumbre de la muerte como destino, lo que nos humaniza, y estoy convencido de que parte de la deshumanización que experimentamos como sociedad está en haber recluido la muerte a los hospitales y, dentro de ellos, a las salas de terapia intensiva. Es posible —lo hemos mencionado— que tenga alguna responsabilidad en la pérdida de valor de la vida humana el hecho de haber excluido de las casas, los domicilios, la muerte en familia. La que veían los niños no hace mucho. La que habían experimentado todos. Haber medicalizado la muerte, virtualizado la muerte, ha permitido diseminar uno de los memes (al modo del filósofo Daniel Dennett) más nocivos de nuestra época: la muerte cotidiana solo es violenta (accidental o delictual) o médica. Morirse es cuestión de víctimas o enfermos.

Como también vimos en capítulos anteriores, a lo largo de la historia han surgido enfermedades temibles y temidas que representaban el miedo más profundo del ser humano: la peste, la tuberculosis y el cáncer son para el siglo XV, XVII o XX, el arquetipo de estas enfermedades. Poco importa que la mortalidad neonatal fuera enorme o que los mosquitos mataran por malaria más personas que cualquiera de ellas. Para el imaginario social, padecer en cada una de esas épocas estas afecciones era estar muerto en vida. Su diagnóstico era el preludio del certificado de defunción. Tampoco importa que las tasas de curación aumenten y que en algunos casos lleguen a prácticamente el 100%: la connotación emocional de su diagnóstico es la angustia de prefigurar la muerte. Por eso este capítulo se enfoca en el rol de la muerte en nuestra vida social y personal, los cuidados paliativos como eje del cuidado de los pacientes incurables, el acto de morir y el cuidado de los familiares en el duelo.

Ya desde los primeros vestigios de la presencia humana en la Tierra hay evidencias de un tratamiento especial a los muertos. La mayoría de las sociedades prehistóricas y todas las históricas ejercían un cuidado especial con los cadáveres: de hecho, tanto las pirámides como el Taj Mahal son tumbas. Pero, además, todas las religiones organizadas tienen rituales de cuidado en la preparación y disposición del cadáver, ceremonias de despedidas funerarias y atención de las familias durante el duelo, la viudez y la orfandad. La mejor descripción histórica que he leído sobre la muerte en nuestra sociedad es la de Philippe Ariès: *Historia de la muerte en Occidente*, que describe desde el Medioevo hasta nuestros días. Sus observaciones sobre las actitudes sociales ante la muerte son varias y de gran lucidez: la muerte domesticada, la muerte propia, la muerte del otro y la muerte vedada. A todas ellas podemos percibirlas en nuestro entorno moderno.

Si salimos de lo social e histórico y nos adentramos en nuestra experiencia de la muerte, podemos observar que tenemos una noción de ella luego de que aparezca en nosotros la conciencia de alteridad (yo-el otro), de causalidad y de temporalidad. Comenzamos a percibirla alrededor de los seis años. La conciencia de muerte se acompaña de la conciencia de irreversibilidad. Desde entonces, el niño tiene claro que una vez que un ser vivo muere lo hace en forma definitiva. La aparición de esa conciencia frecuentemente se acompaña de pesadillas nocturnas y de temores profundos a la pérdida y el abandono. Sin embargo, al mismo tiempo, persiste en el niño la idea de omnipotencia, por lo cual aquellos que asisten pacientes terminales deben siempre preguntar por los niños que rodean a esta persona, pues es posible que alguno de ellos se esté culpando de que lo que sucede es debido a algo que hizo o dejó de hacer y normalmente no suelen verbalizar estas ideas de manera espontánea. Me pasó en un taller sobre humanismo en medicina, en Bahía Blanca. Después de decir esto en una de las conferencias, una de las asistentes tuvo un llanto catártico, porque más de cuarenta años después de la muerte de su abuela, ocurrida cuando tenía seis o siete años, al fin comprendía el sentimiento de culpa opresivo que surgía en ella al recordar ese momento y nunca había podido explicárselo. Si alguna vez sentí que una de mis conferencias había sido útil, fue aquella.

Ahora bien, la persona que más ha trabajado sobre la experiencia del sujeto frente a la muerte propia es Elizabeth Kübler-Ross, una psiquiatra suiza que trabajó en los Estados Unidos y escribió un texto extraordinario: *Sobre la muerte y los moribundos*. Allí hace referencia a cinco instancias, momentos o etapas por las que atraviesa la persona que toma conciencia de que se va a morir:

- La negación: esta noticia está equivocada, es falsa, es un error, es mentira, no puede ser cierto, no ahora, no en este momento o en esta etapa de la vida.
- La ira: esta noticia es verdad, pero es injusta, inadecuada, impertinente, incómoda, indeseable, incoherente, ¿por qué a mí, por qué ahora, por qué yo?
- El pacto: qué debo o puedo hacer para evitarlo, qué sacrificio debo hacer para superarlo, cómo puedo lograr diferirlo.
- La depresión: porque los pactos finalizan, se cumplen o se rompen.
- La resignación: que nos lleva a vivir plenamente la realidad cotidiana incorporando nuestra muerte a nuestro vivir.

Este modelo ha generado numerosas críticas, generalmente sobre la idea de que cada etapa es conducente de la siguiente de un modo evolutivo e irreversible, en la idea de que la persona no puede volver a recorrer alguna de ellas en diferentes momentos o de diferente manera. Por eso, creo que si uno toma a cada una de estas instancias más como una posible descripción que como una norma, la riqueza del modelo se mantiene y es sumamente práctico para la interacción con el paciente y su familia.

¿Cómo entonces vive el fenómeno de la muerte cada persona? Me parece que es imposible dar una respuesta de validez universal, por eso creo importante que cada uno dé la suya. Es ahondando aun más en nuestro propio ser que es posible encontrar respuestas frente a este fenómeno. Yo daré la mía.

La mayoría de los que somos médicos hemos visto morir a alguien. La mayoría de las veces lo hicimos por primera vez cuando éramos estudiantes. En mi caso, cuando era practicante menor de guardia en el Hospital Centro de Salud, en Tucumán. Había empezado hacía muy poquito a asistir a la guardia y me pusieron a cuidar a un paciente con un cáncer gástrico avanzado. Le hacíamos los controles, cambiábamos los sueros, lo acomodábamos en la cama y tratábamos de confortarlo. Yo estaba hablando con él y en un momento dado desvié mi mirada para la mesa de luz donde teníamos las anotaciones de los controles. Cuando volví a verlo, había muerto. Parece naif, y probablemente lo sea, que a un estudiante de quinto año de medicina lo que lo sorprenda de la muerte sea la rapidez con la que se produce, la velocidad, el instante en el cual una persona pasa de estar viva y comunicándose, a dejar de estar. Ese pasaje de cuerpo a cadáver en forma instantánea fue la primera experiencia que tuve de que se me muriera un paciente.

He puesto los pronombres posesivos de la frase anterior absolutamente a propósito, por dos razones. La primera, porque es así como se siente, exactamente así: los pacientes no se mueren, se nos mueren, y no sentimos lo mismo cuando se muere un paciente asistido por otro médico que cuando esto le sucede a un paciente asistido por nosotros. La segunda es que sentirlo así y no saberlo manejar es una de las características de los estudiantes de medicina o médicos recién recibidos que se aproximan al muriente sin ninguna preparación previa. ¿Por qué? Porque las dos consecuencias de quien no está preparado es que incorpora esa muerte como un fracaso y no puede distanciarse de ese sentimiento más que con la negación, la ignorancia de la muerte y su deshumanización. En cambio, quien está preparado para lo que va a sentir puede incorporarlo como una experiencia límite de la humanidad de una persona: ¿murió angustiada, tranquila, sola, acompañada, cobijada, dolorida? Hay maneras mejores y peores de morir, nuestro deber médico es tratar de que nuestros pacientes vivan de la mejor manera posible, el mayor tiempo posible y que mueran en paz cuando deban morir. Ese modo de pensar se lo debo a mi maestro, Carlos Landa, que fue quien me enseñó a acercarme a la muerte y a los moribundos como una tarea médica; es decir, brindarles el mayor alivio posible y hacer cuanto pueda para liberarlos de sus padecimientos hasta el instante final. Por eso, cuando uno reflexiona sobre lo que significa la muerte, lo hace como quien ve un diamante, hay numerosas aristas porque la muerte es varias cosas a la vez:

- Es existencial: nuestro ser está conformado por nuestras experiencias, la experiencia de nuestro cuerpo que cambia, de nuestro entorno que cambia, de nuestra conciencia que cambia. Esas experiencias se entrelazan en una historia que se desteje hacia el pasado y en una historia que se teje hacia un futuro. La muerte se presenta como el fin de nuestra existencia. Para los creyentes en una vida futura, es el fin de nuestra existencia tal como la conocemos. Para quienes creen en la reencarnación, es el fin de nuestra existencia en este ciclo. Y para los que no creen ni en vidas futuras ni en reencarnaciones, es el fin de nuestra existencia simple y llana. Pero todos coinciden en que es el fin, lo verán como el fin de todo y el regreso a la nada, como una etapa o como una puerta, pero es el fin de lo que conocemos, lo ulterior es desconocido. Es cierto que a lo largo de nuestra vida padecemos muchas muertes: la muerte de la infancia, de la inocencia, de la adolescencia, de la juventud, de la riqueza, de los seres amados, de los proyectos terminados o truncados, pero la muerte muerte, nuestra muerte, es la que acontece al fin de nuestra vida.
- Es incierta: este sentimiento de que ninguna persona sabe la hora ni el lugar en que la sorprenderá la muerte sigue siendo válido, aun para los suicidas (porque no siempre un intento de suicidio es

exitoso). Esa incertidumbre puede ser, para algunos, fuente de gran angustia y, para otros, fundamento de la libertad.

- Es indefectible: así como nos es desconocido el momento de la muerte, es por todos sabido que moriremos. Esta conciencia que nos iguala y humaniza pone un límite temporal a nuestros proyectos y es el acicate para la concreción de las ideas. Las consecuencias de una sociedad a la que la muerte dejara de visitar —como imagina el premio nobel José Saramago— serían desastrosas, porque la anomia y la desidia se apoderarían de toda la comunidad. Esta díada de indefectibilidad e incertidumbre llevó a que los griegos imaginaran que el evento del morir dependía del arbitrio de una Parca que finalmente cortaba el hilo de la existencia, y esta metáfora de que la vida pende de un hilo que finalmente se cortará se encarna en la etapa final de un paciente.
- Es irreversible: el proceso de la muerte es un proceso que lleva al deterioro de todo el cuerpo. Es interesante pensar que nuestro cuerpo es un sistema en el cual permanentemente están muriendo células que son reemplazadas: de la sangre, del intestino, de la piel, de los músculos. Y de hecho podemos ver en el crecimiento de nuestro cabello y la descamación de nuestra epidermis los cadáveres de millones de células. El cuerpo tiene una gran capacidad de regeneración y recuperación, más o menos cada siete años se renuevan todos sus componentes. Esto cambia al morir, a partir de allí, en sucesión cronométrica, se produce una secuencia de muerte que afecta a todo el organismo. Esto permite a los forenses establecer en forma casi indubitable el momento temporal en el que la persona falleció.
- Es insoluble: hemos progresado notablemente en el tratamiento de muchas enfermedades, pero la muerte sigue siendo un bastión infranqueable. Es como si en un momento dado se produjera un desequilibrio que conduce a la destrucción de toda la estructura, es la ventisca que voltea un castillo de naipes o el papirotazo que desencadena la caída de las fichas de dominó.
- Es impactante: la muerte no nos deja indiferentes. Hay un sentimiento de pérdida que acompaña al testigo de la muerte. Ese sentimiento podrá al mismo tiempo dar lugar a sensaciones de liberación cuando el paciente estaba sufriendo, de injusticia cuando es la

muerte de un niño, de angustia cuando no la esperábamos, y así mil derivaciones más, pero todo nace de la percepción de que el otro se ha ido, ya no está en su cuerpo.

- Es inexplicable: todo lo anterior se completa con la sensación de misterio. Esta conciencia de que es algo que va a pasar no nos permite explicar por qué le sucedió a esta persona, en este momento, en este lugar. Qué cambió para que hace un instante la persona estuviera viva y ahora esté muerta. La tanatología es la disciplina que estudia científicamente la muerte. ¿Cómo se muere? ¿Qué causa la muerte? ¿Qué sucede en el cadáver a partir de que el corazón deja de latir? ¿Podemos darnos cuenta cuando alguien está agonizante y próximo a morir? Si alguien está interesado en sumergirse en estos interrogantes, el mejor libro para recomendar es el de Sherwin B. Nuland *Cómo morimos. Reflexiones sobre el último capítulo de la vida*. Nuland era un excelente cirujano, además de un gran escritor e historiador de la medicina (murió en marzo de 2014). Su texto empieza con su primera experiencia de la muerte, cuando era alumno durante su internado hospitalario, y recorre sus causas más frecuentes: los problemas cardíacos, los accidentes y homicidios, el sida, el cáncer y el Alzheimer. Es indudable que en el centro de lo que llamamos muerte está el cese de la función cardíaca. Esto es así porque, aunque los trasplantes de órganos tratan de centrar el concepto de muerte en el cese definitivo e irreversible de la actividad cerebral, para el común de la gente y en la mayoría de los casos en los que no está en juego la posibilidad de ablación de órganos, el momento de la muerte se constata como el instante mismo en el que el corazón dejó de latir. La historia de este órgano es sumamente interesante.

El corazón de Harvey

Muchas culturas lo consideraron el asiento de la vida y las emociones; probablemente al percibir cómo se aceleraba su ritmo ante la ira o el temor. Para Galeno, era el órgano en el cual la sangre recibía el "neuma" o espíritu vital que se aspiraba en los pulmones, y el cuerpo recibía la sangre en oleadas así como las playas son bañadas por las aguas del mar.

Se requirió de William Harvey para cambiar ese paradigma. Harvey fue un médico inglés —nacido en 1578, en Folkestone, Kent—, hijo de un rico comerciante que educó a sus hijos desde temprana edad en los cálculos matemáticos. Tenía numerosos hermanos y la actividad comercial de la familia permitió costear estudios en Inglaterra y luego en Padua. La ciudad italiana tenía en esos momentos la universidad más importante de Europa, protegida por la República de Venecia. La Universidad de Padua había sido fundada en 1222 como un desprendimiento de la Universidad de Bolonia por un grupo de profesores que anhelaba libertad académica. La protección de esa libertad y la autonomía universitaria ejercida por la República de Venecia hicieron de esa universidad un ámbito en el cual expertos de todo el mundo interactuaron. Cristianos, judíos y musulmanes enseñaban libremente en aulas a las que acudían alumnos de todas partes del mundo. Harvey se formó con esos maestros. Cuando regresó a Inglaterra en 1602, revalidó sus títulos, y en 1616, el Colegio de Médicos de Londres le asignó un estipendio para hacerse cargo de las *Lumleian lectures,* que consistían en dos lecciones semanales y una disección o anatomía pública al año; lo hizo hasta 1656. Una de sus primeras lecciones fue sobre el funcionamiento del corazón, que terminó publicándose en 1628 bajo el título *Exercitatio anatomica de motu cordis es sanguinis in animalibus* (que podría traducirse como "Un estudio anatómico sobre los movimientos del corazón y de la sangre en los animales"). Es considerado, con razón, el primer estudio científico experimental en medicina. Harvey comienza con un cálculo matemático. Él sabe que el corazón es una bomba que expulsa 70 cc por minuto y que late aproximadamente 70 veces por minuto. La teoría vigente desde Galeno era que la sangre se formaba en el hígado, por la vena cava llegaba al corazón derecho, allí se neumatizaba y pasaba al corazón izquierdo, que la distribuía por todo el organismo. Tanto las arterias como las venas llevaban la sangre por oleadas y nunca retornaban. Harvey había hecho los números y se preguntaba, ¿dónde va toda la sangre que se produce?, ¿dónde está la comunicación entre la parte derecha e izquierda del corazón que describe Galeno pero no pudo encontrar Vesalio ni pudo ser hallada en ninguna disección?

Con esas dos ideas dándole vueltas, se le ocurrió que quizá la sangre circulaba. Efectivamente, el corazón era una bomba pero la sangre fluía del corazón hacia la periferia a través de las arterias y retornaba al corazón a través de las venas. Así, las válvulas venosas se explicaban porque ayudaban a que la sangre retornara. Harvey describió dos circulaciones: una circulación menor, o pulmonar, que sale del ventrículo derecho por la arteria pulmonar y regresa a la aurícula izquierda por las venas pulmonares —en cuyo transcurso la sangre se oxigena (es además una circulación de baja presión arterial— y una circulación mayor, o sistémica, que sale del ventrículo izquierdo por la aorta, se distribuye en todo el organismo y regresa a la aurícula derecha por las venas cavas superior e inferior luego de haber entregado todos los nutrientes en el organismo.

Pero Harvey fue más allá de corregir a Galeno, describir las dos circulaciones y cambiar totalmente la perspectiva sobre el modo en que funcionan el corazón y los grandes vasos. Postuló que entre las arterias y las venas debía haber una comunicación que él no había podido observar, pero que necesariamente debía existir. Esa hipótesis vio su confirmación en 1661, cuatro años después de su muerte, cuando Marcello Malpighi describió, mediante el uso del microscopio, los capilares sanguíneos.

Esta historia es además extraordinariamente interesante porque mientras le daba un giro copernicano a la historia de la anatomía y la fisiología cardiovascular e introducía por primera vez en medicina la palabra circulación, no tuvo el menor impacto en la terapéutica. Todo siguió haciéndose de la misma manera. Se necesitó del aporte de dos médicos estupendos para cambiar ese *status quo*. El primero es probablemente uno de los genios más importantes de la medicina, Rudolf Virchow. Autor de más de dos mil artículos médicos, antropólogo, político, revolucionario, no hay actividad humana en la que Virchow no se haya destacado, hablaba catorce idiomas y leía fluidamente en alemán, inglés, francés, italiano, griego y latín. Si algún médico se siente orgulloso de sus logros, le recomiendo que lea la historia de Virchow. El segundo es un médico ruso que en 1906 envió una carta de lectores a *The lancet* donde describía cómo había que tomar la tensión arterial con un esfingomanómetro y un estetoscopio. Nikolai Korotkoff describió los ruidos que se perciben y lo que significan para determinar la presión sistólica (alta) y diastólica (baja) de una persona.

Entre ambos —Virchow y Korotkoff— explicaron la mayoría de los problemas cardiovasculares por los que mueren las personas. Las trombosis o embolias (accidente cerebrovascular, infarto de miocardio, tromboembolismo de pulmón), así como la hipertensión arterial y sus efectos devastadores, que pueden evitarse cuando se detectan en la etapa asintomática de la enfermedad. Lo cierto es que como consecuencia de nuestra genética, nuestros hábitos o azarosamente, en la mayoría de las personas la causa de la muerte es una falla cardíaca por lo cual deja de circular la sangre en nuestro cuerpo. A veces el corazón deja de funcionar como consecuencia de una arritmia; debido a ello, pasa lo mismo con los estímulos eléctricos que hacen que el músculo cardíaco se contraiga de un modo ordenado: primero se va llenando pasivamente de sangre durante la diástole en que el músculo se relaja y se nutre. Ese lleno diastólico hace que los ventrículos reciban el 70% de la sangre que van a expulsar. Lo primero que se contraen son las aurículas, que aportan abruptamente un volumen de sangre que al tratar de regresar cierra las válvulas que las separan de los ventrículos. El impulso eléctrico llega entonces a todas las fibras musculares, allí los ventrículos se contraen como si se exprimieran desde las válvulas aurículo-ventriculares y expulsan la sangre a través de las válvulas de la arteria pulmonar y de la válvula aórtica (a 120 mm de mercurio, el equivalente a una columna de agua de 10 metros de altura). Esta contracción de los ventrículos se llama sístole y el corazón expulsa entre el 60 y el 70% de su contenido (esto se conoce como fracción de eyección, algo que los pacientes con cáncer conocen muy bien porque se solicita antes de dar un medicamento que se llama doxorubicina). Esa salida abrupta de sangre a las arterias es lo que constituye la onda del pulso que los médicos percibimos en el cuello, los brazos, el abdomen o las piernas de nuestros pacientes. Allí el corazón vuelve a relajarse (diástole) y recomienza el proceso. Setenta veces por minuto, toda la vida (en realidad cuando somos chicos lo hace mucho más rápido).

Cuando esa secuencia se altera se produce una arritmia. Las arritmias pueden ser transitorias o permanentes, auriculares o ventriculares, leves o graves. Las más graves son ventriculares y la más grave de todas es la fibrilación ventricular, en la cual los estímulos eléctricos hacen que el corazón lata de manera desordenada y descoordinada (los que han tocado el corazón en ese momento dicen que se parece a una bolsa de gusanos) y por lo tanto no expulsa sangre. Al no expulsar sangre, esta no circula y por lo tanto el cerebro deja de recibir oxígeno y azúcar. El cerebro solo trabaja al contado y es goloso y consume gran cantidad de oxígeno. Cuando no recibe la cuota de energía necesaria, se apaga, a veces lentamente y otras abruptamente. Cuando el cerebro se apaga, la persona pierde el conocimiento. Al cabo de cuatro minutos a temperatura ambiente, las células cerebrales empiezan a morir, y lo hacen de un modo muy acelerado. Una de las evidencias de que el cerebro no responde es que el músculo del iris del ojo se relaja y por eso las pupilas se agrandan y dejan de responder a la luz, pierde el reflejo fotomotor y la pupila no se contrae cuando alumbramos con una linterna. Pero además se genera acidosis, las cuerdas vocales se edematizan y producen el estertor de muerte: un sonido escalofriante que hace el aire al escapar por las cuerdas vocales contraídas.

A partir de allí, el cuerpo empieza a enfriarse paulatinamente y la sangre comienza a depositarse, tomando un color azulado; posteriormente, el cuerpo se pondrá rígido. Tan establecida está la secuencia *postmortem,* que estos tres elementos, entre otros, permiten a los forenses establecer el momento de la muerte cuando están frente a un cadáver. Los llamados signos de muerte son siete. Ausencia de respiración, ausencia de actividad cardíaca, palidez mortal (*pallor mortis*) a los quince o veinte minutos de haber muerto, lividez mortal (*livor mortis*) *a posteriori*, frío de la muerte (descenso de la temperatura hasta la temperatura ambiente o *algor mortis*), rigidez de los músculos y articulaciones (*rigor mortis*) y descomposición por digestión de los tejidos producidos por bacterias, hongos y parásitos.

Ahora bien, aunque podemos establecer con mayor o menor exactitud el momento en el que la persona fallece, ciertamente no todos los órganos lo hacen en el mismo instante: cuando deja de latir el corazón, el cerebro es el primero en fallecer, pero el hígado, los riñones, la piel, las córneas y los huesos demoran mucho más, algunos horas y otros días, aunque ya no reciban oxígeno ni nutrientes. Somos conscientes de esto por el éxito de los trasplantes: desde 1928 sabemos que puede hacerse transfusión de sangre de un cadáver a un cuerpo vivo. Posteriormente se han trasplantado riñones, corazón, pulmón, piel y huesos de donantes cadavéricos. La supervivencia del órgano es directamente proporcional al tiempo que pasó entre la muerte y el trasplante y las condiciones ambientales (sobre todo la temperatura, que estimula o retrasa la descomposición).

Esta elevada tasa de éxitos de los trasplantes alejados del momento del fallecimiento llevó a revisar el concepto de muerte: pasó de considerarse como tal no al momento en que se produce el paro cardíaco, sino a aquel en el que ocurre el cese irreversible de la actividad cerebral. Este fenómeno de desplazamiento en aquello que se define como muerte fue consecuencia, como vimos, de la trasplantología y del éxito en el desarrollo de medidas de soporte en las unidades de terapia intensiva, donde podían mantener con vida un cuerpo sin actividad cerebral ni posibilidades de recuperarla durante muchos meses.

Aun cuando sigue siendo un tema debatible en diferentes ámbitos culturales o religiosos, la mayoría de los médicos y muchos sistemas legales han adoptado el concepto de muerte cerebral como sinónimo de muerte de la persona con el objeto de autorizar la ablación de órganos, o para la simplificación de las medidas de soporte y retiro de respiradores, bombas de perfusión o diálisis. Sin ahondar en el concepto de muerte cerebral irreversible, quiero remarcar que en nuestra legislación esto está regulado por el Instituto Nacional Central Único Coordinador de Ablación e Implante (Incucai):

> Certificar la muerte utilizando los criterios neurológicos —muerte encefálica—, es posible sólo cuando los pacientes neurológicos críticos fallecen en la unidad de terapia intensiva, y hay soporte artificial de funciones. El desarrollo tecnológico permite en estos casos el sostén artificial y transitorio de funciones como la oxigenación, a través del respirador, o el latido cardíaco, a través de drogas vasoactivas, lo que no significa en absoluto que la persona esté con vida; la muerte encefálica significa la muerte del individuo. La certificación de la muerte siempre debe ser realizada por médicos, quienes deben verificar la lesión cerebral en su gravedad y extensión, para determinar en base a su magnitud que es la causante de la muerte. En segundo lugar, la pérdida total y definitiva de las funciones comandadas por el cerebro y el tronco cerebral, como la desaparición de los reflejos neurológicos centrales y el paro respiratorio. Luego, certificar la muerte a través de estudios adicionales; por ejemplo, un electroencefalograma que demuestre la desaparición de la actividad eléctrica del cerebro, o estudios que indiquen la ausencia de irrigación sanguínea al cerebro y tronco. Nuestra legislación incorpora de modo general los principales signos que es preciso verificar para afirmar que la muerte ha ocurrido. Esto está

contemplado en el artículo 23 de la Ley 24.193. La norma jurídica está complementada por un protocolo médico. El "Protocolo de diagnóstico de muerte bajo criterios neurológicos" vigente actualmente fue aprobado por la Resolución N° 275/2010 del Ministerio de Salud de la Nación y publicado en el Boletín Oficial N° 31844 el 16 de febrero de 2010.[30]

También la Ley 24193:

ARTICULO 23° - El fallecimiento de una persona se considerará tal cuando se verifiquen de modo acumulativo los siguientes signos, que deberán persistir ininterrumpidamente seis (6) horas después de su constatación conjunta: a) Ausencia irreversible de respuesta cerebral, con pérdida absoluta de conciencia; b) Ausencia de respiración espontánea; c) Ausencia de reflejos cefálicos y constatación de pupilas fijas no reactivas; d) Inactividad encefálica corroborada por medios técnicos y/o instrumentales adecuados a las diversas situaciones clínicas, cuya nómina será periódicamente actualizada por el Ministerio de Salud y Ambiente con el asesoramiento del Instituto Nacional Central Único Coordinador de Ablación e Implante (INCUCAI). La verificación de los signos referidos en el inciso d) no será necesaria en caso de paro cardiorrespiratorio total e irreversible.

Lo cierto es que este repaso que hemos realizado por la tanatología busca poner en evidencia que el estudio científico de la muerte puntualiza que se trata de un proceso secuencial e irreversible hacia la reincorporación de los componentes de un ser vivo al Universo. Finalmente, la estructura molecular que gasta energía en diferenciarse del Universo de un modo antientrópico, adquiriendo y manteniendo complejidad e individualidad, inicia en la etapa *postmortem* un camino de descomposición que la llevará a la simplicidad e indiferenciación de la materia que la compone. La muerte del ser anticipa la muerte universal. Inclusive hay un estado de agonía *premortem* que muestra cómo se va apagando la vida de la persona hacia el final. Empieza con el desapego emocional,

30. https://www.incucai.gov.ar/index.php/profesionales/pasos-operativos/12-profesionales/128- certificacion-de- muerte

y muchas veces con el legado de cosas o mandatos a los miembros más jóvenes de la familia. Va replegándose del mundo, a la casa, a la cama y finalmente al cuerpo, su geografía queda delimitada por su piel. Su apetito se modera o desaparece. Su conciencia se repliega a pocos momentos durante el día, duerme más de los que está lúcida. Sus necesidades de medicamentos analgésicos disminuyen. También es posible que tenga sueños, ensoñaciones, o experiencias próximas a la muerte en las cuales vea o dialogue con familiares que han fallecido. Inclusive en el curso de ese deterioro progresivo, suele haber una suerte de "mejoría del final", en la que el paciente de un modo inesperado vuelve a tener la energía y la lucidez que había perdido. El final en general se produce con el paciente dormido, en coma, y suele ser precedido por una respiración irregular y la disminución o el cese de la función renal o hepática, previo al paro cardíaco. La experiencia muestra que los pacientes pueden fallecer a cualquier hora, pero la mayoría lo hace a la madrugada, que es el momento en que nuestro ritmo circadiano está más bajo, hacia las cuatro de la mañana.

Por lo tanto, el conocimiento científico del modo en que se muere permite ir preparando a los familiares y explicando lo que va a suceder. El temor de las familias es que el enfermo sufra y la ocupación médica es que esto no suceda o suceda lo menos posible. Lo analizaremos a continuación, empezaremos con el problema del "más allá" para seguir con los problemas del "más acá".

A lo largo de la historia de la humanidad, se han dado innumerables respuestas al más allá, al *postmortem*. Yo defiendo el derecho de cada uno a aceptar como válida la que crea correcta, pero no podemos dejar de ver que la pregunta es común a todos. La muerte puede ser vista como destino, culminación, final, paso, tránsito, puerta, puerto, inicio. Para aquellos que son cristianos, una de las respuestas más honestas que he leído es la que dio el cardenal Carlo Maria Martini en *Coloquios nocturnos en Jerusalén*:

> ¿Hay también momentos en los que riñe con Dios? Son pocas las dificultades que he tenido en las cosas cotidianas. Sin embargo, sí las he tenido en una gran cuestión: al principio no podía comprender por qué Dios hizo sufrir a su Hijo en la cruz. Incluso siendo ya obispo me sucedía a veces que no podía dirigir la mirada al Crucifijo porque esa pregunta me torturaba. En ese punto reñí

> con Dios. La muerte sigue existiendo, todos los hombres tienen que morir. ¿Por qué quiere Dios eso? Con la muerte de su Hijo, él podría haber preservado de la muerte a los demás hombres. En esa lucha me ayudó, aunque sólo tardíamente, un pensamiento teológico: sin la muerte no estaríamos en condiciones de entregarnos completamente a Dios. Por seguridad, siempre nos mantendríamos salidas de emergencia expeditas. Y eso no es una entrega de sí mismo. En la muerte nos vemos obligados a depositar nuestra esperanza en Dios y a creer en él. Yo espero que, al morir, pueda decir ese sí a Dios[31].

Nadie puede dudar que el Cardenal Martini era un hombre de fe, tampoco puede del dominio de las Escrituras que poseía, y su respuesta pone en evidencia cómo todos tenemos dificultad para comprender el misterio de la muerte. Teológicamente explica ese misterio como un estímulo a la fe, sin límites, sin seguridades, sin garantías. Este pensamiento a él le sirvió y a mí me sirve.

¿Y si uno no tiene fe? ¿Cuál es el rol de la muerte propia en la vida de una persona? Como ustedes comprenderán, yo no puedo dar una respuesta, pero puedo transcribirles lo más fielmente posible la respuesta que me dio un paciente, al que llamaremos K.

Era un hombre de ochenta y largos años afectado de un cáncer de vejiga diseminado en etapa terminal. Había sido ministro en uno de los países de la órbita comunista hasta que, desilusionado del régimen, había abandonado la Unión Soviética con su familia y se había radicado en la Argentina a principio de los años setenta. Había tenido éxito con sus empresas y hacía diez años había tenido un infarto de miocardio del que se había recuperado luego de tres *by pass* coronarios. Sabía que estaba sobre el final de la vida. Una de las tardes en que lo visité en su casa me sorprendió la serenidad con la que enfrentaba esta situación. Se lo planteé y esto es más o menos lo que dijo:

—Me estoy muriendo. Sé que cuando esto acabe yo ya no existiré más, seré alimento de gusanos o abono de las plantas. No creo en nada, ni en nadie. Me educaron como judío, crecí como comunista y moriré siendo agnóstico y escéptico. Pero soy un agradecido de la vida. Hace

31. Maria Martini, Carlo (2008). *Coloquios nocturnos en Jerusalén.* Madrid: Editorial San Pablo, pág. 17.

diez años que vivo de prestado y hace ochenta que vivo por accidente. Si alguno de los otros trescientos millones de espermatozoides de mi padre, o de quien yo creo que es mi padre, hubiera fecundado el óvulo de mi madre, yo no hubiera existido. Quizás hubiera sido alguien mejor, pero quién sabe. Tuve una buena infancia, no me golpearon y no sufrí demasiada hambre. Estuve en la guerra y muchos compañeros míos murieron, no me tocó a mí de pura casualidad, tuve buena suerte, sobreviví. Conocí las delicias de la vida y del poder, no me puedo quejar. He cometido injusticias y he sufrido injusticias. Estamos a mano. Formé una familia y he visto crecer a los hijos de mis hijos. Pude escapar del horror y la mentira, sin que nadie de mi familia sufriera las consecuencias. Tuve éxito en mis empresas. Sobreviví al infarto. Ahora me toca morir y tengo la suerte de no estar sufriendo demasiado. Ya es hora. Si creyera en Dios le daría las gracias, pero como soy agnóstico le agradezco a la vida.

Pocas veces he visto a alguien enfrentar la muerte con tanta serenidad, sin creer en Dios ni en una vida futura. ¿Cuál es entonces el rol de la medicina frente a la muerte? Para la medicina la muerte es a la vez un desafío y un límite. Empecemos con el desafío. Es un desafío porque toda la historia de la medicina puede verse como una historia de liberación del padecimiento y desplazamiento de la muerte. La medicina ha dominado el dolor, la desnutrición, las infecciones e infestaciones, los estigmas y la exclusión. Gracias a la medicina la lepra, la peste, la tuberculosis, la malaria y una enorme cantidad de afecciones que campeaban por el planeta, causando devastación y dolor, se han erradicado o limitado (lamentablemente, siguen afectando a personas de bajo nivel socioeconómico o a países pobres o empobrecidos, y son estas pestes uno de los signos más claros de la inequidad social e internacional). También gracias al descubrimiento de la anestesia y al desarrollo de analgésicos potentes ha puesto un límite al dolor. El progreso de la salud pública a fines del siglo XIX y su incidencia en la importancia que se le fue dando a los cuidados maternales y prenatales, el diseño de ciudades más saludables, alimentos menos contaminados, la vacunación masiva y la erradicación de plagas ha cuadruplicado la expectativa de vida humana en los países desarrollados.

Nuevamente la asimetría entre lo que se ha logrado en algunas latitudes y la extensa mortalidad entre los marginados de las grandes urbes o los pueblos más pobres del planeta, debido a la violencia, las drogas, la falta de acceso a los sistemas de salud y la ignorancia, es una clara evidencia de que estamos ante la presencia de un grave problema de equidad.

El desarrollo de las unidades de terapia intensiva —primero como unidades de cuidado de heridos en el frente de batalla desde fines de la Segunda Guerra Mundial— demostró que era factible desarrollar tecnología de soporte vital, capaz de mantener con vida a personas que sufrieran extensas lesiones corporales y graves fallas orgánicas. En la sociedad civil, esto se tradujo rápidamente en las unidades de emergentología que salvan miles de vidas tras accidentes, desastres y atentados. Por lo tanto, si consideramos la historia de la medicina como una historia de las conquistas que se han logrado frente a estos padecimientos, la "muerte evitable" surge como el gran enemigo contra el que se ha luchado y en muchos casos vencido. Los éxitos logrados en la prolongación de la longevidad, así como la reanimación cardiovascular y los sistemas de soporte vital desarrollados en las terapias intensivas, llevaron a que en la década de 1970 se planteara hasta dónde toda muerte, cualquier muerte, no es una muerte evitable. Algo que dio lugar a una utopía tecnocrática (que persiste en muchos lugares y en muchos médicos) por la cual la medicina es un enemigo acérrimo de la muerte. Desde esta perspectiva, ser médico es luchar denodadamente contra la muerte. Siempre, en cualquier circunstancia y lugar, el único objetivo de la medicina es que el paciente sobreviva un día más, una hora más, un minuto más, de cualquier manera y a cualquier costo. Por desgracia, el impacto de esta manía de inmortalidad se tradujo en supervivencias con grandes sufrimientos.

Sigamos con el límite. En esa medicina tecnocrática e inhumana el paciente no contaba, solo era el campo de batalla en el cual se enfrentaban la muerte y la medicina. Allí, en la intimidad de su cuerpo, luchaban denodadamente, como en un *ringside*. La muerte vencía cuando arrancaba al paciente hecho jirones de las manos de la medicina; la medicina vencía cuando lograba diferir, aunque sea un instante, el momento del morir. Los valores, los deseos y los anhelos de la persona dejaron de ser considerados.

Como contrapartida, muchos empezaron a reclamar un cuidado diferente para los murientes. Cuando la medicina no podía curar y era muy poco probable que pudiera revertir la muerte próxima, se reclamó alivio y una muerte digna. Hay quienes sostienen que en aquel momento, la década de 1970, los pacientes descubrieron los derechos humanos que la política había descubierto con la Revolución Francesa (del siglo XVIII) y los economistas de los cincuenta con los derechos de los consumidores. Para que esto se produjera hubo una revolución silenciosa que desplazó la deontología médica a la bioética y la relación médico-paciente de una relación paternalista, verticalista y unidireccional a una más equilibrada, horizontal y bidireccional.

De esta manera, los problemas de la medicina pasaron a ser problemas sociales, se sacaron los dilemas éticos del ámbito médico exclusiva y excluyentemente y se comenzaron a escuchar otras voces. Los pacientes, los enfermeros, los asistentes sociales y la sociedad entera dejaron oír sus voces de queja o apoyo a problemas médicos. Fueron los pacientes oncológicos a fines de la década de 1970 en Inglaterra, junto con un grupo de enfermeras lideradas por la médica y enfermera Cicely Saunders, quienes iniciaron el movimiento de *hospices* y fundaron los cuidados paliativos, que son la respuesta de la medicina más científica y más humana frente al paciente muriente.

¿En qué consisten exactamente los cuidados paliativos? Para aproximarnos a una definición debemos tener en cuenta que están pensados para la atención de pacientes incurables durante la última fase de su vida. Si imaginamos el curso de una vida que fallece como consecuencia de una enfermedad, tendríamos un cuadro parecido al siguiente:

Podríamos decir que la primera etapa es de desarrollo del ser, con la actualización de sus potencias, la adquisición de conocimientos y habilidades que lo preparan para la vida. Una de las grandes diferencias del hombre con los otros primates es su prolongada niñez; de hecho, el ser humano nace muy inmaduro, su cerebro irá desarrollándose en los primeros años; y la gran diferencia de los humanos del siglo XXI y los del mundo desarrollado con respecto a los humanos de los siglos pasados y los del mundo subdesarrollado es su prolongada adolescencia, que los lleva a dejar la familia parental pasada largamente la veintena, cuando antes lo hacían apenas pasados los primeros diez o quince años. Luego viene una etapa de producción o sostenimiento en la cual la salud y el vigor son máximos. Se atraviesan diferentes enfermedades agudas o crónicas que se curan (donde la persona recupera una condición similar a la previa a la dolencia). Posteriormente, aparecen enfermedades que no son curables, como es el caso de la mayoría de los tumores diseminados, pero cuyos síntomas se pueden paliar con tratamientos específicos, en el caso de la oncología con cirugías, rayos, quimioterapia, hormonoterapia o inmunoterapia, como vimos en capítulos anteriores. Luego sobreviene una etapa en la cual no hay tratamientos específicos para los tumores sino que se tratan de aliviar síntomas como dolores, disnea, inapetencia, insomnio, ansiedad, y demás. Estos son los cuidados paliativos. Podemos decir que consisten en el "cuidado total, activo y continuado del paciente y su familia por un equipo multiprofesional cuando la expectativa médica ya no es la curación", según la definición del subcomité de cuidados paliativos del Programa Europeo Contra el Cáncer (1992). Los mismos deberían implementarse desde que la enfermedad comienza a tratarse, junto a los tratamientos específicos, y deberían aplicarse en forma exclusiva hacia el final de la vida.

¿En que criterios nos basamos en oncología para considerar que un paciente está en la etapa final de la vida? Cuando se cumplen estas seis condiciones: tumor diseminado en progresión; compromiso de órganos vitales; ausencia de tratamiento específico; el paciente no está en un protocolo de investigación clínica; perfomance estatus 3 o 4 (escala que habla de la posibilidad de ejecutar actividades ordinarias; 1 es actividad plena y 5 es la muerte); expectativa de vida menor a tres meses. En estas condiciones, el único tratamiento con evidencias científicas de utilidad es aquel que se relaciona con los cuidados paliativos. De acuerdo a Saunders, tienen como objetivo:

- Brindar alivio de síntomas. No son una filosofía médica, son actos médicos basados en la mejor evidencia científica disponible con el objeto de aliviar al paciente. Es notable la cantidad de medicamentos y medidas con las que puede lograrse este objetivo; también es sorprendente el nivel de ignorancia de muchos médicos al respecto. Los cuidados paliativos son una de las pocas especialidades médicas en donde no se necesita tanto obtener nuevos conocimientos o fármacos como aplicar consistentemente lo que ya sabemos. Es cierto que hay un 10% de síntomas de difícil manejo, aun para los especialistas más destacados, pero nueve de cada diez pacientes pueden ser aliviados con medidas sencillas.

- No acelerar ni posponer la muerte. Es la respuesta médica al dilema de la eutanasia o el encarnizamiento terapéutico. La primera es innecesaria como medida para aliviar el sufrimiento y la segunda es consecuencia de la deformación de los fines de la medicina. La medicina está al servicio del paciente y no a la inversa.
- Auxiliar a vivir en máxima plenitud. Aun en el último segundo de vida, en las condiciones más abyectas de vida y en las restricciones más severas de la libertad, el ser humano es capaz de actos de libertad y liberación.

Para mí, como creyente, la muerte del Cristo en la Cruz es un instante de meditación muy profundo sobre la finitud de la vida. Si no somos creyentes y tomamos esta muerte como la agonía de un rabino del siglo I, también sirve. Veamos este ejemplo: si sos cristiano, allí está el Hijo de Dios muriendo; y si no sos cristiano, podrás comprender por qué para mil millones de personas esta es la muerte más importante de la historia. Si tenés cerca un crucifijo, fijate. No importa si para vos es el Hijo de Dios, no importa si para vos es un rabino de hace dos mil años, no importa si es solo un hombre. Él ha sido y es un maestro de libertad; sin embargo, en el madero sus pies y manos están atravesados por clavos que le impiden caminar y le impiden construir. ¿Cuántos enfermos están clavados al madero de sus camas? ¿Cuántos ya no recuerdan la dicha de usar sus piernas y sus manos? ¿Cuántos sufren por sentirse inútiles? ¿Cuántos se apenan por no poder llevar a sus casas el pan cotidiano? ¿Alguien está tan limitado y es tan inútil para los parámetros del mundo como el Cristo en la Cruz?

Y sin embargo ahí está la libertad.

El pueblo judío fue el primer pueblo en la historia de la humanidad que puso la vida, cualquier vida humana, por encima de cualquier bien. En este mundo globalizado y mercantilizado creemos que las leyes del mercado sirven para cualquier cosa, pero solo sirven para las mercaderías... y las personas no son mercaderías. Para cuidar personas se requiere de la solidaridad, esa solidaridad que cuida a la viuda y al huérfano, al enfermo y al débil, que alimenta al hambriento, consuela al que sufre y cobija al desamparado. Cristo está muriendo y piensa en el futuro de su madre viuda y la encomienda al cuidado de Juan. No solo es el Estado el que debe cuidar al otro, no podemos graciosamente desprendernos de nuestra responsabilidad personal para descargarla en los políticos. Pero nosotros, cada uno de nosotros, ¿a quién estamos cuidando? Porque si pedimos que cuiden a los que amamos, a alguien deberemos cuidar. Si todos nos cuidáramos del modo en que queremos que cuiden a los que amamos cuando ya no estemos, el mundo sería mejor. ¿Estás solo? Buscá a quien cuidar, mirá a tu alrededor, salí de tu aislamiento y siempre descubrirás a alguien a quien cuidar.

¿Cuántas veces nuestro orgullo nos impide pedir auxilio y aceptar la ayuda que nos brindan? ¿Cuántas veces al final de una vida logran reconciliarse los ánimos de enemigos acérrimos? ¿Cuántas veces hermanos separados se han reencontrado en el lecho del muriente? ¿Cuántas veces descubrimos en nuestro corazón alguien a quien pedir perdón y alguien a quien perdonar? Así, tremendamente limitados, clavados a un madero o atados a una cama, nuestro corazón es libre de pedir y dar perdón. Nuestro corazón es libre de aliviar el yugo y desatar cadenas. Nadie puede poner tu corazón en una cruz.

Todos nosotros tenemos una idea de la muerte que queremos, o del modo en el que deseamos morir. Creemos, o pensamos, que hay un modo apropiado de morir, como hay un modo apropiado de vivir. ¿Qué significa apropiado? Que nos es propio. La enfermedad, las circunstancias y a veces la medicina nos expropian, nos sacan cosas, pero nunca deberían sacarnos nuestro modo apropiado de vivir y nuestro modo apropiado de morir. Debemos respetar el deseo del paciente sobre el modo en que quiere vivir hasta el final. Esto no significa eutanasia sino dignidad. No es digno matar a un ser humano para que no sufra, pero sí es importante aliviar su sufrimiento hasta el final, y permitirle vivir, con la máxima libertad posible, hasta el último suspiro.

Todos los médicos, enfermeras y familiares estamos obligados a respetar y hacer respetar la voluntad de nuestros enfermos a morir con dignidad, a no tratarlos como cosas, a acompañar al pie de la cruz a cada paciente. Pero el sentido de la Pascua no es solamente morir, sino resucitar. Es decir, el dolor, el sufrimiento, las limitaciones y aun la muerte tienen un sentido de enseñanza y aprendizaje. Si tuviéramos siempre en claro que a la vida nos la dan minuto a minuto, dejaríamos de perseguir zanahorias de felicidad futura y disfrutaríamos, amaríamos y gozaríamos con libertad de los momentos de felicidad presente. Saber que vamos a morir nos permite resucitar cada mañana para disfrutar de cada día.

- Preparar al paciente para la muerte. Hasta no hace mucho tiempo esta tarea estaba a cargo de los ministros de la fe, pero el mundo está cada vez más secularizado y muchas veces le toca al médico y al equipo de salud preparar existencialmente al paciente. Esta conversación es de las más difíciles en oncología. A mí me resulta particularmente útil empezar planteándole al paciente que deseo saber cuáles son sus expectativas y sus dudas con respecto al futuro. Es notable cuantos de ellos tienen una visión extremadamente realista sobre lo que está pasando. Hay algunos que me dicen que su objetivo es curarse, así sea a través de un milagro divino o de la ciencia. En estos casos me ayuda mucho aclararles que obviamente ese es su derecho y que yo lo voy a acompañar en todo momento, pero que el problema de un planteo así es que tiene el mismo efecto que aquel que podría generarse si apostara a un solo número o invirtiera todo su dinero en una sola acción en la bolsa, aquí él está poniendo todas sus emociones y expectativas en un solo desenlace. El problema de esas apuestas a todo o nada es que si no se cumplen, cualquier otro resultado es una pérdida total. ¿Es posible que si no se cura haya algo que desee hacer o dejar de hacer y que pueda ayudarlo a vivir mejor? Algunos pacientes de esta manera pueden afrontar la idea de que lo que hagamos fracase y hablar abiertamente de la muerte y de lo que desean que pase con su cadáver y su familia. Una de mis pacientes lo expresaba de un modo extraordinario en el siguiente poema:

  No dejes que me muera
  sintiendo que me quedo,
  pues yo quiero saberme
  confiada y sin temores,
  sabiendo que engañada
  buscaba aquí la dicha...

  "No dejes que me muera",
  de Julia Susana Franzini Fleming, 1995.

- Contener a la familia frente a la muerte y al duelo. Esto es una deuda de la medicina toda. La mayoría de los sobrevivientes regresa a

su vida habitual como puede y sin ayuda. Carecemos de una información adecuada de las maneras en las que transcurre el duelo en las familias de nuestros pacientes. ¿Qué pasa con los niños? ¿Qué pasa con la escuela y los maestros? ¿Cuándo se está en condiciones de volver al trabajo? Son todas preguntas a las que respondemos en base a lo que aconsejan en otro ámbito cultural, generalmente Estados Unidos o Europa (menos frecuentemente China o Japón), o basados en nuestra propia experiencia, pero muy pocas veces encontramos evidencia de actitudes útiles probadas en nuestro medio. No obstante, sin lugar a dudas, el duelo es más llevadero o menos patológico cuanto más esperada es la muerte (accidentes, homicidios o catástrofes vs. enfermedades crónicas); cuanto más longeva es la persona (niños vs. ancianos); cuanto mejor cuidado recibieron durante la etapa final de la vida (cuidados paliativos sí vs. no).
Pero, claro, estos son parámetros muy groseros y obvios. Faltan estudios más profundos que nos permitan ayudar mejor a las familias. Hay un último parámetro, y quizá el más importante para la contención familiar: cuando se respetó la voluntad del enfermo (voluntad anticipada sí vs. no).
Así lo expresó el poeta alemán Rainer María Rilke:

> Oh, Señor, da a cada uno su propia muerte
> el morir que dimana de la vida
> en que tuvimos amor, sentido y angustia;
> porque si no el morir es extraño y difícil
> de modo que no es nuestra muerte
> la que nos acaece finalmente
> porque no hemos madurado la propia[32].

Esta concepción tan hermosamente plasmada por Rilke de "el morir que dimana de la vida" se plasma en la voluntad del paciente. Si alguna utilidad debe ser maximizada en esa conversación tan difícil en la cual el médico explicita que las alternativas terapéuticas útiles para combatir la enfermedad se han agotado, es la siguiente:

32. Extraídos de C. R. Landa: "Meditaciones antropológicas y éticas de un internista". Discurso de los 25 años de la Facultad de Medicina de la UNT.

conocer los deseos más profundos del paciente sobre su destino. La segunda, pero no menos importante, es abrir las puertas a los cuidados paliativos si no se han implementado aún.

Hemos intentado en mi lugar de trabajo conocer en la primera visita del paciente sus valores y deseos en el caso de que la enfermedad fuera incurable o no hubiera más tratamientos eficaces conocidos, pero eso generó mucha angustia y oposición por parte de la familia. Me parece que para poder tener esta conversación el paciente y el médico deben haber transitado un camino juntos y el paciente haber experimentado los efectos de los tratamientos antitumorales. Este tránsito permite conocer hasta qué punto la conversación es factible y útil. Experimentar los efectos de los tratamientos permite justipreciar la realidad de las reacciones adversas frente a las expectativas de tratamientos no curativos. Las claves de esta conversación son la honestidad médica, la humildad y la prudencia. Para eso es necesario recuperar la figura del médico no como un semidiós que conjura la muerte, sino como un profesional limitado cuyo arte está al servicio del paciente. Mi experiencia me indica que la mayoría de los pacientes en algún momento de su enfermedad están en condiciones de tener este diálogo, mientras que pocos médicos son capaces de hacerlo correctamente. Pero debemos recordar que forma parte de los derechos del paciente poder decidir sobre su vida, tal como nos lo recordaba nuestro colega español Marcos Gómez Sancho en los derechos del paciente terminal[33]:

1- Tengo el derecho de ser tratado como un ser humano vivo hasta el momento de mi muerte.
2- Tengo el derecho de mantener una esperanza, cualquiera sea.
3- Tengo el derecho de expresar a mi manera mis sufrimientos y mis emociones en lo que respecta al acercamiento de mi muerte.
4- Tengo el derecho de obtener la atención de médicos y enfermeras, incluso si los objetivos de curación deben ser cambiados por los objetivos de confort.
5- Tengo derecho de no morir solo (aislado, olvidado).

---

33. Gómez Sancho, Marcos (1992). *Manual de síntomas en el enfermo de cáncer terminal.* Barcelona: Instituto Catalán de Oncología.

6- Tengo el derecho de ser librado del dolor.
7- Tengo derecho de obtener una respuesta honesta, cualquiera sea mi pregunta.
8- Tengo el derecho de no ser engañado.
9- Tengo el derecho de recibir ayuda de mi familia y para mi familia en la aceptación de mi muerte.
10- Tengo el derecho de morir en paz y con dignidad.
11- Tengo el derecho de conservar mi individualidad y de no ser juzgado por mis decisiones, que pueden ser contrarias a las creencias de otros.
12- Tengo el derecho de ser cuidado por personas sensibles y competentes, que van a intentar comprender mis necesidades y que serán capaces de encontrar algunas satisfacciones ayudándome a enfrentar la muerte.
13- Tengo el derecho de que mi cuerpo sea respetado después de mi muerte.

Hemos recorrido este punto de la muerte biológica a la existencial y del rol del médico y la medicina en el cuidado del paciente. En los capítulos que siguen veremos de qué manera tomamos decisiones en ciertas etapas críticas de la enfermedad y cuáles son los recursos con los que contamos para reconstruir la esperanza.

Capítulo 8

La historia de J. (y cuando la situación nos obliga a elegir)

J. era médica, y de las buenas. Tenía 35 años cuando la conocí. Luego de terminada su residencia había tomado una decisión inesperada para sus familiares, pero ciertamente fruto de muchos años de meditación: se casó y se convirtió al judaísmo ortodoxo. La primera vez que nos vimos no quiso darme la mano por recato religioso. A un amigo que estaba conmigo, judío también él, esto le resultó casi irrespetuoso; a mí, me encantó. Así comenzó la relación con una persona extraordinaria. Me contó que llevaba cinco años casada y no había podido tener hijos, por lo que hizo múltiples tratamientos de fertilidad, con altas dosis de hormonas. Fue imposible, pero como consecuencia de estos tenía un tumor en la mama izquierda. Cuando la examiné, no dudé en que se trataba de un cáncer:

—Hay que tomar una biopsia —le dije.

—Ahora no, cuando vuelva de Córdoba, dentro de diez días.

—¿Por qué? —le pregunté.

Me respondió:

—Porque no puedo mentir, aún no sabemos si es cáncer, cuando tengamos la biopsia será inevitable el diagnóstico. Voy a Córdoba a adoptar un niño y si tengo cáncer no me lo darán. Por el secreto médico usted no puede decir nada.

Viajó a Córdoba y cuando volvió era otra mujer. Irradiaba una felicidad única.

—Adoptaste al niño —le dije.

—No uno, tres —me respondió. Yo, que empezaba a levantarme para examinarla, caí literalmente en mi silla.

—¿Cómo tres?

—Sí. Ya habíamos completado los papeles de adopción de mi hijo, que tenía dos meses, y al salir del despacho de la jueza me encontré sentados a dos niños, un varón de ocho años y una mujercita de trece. No sé por qué se me ocurrió preguntar: ¿Y esto chicos qué esperan? No, me dijo la jueza, no esperan nada, lo que pasa es que nadie los quiere adoptar, son los hermanitos de tu hijo. ¿Cómo que nadie los quiere adoptar? Yo los quiero. ¿Usted quiere adoptar a los tres? Por supuesto, le dije, y mi marido está de acuerdo. Ahí miré a Jacobo y él asintió con la cabeza, por supuesto que quiere. En menos de media hora teníamos adoptados a los tres. Así que yo pensaba adoptar un hijo y he adoptado una familia, tal como quise toda la vida. Nos estamos mudando a una casa más grande, estamos preparando a mi hija mayor que el año que viene hará el Bat. Los dos más grandes ya están inscriptos en la escuela. La comunidad me está ayudando mucho y mi esposo está muy feliz.

—Ah, sí, ahora podemos hacer la biopsia y empezar el tratamiento.

Y siguió la vida. Este capítulo, entonces, es un mapa en sí mismo. Intentará ser un retrato fiel de la innumerable cantidad de caminos que atraviesan el camino principal por el que discurre la vida de una persona luego del diagnóstico de cáncer.

Querer saber o no: la ignorancia como componente de la felicidad

Una de las primerísimas decisiones, sino la primera, es cuánto querés saber. Vivimos en la era del conocimiento, eso es seguro, porque hasta hace no mucho lo difícil era poseer el conocimiento, que pasaba de generación en generación y suponía viajar físicamente a un lugar más o menos distante o ir a la biblioteca y bucear entre miles de volúmenes hasta encontrarlo. Hoy está en la red y los motores de búsqueda seleccionan en milisegundos todos los lugares que dicen algo acerca de lo que querés saber. De hecho, la enciclopedia tradicional surgió como un instrumento que rápidamente permitiera obtener datos y a partir de allí ir en busca de detalles. Hoy la fórmula es: ¿No sabés…? Buscalo en la web y listo. ¿No tenés habilidad para buscar? Llamá a tu sobrino y decile si puede pasar por tu casa diez minutos. ¿No tenés máquina, ni tableta, ni celular? Entrá a un cibercafé, buscá a uno de los chicos que esté navegando, pagale un par de horas de búsqueda y cinco minutos después tendrás la respuesta. Es al revés: hoy hay que hacer un esfuerzo para no saber. Es más fácil adquirir el conocimiento que no hacerlo. Pero más complicado es saber cuánto de ese conocimiento es cierto. Es decir, cuánto de lo que está escrito ha sido rigurosamente obtenido y sistemáticamente organizado. En ese laberinto infinito y borgeano que es la web, hay conocimientos muy valiosos y otros que son deleznables. La mayor parte del tiempo se invierte en separar unos de otros. La selección y el descarte insume diez veces más tiempo que la búsqueda. Podés entrar a páginas muy serias como las del Instituto Nacional del Cáncer de los Estados Unidos (www.nci.gov), la red de hospitales universitarios que tratan el cáncer (www.nccn.org) o la biblioteca pública más grande de revistas médicas (www.nlm.nih.gov) y conocer todo lo que se sabe sobre el tipo de tumor que tenés, la operación que te han hecho, el estadio de enfermedad por el que pasás, el pronóstico de la enfermedad, el seguimiento que hay que hacerte y los diferentes tratamientos que se pueden realizar. Inclusive podés saber qué es lo que se está investigando en estos momentos, qué protocolos de investigación están reclutando pacientes y qué médicos lo están haciendo (www.clinicaltrials.gov). Y solo estarás navegando por las páginas del gobierno federal de los Estados Unidos. Podés ampliar tu búsqueda e ir a leer los trabajos originales publicados en las principales revistas médicas, o las revisiones más recientes de casos como el tuyo. Podés ir a las páginas oficiales de cada uno de los países del mundo y visitarlas para ver qué dicen sobre el tumor que te interesa. Podés visitar las páginas de los grandes hospitales del mundo en oncología (MD Anderson, Memorial Sloan Kettering Cancer Center, Dana-Farber Cancer Institute, Gustave Roussy) o podés conectarte con blogs de pacientes que padecen algo similar. Esto está al alcance de un clic, en tu propio idioma (si no, lo traducís *on line*), en cualquier lugar que tenga acceso a internet. Hasta hace apenas treinta años era ciencia ficción. Hoy está incluido en el más barato de los teléfonos inteligentes.

Sin embargo, todo lo que se obtiene es conocimiento abstracto. Nada de eso habla de vos. Tu caso no está allí. Por eso, un acto de sabiduría es decidir cuánto querés saber. Y, lo que es más importante, para qué querés saberlo. Este es el meollo del asunto, creo. La información no es neutra, nos cambia; poseer esa información impacta en nuestra vida.

¿Querés saber si te podés curar? Para qué.

¿Querés saber si se puede prevenir? Para qué.

¿Querés saber si es hereditario? Para qué.

¿Querés saber qué hacen otros, en otro lugar del mundo, de otra manera? Para qué.

La verdad médica es una respuesta, concreta, pragmática, sobre lo que más nos angustia. El pronóstico siempre es aproximado e incierto, pues se refiere al futuro. La diferencia más importante entre los médicos no radica tanto en cuánto sabemos, sino en cómo comunicamos lo que sabemos. Internet no es un médico, es un repositorio de conocimiento, escrito, impersonal, atemporal, sin tonos ni modulación, sin silencios y sin limitaciones. Por eso es crucial saber para qué queremos saber algo y luego buscarlo, antes que hacer el camino inverso (buscarlo y luego tratar de saber qué hacer con ello).

Tres horas antes de sentarme a escribir este capítulo, hablé por teléfono con una paciente muy querida que está a 1250 kilómetros, tratada por un excelente colega. Me dijo:

—No sé si quiero saber.

—No sé si tenemos la respuesta que buscás, pero ciertamente el primer paso es querer formular la pregunta —le respondí. Lo que sigue es secreto médico.

Así como el médico debe escuchar muy atentamente antes de hablar, el paciente debe reflexionar profundamente antes de buscar una respuesta, porque la va a obtener y va a cambiar su vida. El otro día recibí un correo que sintetizaba a la perfección este pensamiento. No sé de quién es, sé que no es mío por eso lo pongo entre comillas: "Hay dos vidas y la segunda comienza cuando te das cuenta de que solo tienes una". Tan simple y tan contundente, esa frase refleja exactamente lo que les pasa a los pacientes. Hay una manera de vivir después del cáncer que puede ser más plena, más consciente, más vital que la manera que precedía al diagnóstico. Esto es verdad, pero para cambiar no necesitás abrumarte de información detallada que consuma tus energías, genere más dudas que certezas y ponga límites temporales como si fuera un veredicto judicial. Encontrar la medida justa de lo que cada uno necesita saber para tomar las decisiones que considere correctas para su vida es un acto que requiere sabiduría, y eso supone tiempo, reflexión, serenidad, encuentro con los otros y con uno mismo. Es también darse cuenta de nuestra vulnerabilidad, nuestra fragilidad y de la enorme cantidad de construcciones que edificamos para sentirnos seguros.

Las decisiones vitales: puntos de no retorno

Hay un cúmulo de decisiones vitales que no pueden revisarse y que impactan en toda la vida. Algunas son tan sencillas como mudarse o cambiar de obra social, y otras son tan complejas como la fertilización asistida. Y todas se hacen aun más complejas cuando un diagnóstico de cáncer ingresa en la ecuación.

¿Sos joven y querés tener hijos biológicos? Hay que preservar células germinales: espermatocitos u óvulos antes de hacer quimioterapia. Hay veces en las que esto no es posible por el compromiso de las gónadas, porque hay apuro en comenzar un tratamiento o porque no hay infraestructura disponible. Debés participar en la decisión, activa o pasivamente, podés decidir junto con los médicos y tu familia o dejar que la decisión la tomen ellos, es indiferente. Pero en cualquier caso tu vida cambiará. Es toda una especialidad nueva tratar a los adolescentes y pacientes jóvenes (entre los 15 y los 39 años), pues la mayoría de ellos no tiene descendencia y este punto es crucial antes de empezar un tratamiento.

¿Hay que amputar o se intenta preservar el brazo, la pierna, la mama, el habla, los esfínteres? Muchos tratamientos curativos afectan gravemente la calidad de vida de los pacientes. Evitar este tipo de cirugías amputativas es lo natural y sin duda cuando logramos tener éxito todos lo vemos como un gran logro. Pero el éxito oculta el camino de los que fracasan, que atraviesan un calvario que termina lamentablemente en lo que se quería evitar. Es crucial, a la hora de tomar una decisión, plantear estos dos caminos, uno que intenta preservar el órgano y la función, pero que puede ser insuficiente para controlar la reaparición de la enfermedad. Muchos pacientes elegirán este camino, pero algunos, por muy duro que suene, preferirán el otro.

¿Me caso, cambio de trabajo, me mudo, cambio de prepaga u obra social? Estas decisiones parecen no tener nada que ver con el cáncer. Sin embargo, en los pacientes oncológicos pueden tener efectos impensados. Una mudanza puede ser tanto una gran alegría como un tremendo pesar, por lo menos al comienzo.

—Ahora, además la mudanza —me dijo una vez una paciente—, todo está cambiando, mi cuerpo, mi familia y encima mi barrio, mis vecinos. Tengo que volver a acostumbrarme a encontrar dónde está cada cosa. No doy más.

No es nuestro objetivo hacer psicología de café, pero hasta para un oncólogo es claro que esta era la gota que rebasaba el vaso. Cambiar de trabajo es también cambiar de cobertura social y quizá de médico tratante, algo que para un paciente es un golpe muy duro. Mi experiencia indica que para muchos el médico forma parte del contrato de salud que reescriben luego del diagnóstico. Los rituales y la rutina se incorporan como una nueva forma de vivir después de la enfermedad o junto con ella. Cambiar de médico es un golpe, aunque vaya a otro que es mejor. Casarse es una decisión que toman algunas parejas después del diagnóstico, a veces la razón es esencialmente pragmática y otras es un reconocimiento a una persona que acompaña en los momentos más difíciles. Una vez tomada esa decisión, también cambia el orden de prioridades de la voluntad subrogada al final de la vida, ya que es el cónyuge el primer familiar que tiene la potestad de decisión cuando el paciente no puede hacerlo.

Y hay más preguntas en forma de opciones. ¿Me embarazo o adopto? Una vez transcurrido un tiempo sin evidencias de que la enfermedad haya vuelto a aparecer, sobre todo entre los 35 y los 40 años, suele aparecer este dilema. No es solamente una vocación biológica, sino también el deseo de construir una familia, de manifestar estar sano y vital, de legar a otro parte de nuestro ser. Como decía una paciente muy querida: "De reconciliarme con la vida". O como dice otra paciente a quien también quiero mucho: "De tomarme revancha con la vida, decirle no me quitaste todo". No importa cuál sea la razón, si la biológica, la cultural, la conciliatoria o la beligerante, lo cierto es que buscar un hijo después del cáncer es para muchas pacientes una necesidad muy profunda.

¿Qué debo hacer si estoy embarazada y tengo cáncer? Aun más desgarrador que lo anterior es cuando la paciente descubre que está embarazada y al mismo tiempo tiene un cáncer. Allí confluyen una vida que está comenzando y una enfermedad que pone en peligro la vida de la madre. Aunque los avances de la medicina hoy permiten tratar a la mayoría de las pacientes en esta situación y salvar a ambos, lamentablemente hay circunstancias en las cuales el embarazo se pierde o es imposible sostenerlo. El impacto de la pérdida del bebé es devastador. Esto es muy importante para aquellos que ven el aborto como un simple trámite, como extirpar una muela, e inclusive llegan a usar la metáfora de que es como sacar un tumor. La inmensa mayoría de las pacientes que conozco son devotas cuidadoras de la vida y todas ellas, aun a costa de su propia vida, protegen la de su bebé.

Participar de un ensayo clínico. Cuando la medicina no sabe

Los ensayos clínicos son algo relativamente nuevo en la medicina: nacieron a mediados de la década de 1940, y en oncología en la de 1960. Esto no quiere decir que antes los médicos no investigaran, sino que la mayoría de las primeras investigaciones médicas eran observaciones o, en algunos casos, experimentos muy groseros.

Es cierto que el primer vestigio de investigación humana lo podemos rastrear hasta el libro de Daniel, que relata la experiencia del Profeta en Babilonia, y que contamos en el capítulo cuatro. Daniel, al llegar a la mesa de un banquete, comprueba que los alimentos no son puros y teme que le corten la cabeza si el semblante de los elegidos desmejora. Es interesante pensar cuatro cosas frente a este relato: que los problemas son el estímulo más importante para la investigación, aquel que no tiene problemas no siente la necesidad de conocer o cambiar algo; que un judío esclavizado y un eunuco, también esclavizado, son los protagonistas de una escena liberadora; que es notable cómo, cinco siglos antes de la era cristiana, mientras en Grecia la realidad era ideal, en Babilonia, en la intimidad de un salón comedor, dos personas sin formación llegaban a la fórmula: "Por qué no pruebas diez días dándonos legumbres y agua y luego comparas nuestro semblante con el de los otros seleccionados que comen los manjares del Rey". Esa manera de resolver los problemas, mediante el experimento y la obtención de un conocimiento, es una genialidad que se origina en la más mundana de las circunstancias.

Hecha esta digresión, cabe acotar que el experimento adolece de algunas fallas: no se define semblante, no se especifican las calorías ni los tipos de alimentos consumidos, no hay evaluación estadística de los resultados, no está aleatorizado, el evaluador y el objeto de estudio no están cegados, hay conflictos de intereses tanto del evaluador como del investigado para que el estudio arroje un resultado positivo, no hay consentimiento informado ni comité de ética y finalmente no se publica en una revista científica.

El segundo experimento que podríamos llamar protoinvestigación en la medicina occidental fue el desarrollado por el escocés James Lind. En mayo de 1747, a los 30 años, como cirujano de a bordo del HMS Salisbury, llevó a cabo un experimento sobre el tratamiento del escorbuto. Hay que hacer notar que el escorbuto era una epidemia que afectaba a todos aquellos que se embarcaban por un largo tiempo y se debe a un déficit de vitamina C. Mientras el Salisbury patrullaba el Canal de la Mancha durante la guerra por la sucesión austríaca que tenía a Inglaterra luchando contra Francia y España, Lind tomó doce marineros con escorbuto, los dividió en seis parejas y administró a cada una de ellas un tratamiento diferente: elixir vitriólico (ácido sulfúrico diluido), vinagre, agua de mar, sidra, dos naranjas y un limón, o una mezcla purgante. La única que mejoró fue la pareja que recibió las frutas cítricas. Es interesante notar que para Lind este experimento no sirvió de nada, pues su objetivo era demostrar que los ácidos preservaban al organismo de la putrefacción causada por el hacinamiento y los malos aires que se respiraban en las bodegas donde estaban los marineros y no por la falta de vitaminas debido a la ausencia de frutas frescas en la dieta. De hecho, la observación de Lind, que en su prefacio remarca la importancia de su obra para la nación con la "mayor flota del mundo y la más floreciente en el comercio", muestra a las claras la trascendencia de los experimentos médicos tanto para las fuerzas armadas como para los negocios. Es una relación que continuará vigente y pujante hasta nuestros días. Aunque en 1497, el portugués Vasco da Gama ya había puntualizado que el escorbuto mejoraba con una dieta de naranjas y limones, tan convencido estaba Lind de que las causas del escorbuto eran otras que sus conclusiones fueron como mínimo tibias. Esto se vio reforzado cuando en un experimento ulterior para preservar el jugo de los cítricos los hizo hervir y dejaron de ser útiles (al destruir la vitamina C). Transcurrieron 42 años desde la realización del experimento hasta que el almirantazgo británico decidiera incorporar una dieta cítrica en sus embarcaciones (un año después de la muerte de Lind).

Esto nos lleva a tres reflexiones adicionales: no importa cuán evidentes son los hechos si tus prejuicios (o marco teórico) te impiden ver la realidad; siempre darás más trascendencia a los resultados experimentales que refuercen tus ideas que a los que las desafíen; el reconocimiento de una observación en vida es mucho más difícil que cuando has fallecido. Por eso hay que tener cuidado con los reconocimientos científicos, pues habitualmente suceden cuando ya no es interesante recibirlos.

Finalmente, en 1946, el Consejo de Investigaciones Médicas (MRC) de Inglaterra coordinó el primer estudio prospectivo *randomizado* de la historia al investigar el tratamiento de la tuberculosis con estreptomicina. ¿Qué significan estos términos? Prospectivo es que los pacientes ingresan al estudio a medida que se desarrolla y no se van a buscar datos en las historias clínicas de pacientes que fueron tratados en el pasado (retrospectivo). Randomizado significa que el grupo que recibe el tratamiento de investigación, el grupo que recibe un placebo y el que recibe tratamiento estándar se asignan por sorteo o azar. Nadie sabe qué le va a tocar. Idealmente, el estudio debería ser doble ciego; es decir, que ni el médico ni el paciente lo supieran. De esta manera, los pacientes son seguidos, estudiados, cuidados de la misma manera, reciban lo que reciban. De lo contrario, si el médico o el paciente lo saben, es posible que haya sesgos de evaluación que puedan alterar los resultados. Este tipo de estudios constituyen el *gold standard* (medida de excelencia) de los ensayos clínicos. El conocimiento que de ellos se obtiene es de la mejor calidad.

Por supuesto, falta un dato adicional y es que los resultados sean reproducidos ulteriormente y demuestren que son consistentes, sobre todo cuando se aplican a la población general, que, como es obvio, es menos seleccionada que el exclusivo grupo estudiado. Los ensayos clínicos fueron progresando tanto en su diseño y rigurosidad como en su eticidad desde mediados de la década de 1940 hasta hace una década, cuando el progreso se detuvo. En oncología, los altísimos precios de los medicamentos han llevado a que se hayan extinguido los estudios de confirmación independiente de los resultados y que —de numerosos fármacos— el conocimiento que llega al médico haya sido filtrado por el laboratorio productor. De tal manera que la calidad del conocimiento médico se ha deteriorado mucho, como hemos marcado anteriormente.

Sin embargo, la idea no es discutir la eticidad o las metodologías empleadas para analizar la calidad de los ensayos clínicos, sino los cuidados que debemos tener cuando tomamos la decisión de participar en alguno de ellos. Participar de un ensayo clínico es a la vez un acto de extrema generosidad y de profundo egoísmo. Permítanme explicarme mejor, aunque ya dijimos algo al respecto, quiero ser preciso de nuevo en este capítulo. Se trata de un acto de extrema generosidad porque nueve de cada diez ensayos clínicos muestran que sus resultados son similares o peores que el tratamiento estándar o el placebo contra el que están comparándose.

Para la ciencia, que el ensayo sea positivo o negativo es indiferente (cosa que no ocurre con los laboratorios que patrocinan estos ensayos, para quienes un resultado positivo es imperativo, pues de lo contrario perderían dinero y sus acciones bajarían). Por eso es que uno debe, en principio, desconfiar de la magnitud de sus hallazgos, aunque a veces es lo único con lo que contamos. Decimos que para la ciencia es indiferente porque para ella el conocimiento se construye tanto con los caminos exitosos por los que debemos continuar como por los que no llevan al éxito y debemos abandonar (al menos transitoriamente). Esta prueba de ensayo y error es la base del progreso del conocimiento científico. De allí que lo importante en un ensayo clínico sea la pregunta y la rigurosidad con la cual se obtendrá la respuesta. Esto lleva a que solo el 3% de los pacientes norteamericanos participe en un estudio clínico y ningún hijo de pediatras australianos haya sido incluido en un ensayo clínico pediátrico (como demostró un estudio reciente).

Plantear una pregunta cuya respuesta necesitamos y diseñar un modo objetivo de obtener una respuesta válida son dos principios necesarios pero no suficientes. Todo ensayo clínico de farmacología debe ser precedido por ensayos en animales de laboratorio y su implementación debe seguir una progresión de fases que muestren la seguridad de la droga antes que la eficacia, y, finalmente, los estudios deben respetar los derechos humanos de los pacientes. El argumento esgrimido por los laboratorios acerca de los costos de la implementación de los ensayos clínicos y la demora en obtener los resultados ha sido escuchado por las agencias regulatorias y si uno analiza la rigurosidad con la que se evaluaba un fármaco en la década de 1970 y la rigurosidad con la que se evalúa ahora, verá que esta se ha flexibilizado notablemente a expensas de lograr resultados económicos de modo más rápido.

Debemos recordar que la eticidad de los ensayos clínicos no surgió de la medicina, sino que fue consecuencia de las atrocidades cometidas por los médicos investigadores a los que la sociedad les puso un límite. Esta historia negra de la medicina es poco conocida pero fue protagonizada por médicos nazis y prisioneros judíos en los campos de concentración europeos; por médicos blancos estadounidenses contra negros sifilíticos en Tuskegee; por médicos judíos contra ancianos judíos en el ensayo de administración intravenosa de células tumorales en el Jewish Chronic Hospital de Nueva York; por médicos militares japoneses contra la población de Manchuria en la unidad 751; por médicos pediatras con niños con síndrome de Down en Willowbrook, Estados Unidos. Toda vez que una persona por su sexo, raza, condición social, inteligencia o cualquier situación que queramos elegir fue considerada subhumana, ha existido algún médico que quiso experimentar con ella. Por eso es crucial que en el proceso de solicitar el consentimiento a un paciente para que participe en un ensayo clínico, tanto él como el médico se tomen un tiempo de reflexión para asegurarse de si quieren o no participar. Por ejemplo, en nuestra institución[34], cuando funcionaba la unidad de investigación, ningún paciente podía firmar el mismo día en que se daba el consentimiento, debía llevarlo, leerlo, escribir sus dudas y en una reunión ulterior definir si consentía o no que se experimentara con él.

Además del rol de los comités de docencia o de investigación, en la experimentación humana juega un rol clave el Estado. En Argentina, la Administración Nacional de Medicamentos, Alimentos y Tecnología Médica (ANMAT) tiene el contralor de las investigaciones clínicas. Todo ensayo clínico serio está registrado en la ANMAT y cuenta con su aprobación. En un ensayo clínico verdaderamente cada paciente es un número. Por eso es que critico, como hemos visto antes, que los investigadores sean también médicos asistenciales. La misión del médico asistencial es aplicar un conocimiento, su máximo saber, su experiencia, su criterio al servicio de la curación o el alivio de un paciente, para eso muchas veces improvisa y extrapola. La misión de un investigador es buscar un conocimiento, ser lo más riguroso, desapasionado,

34. *Instituto* Oncológico Henry Moore, ciudad de Buenos Aires.

obsesivo y rutinario posible para obtener una respuesta indubitable, independientemente de que le sirva a este paciente concreto o no, porque para él no hay pacientes sino sujetos de investigación. Nada hay más alejado que un médico y un investigador, por eso es cuestionable que la misma persona cumpla los dos roles. Por lo tanto, si vas a participar de un ensayo clínico, leé atenta y cuidadosamente el consentimiento, asegurate de que la investigación esté registrada, aprobada y controlada por la agencia regulatoria de salud y de que el investigador tenga antecedentes adecuados para el rol que debe jugar.

Pero también dijimos que es un acto egoísta. Eso se debe a que uno de cada diez ensayos clínicos demuestra ser superior al estándar o al placebo, y los primeros beneficiarios son los que participaron del ensayo. Este pensamiento es inevitable para el paciente que accede a un estudio. Sabe que las chances son pequeñas, pero son mayores que cero. Cuando uno cree que las probabilidades de éxito son inexistentes, un diez por ciento es un infinito. Es la coerción más profunda que tiene un paciente para participar de un ensayo clínico. Esto es particularmente importante cuando consideramos el temor que genera la palabra cáncer y sobre todo cuando los resultados de los tratamientos estándar son insatisfactorios. Por eso, la decisión de participar de un ensayo clínico debe ser meditada, dialogada, reflexionada. Una vez tomada no es revisable. Si elegís participar de un estudio clínico, la medicina siempre agradecerá la generosidad de poner tu vida y tu salud al servicio del progreso del conocimiento.

Medicinas alternativas: la opción por la magia

Las medicinas alternativas así, en plural, son muchas: psicológicas, herbales, nutricionales, conductuales, acupunturas. Van desde la meditación a los enemas de café pasando por viajes astrales o cigarrillos de marihuana, sin olvidar venenos de serpientes, abejas, escorpión o alimentación con insectos vivos, como los gorgojos; visitas a chamanes, pastores, sacerdotes, guías y rezos a todos los santos de la cofradía propia o ajena.

Antes de seguir, quiero hacer una aclaración: yo soy un hombre de fe y respeto todas las creencias. Es más, me parece de lo más razonable pedir cualquier milagro por imposible que parezca. Lo que me genera conflicto es cuando alguien cree que el camino para poder curar una enfermedad es ir con determinado chamán o determinado santo de una determinada secta, grupo, congregación o cofradía. Esa idea de que alguien posee la capacidad de asegurar la intervención de cualquier divinidad no es fe sino credulidad y se parece mucho más a la magia que a la oración del creyente que pide "que pase el cáliz", sabiendo que la voluntad de Dios, si existe, es distinta del orante.

Pero, volviendo al punto, ¿por qué se las llama alternativas? Porque no son científicas y hoy la medicina es científica. Desde esta perspectiva, la medicina moderna es alternativa a las medicinas tradicionales china, india, indo-americana, griega, árabe o romana, que no tenían los conocimientos actuales ni los medios para obtenerlos. Es sumamente interesante oír a aquellos que afirman que la acupuntura en China se usó para tratar el cáncer desde hace miles de años, cuando el diagnóstico de cáncer no existe en la medicina tradicional china (se infiere que ciertos ideogramas representan dolencias abdominales y por ende a tumores, pero de ahí a que eso sea cierto hay un camino muy largo).

Del mismo modo, nosotros inferimos que los papiros egipcios cuando hablan de una dolencia dura pétrea en una mama están hablando de un cáncer de mama pero no lo sabemos; también creemos que cuando los griegos llamaron cáncer a una forma ulcerada de tumoración en la mama que se parecía a un cangrejo estaban hablando de un cáncer escirro de mama, pero no lo sabemos. Las descripciones son muy vívidas, pero todos estamos de acuerdo en que a veces vemos y tocamos algo que nos parece maligno y que una vez estudiado microscópicamente resulta no ser cáncer, y hay muy pocas oportunidades de estudiar microscópicamente un hallazgo de esas épocas, pues los tejidos no se han conservado. Vale lo mismo para fórmulas milenarias o medicamentos secretos usados por tribus del Amazonas.

Detrás de la mayoría de los tratamientos alternativos hay un pingüe negocio que pasa directamente de una idea más o menos atractiva a una afirmación que no ha atravesado el filtro de la experimentación clínica. ¿Qué es lo preocupante de la medicina alternativa? Que no está estudiada su eficacia y por lo tanto hay pacientes potencialmente curables que pueden perder lastimosamente el tiempo y sus chances de curación detrás de tratamientos sin base científica. Tuve una paciente cuyo tumor de mama fue creciendo desde un pequeño nódulo apenas perceptible hasta hacerse un tumor de ocho centímetros de diámetro ulcerado porque recurrió durante cuatro años a beber las infusiones que le preparaba una curandera del interior de su provincia que decía tener poderes curativos. ¿La razón? Tenía miedo de que le dijeran que era cáncer, la operaran y tuviera que hacer quimioterapia. Murió tres años después. Es difícil saber si la mató la credulidad, la ignorancia, la curandera o el miedo, o una combinación de todas esas cosas, pero es una verdadera pena que una mujer joven, en el siglo XXI, haya fallecido de un tumor potencialmente curable, por la razón que fuere.

Además, como ya comentamos en capítulos anteriores, tampoco está estudiada su seguridad y por lo tanto hay pacientes que pueden tener efectos adversos severos por tratamientos aparentemente inocuos. Existen numerosas evidencias de que las infusiones o brebajes "naturales" tanto de frutas como de raíces, hojas u hongos pueden tener sustancias que modifiquen la absorción de fármacos; de hecho, hay algunos medicamentos que obligan a los pacientes a no tomar jugo de pomelo porque altera la absorción o a no ingerir bananas ni queso azul porque pueden sufrir crisis hipertensivas. Nada de esas interacciones entre tratamientos alternativos y fármacos ha sido estudiado. Pero además hay diferentes tratamientos alternativos que son derivados o concentrados de venenos de ofidios, escorpiones, hormigas o abejas y cuyos efectos pueden causar malestar o trastornos hepáticos o renales en quienes los consumen. También hay algunos cuyas fórmulas "secretas" contienen principios activos muy conocidos, como corticosteroides, diuréticos, sedantes, estimulantes del apetito o analgésicos. Es decir que su efecto beneficioso está centrado en un fármaco disimulado como tratamiento alternativo.

Si tuviera que hacerle una recomendación a alguien que está pensando en recurrir a las medicinas alternativas, le diría que no las use; si va a usarlas, que se asegure de que sean inocuas o no interfieran con los demás tratamientos; si no lo sabe, que se abstenga. Si cree que su efecto está basado en la creencia, que trate de hacer rituales y no de ingerir o inyectarse nada para creer más. Si así y todo decide usarla, le diría que le deseo suerte, y anhelo que quien se las aplique sea un comerciante responsable que solo le saque dinero y no ponga su vida en peligro.

¿Hago un estudio genético? Influir en la vida de los demás

Tal como hemos visto en los capítulos anteriores, todos los tumores se originan por alteraciones de la información genética. Muchos de estos genes han sido perfectamente individualizados y algunos de ellos se heredan. En general, los genes que se heredan pueden clasificarse en dos grupos: aquellas alteraciones en las cuales se hereda un gen mutado en un cromosoma (el ejemplo arquetípico es el del retinoblastoma) y la célula se descontrola y comienza a crecer; el otro caso es cuando se heredan mecanismos defectuosos de reparación del ADN, allí la persona tiene predisposición a desarrollar múltiples tumores, pues las diferentes mutaciones se producirán por azar y lo que está dañado son los mecanismos de reparación. Todas estas mutaciones irán acumulándose a lo largo de la vida.

Estos dos tipos de herencias determinan que alguien tenga alto riesgo de desarrollar un tipo específico de tumor o que la persona tenga riesgo aumentado de desarrollar tumores, predominantemente de algún tipo pero no exclusivamente de un tipo (el ejemplo de esta clase de herencia es el síndrome de Lynch). La prevención en el primer caso está orientada a desaconsejar tener descendencia o bien a tratar de seleccionar gametos (espermatozoides u óvulos) sin la alteración genética o, lo que es claramente eugenésico, implantar solo embriones que no tengan el gen mutado. Esta selección de embriones portadores de mutaciones relacionadas con el retinoblastoma, la poliposis familiar de colon y el cáncer de mama heredofamiliar se ha hecho ya en Inglaterra y llevó a la eliminación de miles de embriones congelados, pues nadie aceptaba que se los implanten. La prevención en el segundo caso está orientada a iniciar los controles a edades más tempranas y a estudiar los órganos más frecuentemente afectados.

La búsqueda de información genética nos da datos de nuestros ascendientes y les da información a nuestros descendientes, por lo tanto debemos pensar que es posible que la respuesta que obtengamos a nosotros nos tranquilice pero intranquilice a otros, quizá dos generaciones después. En segundo lugar, podemos obtener información que no estábamos buscando. Por ejemplo, que nuestro progenitor no es nuestro padre o que tenemos alto riesgo de padecer Alzheimer a los 70 años.

Los tests están empezando a comercializarse de una manera muy extendida en internet y se pueden realizar de manera descontextualizada, lo que es un peligro. Por eso el testeo genético debe ser la consecuencia de una consulta médica con una persona experta que, luego de observar los tipos de enfermedades que padeció nuestra familia, solicite estudiar determinados genes para ver si están alterados o no. Como el informe genético habla del pasado evolutivo, de nuestra ascendencia, pero no es un horóscopo del futuro individual de una persona, la información es siempre relativa a un riesgo poblacional, nunca a un riesgo individual. Para eso el experto en genética debe unir la información que se obtiene con nuestro caso clínico. Lo que él nos diga cambiará nuestra vida, favorable o desfavorablemente, pero no nos dejará indiferentes. Ese cambio que produce la información genética lleva a la acción. Frecuentemente las personas recurren a métodos extremos de prevención con el objeto de recuperar la tranquilidad. Es muy importante que antes de decidirse a hacer un test genético, sobre todo cuando el motivo es la curiosidad y se lo toma lúdicamente, se sepa que el hecho de que se ofrezca como algo inocuo, a un costo accesible, no significa que la información que nos provea no sea extremadamente delicada.

La paradoja de la lechuga

Este punto es crucial para todos los pacientes en condición de curabilidad y su equipo de salud. La vida está llena de intrascendencias. El diagnóstico de cáncer, los tratamientos oncológicos, la percepción de los otros pacientes y las visitas médicas muchas veces ahondan en temas que son trascendentes: el sentido de la vida, las adversidades que hemos padecido, el estrés constante, la proximidad de la muerte, la reconstrucción de la esperanza, el miedo a los estudios, la relatividad de las verdades, los límites del conocimiento médico, entre otros.

Cuando salimos de esas profundidades, los problemas de la mayoría de las personas son cosas que comparativamente no tienen ninguna importancia: el precio de la lechuga, las llegadas tardes, el curso de una novela o el resultado de un partido de fútbol que llena de alegría a una mitad y carga de angustia a la otra. Frente al problema del cáncer casi nada tiene importancia, pero para poder convivir debemos retornar a las intrascendencias. Una paciente me decía:

—Mientras estuve haciendo tratamiento, mi esposo y mis hijos estuvieron pendientes de mí. Ahora que terminé, ellos parecen haberlo olvidado, pero yo sigo recordándolo, permanentemente. El otro día se pusieron a discutir por un penal en un partido de fútbol y yo pensé: ¿importa tanto si la franja de una camiseta es horizontal u oblicua como para que estos dos estén discutiendo de esa manera? Yo no tengo tiempo para perder. Me levanté y me fui. ¿Hice mal?

Otra paciente que trabajaba en una oficina me trajo una tarjeta plastificada que se había hecho y que llevaba en un bolsillo. Decía la leyenda: "No soporto las boludeces. No tengo tiempo. Tengo cáncer". Ella me decía: "Yo sé que estoy curada, pero cada vez que en una reunión comienzan a irse por las ramas, saco la tarjeta y la muestro, el interlocutor se calla, pide disculpas, se enfoca en el tema y cinco minutos después se va".

No es mi intención juzgar de qué manera cada uno maneja su convivencia con los demás, solo quiero remarcar el contraste entre el buceo a profundidad de los grandes problemas existenciales y el chapoteo cotidiano en el charco de la vida. Aprender a disfrutar ambos es un ejercicio de sabiduría, pues la alegría y la felicidad también se construyen con momentos en los que se pierde el tiempo.

Convivir con la incertidumbre, un componente secreto de la libertad

Así llegamos al último punto de la toma de decisiones. La convivencia con la incertidumbre. Hay un texto estupendo, *El cisne negro* de Nassim Taleb, que pone en evidencia con qué facilidad nos engañamos cuando intentamos predecir el futuro. El ejemplo más claro que da es el del pavo de Navidad[35]. Dice en su texto que si un pavo salvaje, digamos en agosto, visitara a un pavo en cautiverio invitándolo a salir de su corral, la respuesta que recibiría sería "no tengo por qué". Si los cuidadores lo

35. Bajo una idea original del filósofo y matemático británico Bertrand Russell (que prefería pollo).

alimentan, lo vacunan, lo protegen de las inclemencias del tiempo. Si volviera a visitarlo en octubre, la negativa sería aun mayor, porque diría "tengo una serie estadística que muestra claramente las ventajas del cuidado que recibo, el brillo de mi plumaje es mayor que el tuyo, mi peso es mayor que el tuyo, estoy más sano y corro menos peligros". Si la última visita fuera el 23 de diciembre, la serie sería aun más larga, la comida más abundante y los cuidados tan dedicados que hasta incluirían nueces y una pequeña dosis de coñac. Claro, el dato que le falta al pavo en cautiverio es lo que va a pasar el 24 de diciembre. No siempre la experiencia pretérita sirve para predecir el futuro. Eso es lo que descubren los pacientes oncológicos: todos estamos caminando al 23 de diciembre sobre una delgada capa de hielo. Todos. No solo aquellos a los que les dieron un diagnóstico, sino también el patólogo que lo hizo. No solo aquellos que tienen una metástasis, sino también el imagenólogo que la descubrió y el oncólogo que la sospechó. Todos.

Frente a esta conciencia abrupta de nuestra vulnerabilidad y mortalidad, solo hay dos maneras de reaccionar. La desesperación que conduce a la negación o a la manía, o la aceptación que lleva al descubrimiento de la libertad. Nadie es tan libre como el que descubre su mortalidad, ese es un gran secreto que conoce todo el mundo y forma parte de la manera en que reconstruimos la esperanza. Este es el motivo del siguiente capítulo.

Capítulo 9

Reconstruir la esperanza

Esta es la historia de G.

Apenas se alzaba un metro cincuenta y no debía pesar más de 45 kilogramos. Era una mujer enjuta, con una mirada vivaz y un andar tan firme que le di setenta años cuando ya tenía ochenta largos. Detrás de ella venían cuatro personas, una mujer alta en sus cincuenta, y tres varones "grandotes" de sesenta. Entraron los cinco, las dos mujeres se sentaron frente a mí y los tres varones permanecieron de pie detrás de ellas.

—Tengo cáncer y sé que está diseminado en todo el cuerpo —la hija intentó hablar, pero la fulminó con la mirada.

Siguió:

—Creen que porque tengo 87 años no estoy en condiciones de manejar mi vida, pero lo he hecho desde que tengo 12 y no voy a permitir que al final me quiten esa posibilidad.

Fue toda una declaración de guerra y libertad.

Sonreí y le dije:

—¿Por qué no me cuenta su vida?

Y empezó. Me contó de los prógroms en Rusia[36], de su familia judía y zarista, lo cual era una paradoja porque los zares eran antisemitas, según dijo. De la huida, del hambre, del viaje a París donde tuvo su primera menstruación casi sin saber de qué se trataba y del susto que sintió al ver sangre en sus prendas íntimas en un hotel en Montmartre. De su madre con quien había quedado sola cuando su padre viajó a este lado del mundo y que luego murió en el barco cuando venían a Buenos Aires. De

36. Persecuciones organizadas a judíos.

la búsqueda desesperada de su padre con quien nunca se reencontró. De su juventud quinceañera en Buenos Aires, sola, sin hablar castellano. De su primer esposo, quince años mayor, con quien estuvo casada treinta años, tuvo cuatro hijos y enviudó por primera vez. De su segundo marido, quien había sido el médico de su esposo, que murió diez años atrás, y de su vida plena aprendiendo oficios y artes, disfrutando de la música y del teatro. Pero sobre todo me habló del amor a sus libros, miles de libros en ruso, en francés, en castellano, que llenaban su vida. Escucharla era un placer, el cuidado en la selección de las palabras, el énfasis en lo menos pensado y la manera en que dibujaba en el aire con sus manos los detalles que faltaban. Seguimos hablando de sus enfermedades y las entrelazaba siempre con momentos vitales. Cuando nos enfocamos en el cáncer, dijo:

—Tengo un cáncer de mama y hace diez años me hicieron quimioterapia para curarme, nunca más me hago quimioterapia. Sé que ahora está en los huesos y en los ganglios, mis hijos intentan convencerme de que me haga quimio, pero yo sé leer, tengo internet y sé que no es curable. Yo quiero vivir, pero no de cualquier manera, he vivido mucho y bien, no quiero morirme afectada por la quimioterapia. Mi esperanza no es vivir eternamente, mi esperanza es vivir lo mejor que pueda y morirme sin darme cuenta. ¿Usted cree que eso es posible?

—No sé si es posible pero le pido dos cosas —le dije—. Primero que me preste esa frase como lema, porque me encanta, y segundo déjeme intentarlo. ¿Usted sabe lo que es la hormonoterapia?

Así empezó una relación que se prolongó durante siete años, hasta que murió una noche, en su cama, con un libro en la mano y espero que sin darse cuenta.

Cada vida es una historia hecha de múltiples historias entrelazadas, que hilvanan una pléyade de instantes construidos por trillones de sensaciones. Pero vivir no es solo vivir en el pasado, sino que es esencialmente proyectarse. La vida es tanto re-cordar, volver a lo que atesoramos en el corazón, como construir hacia el futuro, anhelar, avizorar, planificar, desear.

Mi maestro, el ya mencionado Carlos Landa, de feliz memoria, sostenía que el hombre es constitutivamente un proyecto, un proyecto, un yo lanzado hacia adelante desde un pasado construido por múltiples elecciones cuyas consecuencias arribaban al futuro. Un presente desde el que permanentemente mirábamos el porvenir, siempre oteando el horizonte, pre-sintiendo lo que va a suceder, pre-viendo lo que va a venir.

Es interesante que nuestras historias clínicas reflejen sobre todo la historia del enfermar y pocas registren las historias vitales humanas, lo que da sentido a las vidas, es decir lo que anhelan y la manera en que sortearon vicisitudes, las herramientas que poseen para la resiliencia y la esperanza. Como este capítulo analiza de qué manera se reconstruye la esperanza luego de la comunicación de que el tumor lamentablemente es incurable y probablemente va a causar la muerte en corto plazo, empezaremos por definir tres términos que muchas veces se confunden. En la literatura inglesa están más claras las definiciones y por eso haremos una adaptación al castellano de *realism* (realismo), *hope* (esperanza) y *hype* (expectativas desmesuradas de éxito).

Ellos definen *realism* o realismo como la evidencia científica más dura. No es que no sean conscientes de que cada paciente es único y que las estadísticas no pueden determinar el curso de una vida, simplemente piensan que las expectativas más probables están basadas en el derrotero de la mayoría de los pacientes.

Definen *hope* o esperanza como los deseos y expectativas que el paciente o su grupo familiar expresan luego de que el médico les haya comunicado el diagnóstico, el pronóstico y las alternativas terapéuticas que hay disponibles.

Reservan el término *hype* a las expectativas muchas veces desmedidas e improbables que tiene un paciente o su familia ante la adversidad (que el milagro sea científico o religioso es poco importante si es un milagro).

Desde el punto de vista médico, la diferencia entre estos tres términos está dada por la altura de la vara en que colocamos la eficacia de los tratamientos. El impacto del *marketing* farmacéutico y la enorme capacidad de difusión de los medios de comunicación hacen del *hype* una experiencia cotidiana. Quien no tenga cáncer es probable que no lo perciba, pero quien sí lo tenga todas las mañanas encontrará un artículo en el periódico, en internet o en la televisión en el que algún tratamiento cure a algún paciente con cáncer. Esos tratamientos normalmente son inalcanzables desde el punto de vista económico y probablemente no se administren en el país.

Eso lo describió magistralmente Christopher Hitchens en su libro *Mortalidad*: "Los ciudadanos de villa tumor sufren el asalto constante de curaciones y rumores de curaciones". Los efectos adversos de las curaciones son a veces devastadores, pero se justifican porque son el camino que ofrece con realismo la mayor esperanza. Los rumores de curaciones generan una falsa esperanza que termina debilitando a los enfermos, pues tienen la sensación de haber estado perdiendo el tiempo persiguiendo quimeras. Esto se debe a que los medios de comunicación transforman en noticia cualquier situación excepcional, tanto las excepcionalmente buenas como las malas. Lo decía uno de los periodistas más reconocidos y polémicos de la televisión, Bernardo Neustadt: "Es noticia el avión que se estrella, no los miles de aviones que despegan y aterrizan sin problemas".

Esta transformación de lo excepcional en lo cotidiano modifica nuestra manera de ver los problemas, y por eso las personas somos tan malas para evaluar riesgos. De hecho, podemos llegar a creer que los ataques de tiburón son más riesgosos que los accidentes automovilísticos, sin considerar que los primeros causan, como mucho, diez muertes por año y los segundos miles de muertes más. En oncología debemos saber que el excepcionalismo es un serio problema científico, ya que con casi cualquier tratamiento hay un 5%, 2% o 1%, o uno en un millón de pacientes, que evoluciona bien. Por eso es más fácil definir una vara desde la salud pública que desde la atención individual de un paciente. Desde mi perspectiva, la vara de la eficacia en salud pública debería estar entre un 10 y un 20% de pacientes que pueden beneficiarse significativamente (curarse o prolongar su vida más de un año). Creo que la administración de un tratamiento oncológico está justificada si beneficia significativamente a uno de cada cinco o diez pacientes. Este beneficio es suficiente como para que el tratamiento esté cubierto por los recursos de la salud pública. Es muy razonable que estos tratamientos estén disponibles para todos los pacientes y su accesibilidad esté asegurada con los impuestos de todos los ciudadanos.

Cuanto más baja la vara, más elevado es el *hype*; cuanto más alta, más elevado el realismo. ¿Dónde colocar la vara? Se trata de una decisión que no es exclusivamente médica, sino también política, ética, y social, y está relacionada con la inversión de dinero público y la eficacia de los tratamientos cubiertos. Sin embargo, la política sanitaria no tiene nada que ver con el tratamiento de un paciente concreto. El paciente tiene derecho a querer cualquier tratamiento que le ofrezca algún beneficio, aunque sea excepcional, porque él puede ser el caso en un millón. El Estado tiene la obligación de asignar recursos finitos a demandas infinitas, asegurando la mayor salud a la población. La tensión entre el deseo personal y la asignación de recursos públicos es un tema que debe ser zanjado en la arena política, pues esta asignación debe ser válida para todos los ciudadanos, independientemente de su situación económica, política, social, educativa, religiosa, poder de lobby o cualquier otra condición, excepto la médica. Las sociedades más progresistas en término de derechos de salud tienen transparentado el proceso de incorporación de nuevos tratamientos a los sistemas de salud, las sociedades menos desarrolladas tienen sistemas menos transparentes o simplemente lo dejan librado a las leyes del mercado, lo que establece un sistema desigual de tratamientos médicos.

Ahora veamos el proceso de construcción de la esperanza. La primera pregunta es: ¿se puede construir la esperanza? El diccionario de la lengua española (Real Academia Española) realza tres aspectos de la esperanza:

> 1. f. Estado de ánimo que surge cuando se presenta como alcanzable lo que se desea.
>
> 2. f. Mat. Valor medio de una variable aleatoria o de una distribución de probabilidad.
>
> 3. f. Rel. En el cristianismo, virtud teologal por la que se espera que Dios otorgue los bienes que ha prometido.

Aprovecharemos las tres acepciones que toma la Real Academia. La primera está relacionada con las expectativas. La esperanza surge cuando uno cree que aquello que desea es alcanzable. El problema está entonces en el realismo y en la proximidad de lo que se desea. Cuando se desea lo inalcanzable, el resultado es la frustración. La decepción no es sino la distancia entre las expectativas y la realidad, cuanto mayores sean las expectativas, más improbable es que se realicen.

La segunda acepción, la matemática, hace referencia a esto último, las expectativas extremas, tanto las muy malas (pesimistas) como las muy buenas (optimistas) son mucho menos factibles que las moderadas (realistas). Por eso, frente a toda circunstancia, los médicos debemos tratar de transmitir la esperanza fundando nuestros decires en lo más probable, nuestros temores en lo más improbablemente malo y nuestros deseos en lo más improbablemente bueno.

La tercera acepción de la esperanza es como una de las tres virtudes teologales (las otras dos son la fe y la caridad). Es interesante que las tres religiones del libro representen a cada una de ellas: el judaísmo representa la esperanza, el cristianismo la caridad y el islam la fe[37]. Para mí, la construcción de la esperanza radica en la voluntad de perseguir un anhelo paso a paso, sin que nada cambie en el día a día, pues nunca sabremos cuan cerca o lejos estamos de que este se cumpla. El texto que mejor explica la construcción personal de la esperanza es *El hombre en busca del sentido* de Viktor Frankl, un sobreviviente del holocausto nazi. De hecho, su título original era *Ein psychologe erlebt das konzentrationslager* (Un psicólogo experimenta en un campo de concentración). Creo que sería de gran utilidad si se leyera en el secundario y debería ser de lectura obligatoria en la carrera de medicina. Narra de un modo vívido la manera en que sobrevivió Frankl a la experiencia del campo de exterminio, con las tres fases que describe: el shock del internamiento en el campo, la adaptación al campo y qué pasa luego de la liberación. Allí es donde uno descubre de qué manera el sentido de nuestra vida impacta en nuestra supervivencia, no sobrevivieron los más fuertes, los más aptos ni los más jóvenes. Por lo tanto, si estamos convencidos de que se puede construir la esperanza, el paso siguiente es ver qué es lo que nuestro paciente anhela.

¿En qué deposita su esperanza el paciente? Esta parece una pregunta fácil pero no lo es. En la medicina ha habido un desplazamiento de la esperanza, desde la esperanza en la fe, en la divinidad de los antiguos griegos, en donde el médico era un enviado y un ungido, el canal a través del cual los dioses actuaban, pasando por la técnica médica a principios de la década de 1960, una medicina sin Dios pero llena de

37. Los tres libros son la Torá, la Biblia y el Corán, desde luego.

aparatos, hasta la realidad actual, en donde toda la esperanza está puesta en el último medicamento.

Este desplazamiento hace que todo se juegue a una sola mano, es una apuesta a todo o nada: consigo el medicamento o no consigo el medicamento, porque el pensamiento de que no puede funcionar ni siquiera tiene lugar explícito. Es muy difícil explicar la sensación de secuestro de la esperanza que uno percibe frente a esta situación. Por un lado, es cierto que contamos con medicinas más poderosas y eficaces, pero también es cierto que sirven solo para un grupo muy seleccionado de pacientes y que los resultados en la vida real no reproducen lo que muestran los estudios; además, raramente se logra curar a los pacientes. Digo secuestro de la esperanza porque enfocan al paciente y a la familia en el objetivo prioritario de que el éxito depende del tratamiento, conseguir el medicamento, aplicar el medicamento, tolerar el medicamento y todo lo que tiene que ver con el cuidado de la persona. Las razones para vivir, las condiciones para vivir, los límites a la agresión médica quedan de lado. Cuando lo importante es vivir, los que viven se plantean las preguntas, los que fracasan, los que quedan en el camino, los que mueren no tienen voz. Tan perverso puede ser este cambio de paradigma que a los tratamientos orientados a atacar a los tumores por determinado marcador tumoral se los denomina "medicina personalizada", como si la persona y el tumor fueran la misma cosa. Esta manera de hacer medicina en donde la lucha contra el tumor es sinónimo de la lucha por la vida del paciente —y muchas veces tiene prioridad sobre la manera de vivir del paciente— lleva a que el enfermo se desplace a los centros de atención de mayor complejidad y sea un inmigrante en las grandes ciudades, a que no solo sufra los embates del tumor y los efectos adversos de los tratamientos, sino que muchas veces lo haga alejado de los seres que ama o en un entorno totalmente distinto del que vivió.

Esta manera de priorizar los problemas conduce a que las rutinas de los ensayos clínicos se incorporen rápidamente a la práctica médica, solicitando innumerables análisis de laboratorio o estudios de imágenes cuyo objetivo es ver la sutileza de los cambios tumorales que no tienen ningún impacto en la curación, longevidad o calidad de vida de los pacientes. Pero lo más perverso de este secuestro de la esperanza es que los médicos también la han adoptado. La misión del médico oncólogo parece ser su creatividad para ofrecer siempre un tratamiento más, un invento más, un protocolo más. La buena vida del paciente es someterse a un tratamiento y la buena muerte de un paciente, morir por toxicidad. Esta estrategia de considerar la destrucción del tumor como un éxito a toda costa, aun cuando en ello se pueda perder la vida o aun cuando no se traduzca en curación, longevidad o calidad de vida, es una deformación de la medicina. Es posible que sus cultores justifiquen esa actitud en aquellas situaciones en las que el tumor es curable o en el excepcionalismo cuando el tumor es incurable. Pero me parece que las razones son más profundas: por una parte, son una manifestación de la medicina enferma que ha olvidado que su misión es que el paciente viva más o mejor. El hecho de que el tumor se destruya, permanezca igual o crezca, es en el mejor de los casos una condición necesaria para alcanzar los dos objetivos anteriores.

¿Qué es lo que espera el paciente? Es una información que debemos obtener con delicadeza pero con firmeza. Hay pacientes que solo esperan poder curarse. No toleran siquiera formular en palabras expectativas menores. Cuando sea el caso debemos hacer el esfuerzo por explicarle si sus expectativas son realistas, poco probables o improbables, sabiendo que independientemente de que nunca podamos cuantificar lo que va a suceder con un paciente, podemos saber lo que sucederá en una población de pacientes similar al nuestro con los tratamientos de los que disponemos actualmente. Trabajar con las expectativas del paciente y su familia es la manera más positiva de que él participe en la toma de decisiones médicas durante el curso de la enfermedad. Al menos debe estar al tanto de si su enfermedad es curable o no. Nosotros entendemos por curabilidad a la desaparición de toda evidencia clínica, imagenológica o bioquímica de enfermedad y, sobre todo, a que las expectativas de supervivencia sean similares a las de los coetáneos que no han padecido la enfermedad. Estas dos condiciones se alcanzan en muchos tumores detectados en etapas iniciales y en pocos de los que se detectan ya diseminados. En estas situaciones es comprensible que para el paciente la alternativa sea a todo o nada. Es comprensible que con el objetivo de curarse una persona acepte correr altos riesgos.

Hay otro punto que debe aclararse con suma delicadeza y se trata de los llamados tratamientos adyuvantes, destinados a aumentar las chances de curación. Hay un grupo de pacientes que no los necesita, porque ya están curados, y otro grupo al que lamentablemente no le servirán. Aquí también es comprensible correr altos riesgos para aumentar las chances de curación, pero teniendo en cuenta que tanto los que están curados como los incurables pueden sufrir graves consecuencias y no se beneficiarán. Es nuestra ignorancia lo que nos lleva a tratar a todos, pues no podemos distinguirlos.

Que una enfermedad sea incurable no significa que no sea controlable durante mucho tiempo. Esto lo sabemos muy bien de las enfermedades cardiológicas como la hipertensión arterial, las endocrinológicas como el hipotiroidismo o la diabetes, las enfermedades reumatológicas como la artritis reumatoidea, las enfermedades neurológicas como la epilepsia, las enfermedades renales como la insuficiencia renal crónica. La medicina está muy entrenada en el cuidado de los enfermos que padecen afecciones crónicas. Cuando la enfermedad puede cronificarse, hay que tener en cuenta que muchas veces, en los pacientes mayores, es perfectamente factible que puedan alcanzar la misma longevidad que sus congéneres sin enfermedad, como es el caso del cáncer de próstata, el cáncer de mama, linfomas de bajo grado y otros tumores de lento crecimiento, solo que requiriendo tratamientos que los acompañarán el resto de sus vidas. En estas circunstancias, la calidad de vida de los pacientes es fundamental y debemos priorizar los tratamientos menos tóxicos y que puedan administrarse por vía oral. Una tentación muy frecuente, en la que debemos tratar de no caer, es en la de realizar estudios que detecten progresión subclínica de la enfermedad en pacientes que están clínicamente bien.

Sé que lo anterior resultará controversial, por eso deseo explicarme con precisión. Todo estudio que se realice en un paciente debe tener como objetivo prolongar su vida, restaurar su salud o mejorar su calidad de vida. No es un objetivo de la medicina clínica saber lo que sucede subclínicamente a un paciente si esto no se va a traducir en mayor curación, mayor sobrevida o mejor calidad de vida. Suena reiterativo, pero saber si el marcador se eleva o no o si el PET muestra mejora o no de las imágenes solo sirve si le sirve al paciente. La curiosidad por saber cómo va la enfermedad en un enfermo incurable que está bien puede llevar a poner en evidencia que lamentablemente el marcador o las imágenes están peor, y en ese mismo instante transformamos un paciente asintomático en un paciente sintomático, es decir empeoramos su calidad de vida antes de que la enfermedad lo haga. Eso me parece simple y llanamente mala medicina. Distinto es si el paciente necesita saberlo porque debe tomar una decisión crucial para su vida, pero en este caso se impone la necesidad de conocer su situación subclínica para poder obrar con mayor grado de libertad. Por eso me parece crucial comprender que el seguimiento reglado de los ensayos clínicos no se aplica en el tratamiento clínico de los pacientes y que los métodos de *screening* en los pacientes curables no se aplican a los pacientes incurables. Todo esto es complejo de implementar en la medicina moderna, en donde cada enfermo tiene numerosos especialistas para consultar.

Finalmente, es posible que el paciente tenga una enfermedad incurable y además resistente a los tratamientos de los que disponemos y que peligre su vida en el corto plazo. Aquí los tratamientos de elección son los paliativos y es crucial que formen parte de los tratamientos oncológicos desde el mismo momento en que tal situación es detectada. Cuanto antes el paciente y la familia contacten a los especialistas en cuidados paliativos tanto mejor va a ser su calidad de vida. Además de trabajar con las expectativas del paciente es fundamental que el médico comprenda las razones que lo llevan a querer luchar.

Por qué esperar

Una frase de Nietzsche que me conmueve por su contundencia es: "Todo aquel que tiene un por qué vivir, siempre encuentra un cómo". Este orden entre razón y circunstancia es crucial para poder conocer cuál es la razón por la que un paciente espera curarse, sobrevivir o adaptarse. Cada uno tiene sus propios motivos, algunos de ellos son tan íntimos que solo los conoce la persona. No debe juzgarse la razón de cada cual, tampoco debe prejuzgarse, sino que debe investigarse. En algún momento, en el diálogo íntimo entre el médico y el paciente, es conveniente darle la oportunidad de hablar de ello si le parece oportuno y sin coaccionarlo. La mayoría de las veces las razones que expresan los pacientes no están centradas en ellos mismos, sino en quienes los rodean, generalmente en los más pequeños y vulnerables. Este es un momento muy importante para ellos y sus familias, pues ahí es cuando los vínculos, las relaciones y el diálogo pueden ser más esenciales que todos los medicamentos juntos. Aquí es donde el valor del médico como persona más que como profesional es trascendente.

En este punto no importa tanto la tecnología como la humanidad, por eso debemos tener mucho cuidado de no imponer a un paciente una determinada conducta sino adaptarnos a lo que él desea, respetando tanto a los que no desean hacer nada como a quienes desean hacer algo. Hay diferentes modos de abrir este diálogo. Quiero transmitirles cuatro metáforas que yo empleo y que en la clínica me son útiles. Cuatro imágenes que ayudarán a construir esperanza.

Las cuatro imágenes que uso son las que siguen:

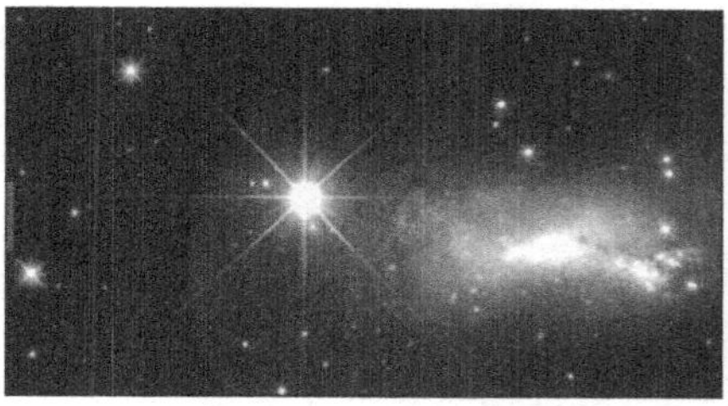

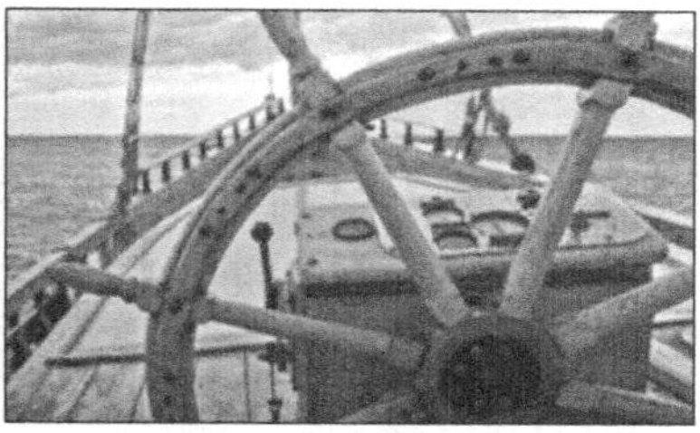

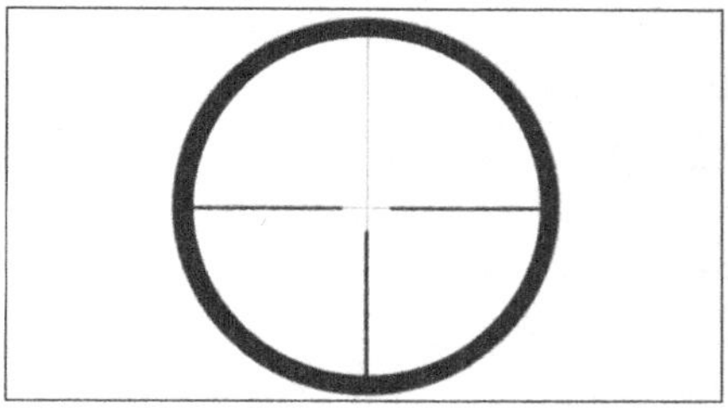

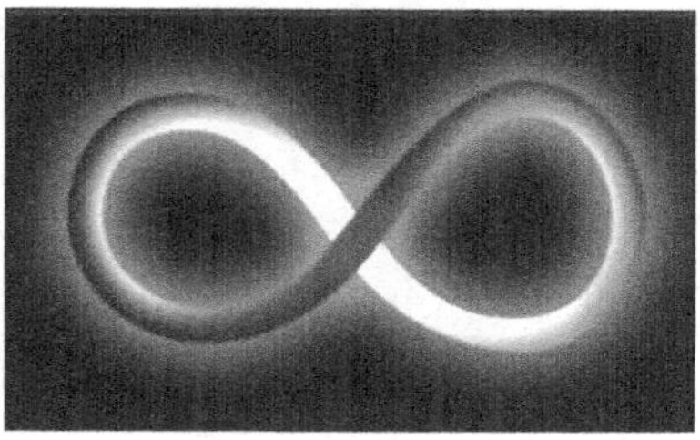

La primera imagen, de arriba a la izquierda, hace referencia a esa estrella que descubrimos como el motivo más importante de nuestra vida, el sentido de nuestra vida, la fuerza que nos impulsa a seguir viviendo, la que nos saca del desierto en las situaciones más difíciles. Esta estrella puede ser diferente según el momento, pero es siempre una. Puede ser la fe, puede ser el anhelo de compartir nuestra vida con otra persona, puede ser el deseo de ver a un hijo alcanzar una meta, puede ser conocer un nieto que está por nacer, puede ser celebrar un aniversario o esperar que parta un cónyuge para recién partir. De nuevo, se trata de no juzgar, no es importante cuál es la razón, lo importante es que haya una razón, por nimia, intrascendente o alejada de nuestros valores que parezca: yo tuve un paciente que esperaba ver nuevamente a su equipo de fútbol campeón, hecho que efectivamente ocurrió, y es notable la felicidad con la que vivió ese momento (aclaro que yo no sé nada prácticamente de ningún deporte).

La segunda imagen, de arriba a la derecha, es el timón de un barco. Nuestra vida se parece mucho a una barca que sale a navegar, cada rumbo que tomamos es diferente cada día, cada vez que regresamos al puerto este ya no es el mismo, aunque solo hayan transcurrido unas horas. Precisamente porque transcurrieron unas horas, no somos responsables del mar, ni del clima, ni siquiera estamos seguros de que tomar el timón nos asegure llegar a nuestro destino, las cosas pueden cambiar rápida e inesperadamente. ¿Por qué entonces tomamos el timón? Primero porque aunque esto no nos asegura llegar a destino, es más probable que lo hagamos si tomamos el timón que si libramos el rumbo a la suerte. Y segundo porque hay algo de dignidad en afirmarse en el timón de nuestra vida, es nuestra vida siempre y hasta el final. Cuando pienso en los derroteros vuelvo a la lectura de la Odisea. No es azar que el autor más citado en los diálogos de Platón sea Homero, ni creo que sea un detalle menor su ceguera. Hay caminos que se siguen con el corazón, no con los ojos, hay experiencias del camino que son tan ricas no porque sean metas, sino porque son accidentes. La persona que desea saber qué le pasa, que desea conocer los objetivos de los tratamientos, que desea participar en la toma de decisiones es una persona que ha decidido poner las manos en el timón de su vida. Y eso merece todo nuestro respeto.

La tercera imagen, la de abajo a la izquierda, representa la concentración de nuestra vida que produce la enfermedad, así como el cazador deja fuera del blanco todo lo que no es su presa, la enfermedad deja fuera de nuestra vida todo lo que es superfluo. Cuando pensamos que somos inmortales, que somos eternos, cuando sentimos que tenemos tiempo de sobra, las pequeñeces cuentan; pero cuando tomamos conciencia de que estamos escasos de tiempo, de fuerzas, de capacidades, nos concentramos en lo más importante, y esas son pocas cosas: la familia, los afectos, los pequeños placeres, de pronto mucho de lo urgente deja de serlo y pasamos a tener tiempo. Es paradojal, pero esto ocurre justo cuando sentimos que no tenemos tiempo, allí, finalmente sí lo tenemos. Lo importante es seleccionar con toda precisión en qué queremos invertir este bien que siempre fue escaso y que muchas veces perdemos en proyectos ajenos.

Ahora es cuando adquiere sentido la última imagen, la de abajo a la derecha, la paradoja de los infinitos. Un infinito es infinito aunque esté limitado. Porque a medida que nos acercamos a ese límite, se pueden dividir los instantes en infinitos instantes. Así, es infinita la distancia que nos separa a dentro de diez años, porque son diez años, ciento veinte meses, tres mil seiscientos días, ochenta y seis mil cuatrocientas horas, y así podemos seguir dividiéndolo hasta que comprendamos que es infinita la distancia que separa un instante de otro.

Hay gente que piensa que la vida es una sola, es el lapso que media entre la cuna y la sepultura. Hay quienes piensan que está compuesta de varias vidas, quienes en cada edad viven intensamente como deben vivir, el que cuando es niño es plenamente niño y cuando es anciano es plenamente viejo. Hay quienes viven muchas vidas en una sola vida y quienes piensan que cada día es una vida en sí misma. Son los que disfrutan cada instante. Quien aprende a vivir cada instante como una vida encontrará infinitas posibilidades de vivir en cada día. Lo paradójico de eso es que para vivir de ese modo hay que estar siempre donde uno está, haciendo lo que uno hace, siendo el que uno es, rodeado por los que uno ama. Ahí es cuando descubrimos que la mayor parte de nuestra vida estamos donde no queremos, haciendo lo que no queremos, siendo los que no somos y rodeados de quienes no amamos. No es un descubrimiento menor comprender que somos capaces de vivir con mayor plenitud nuestra vida cuando tomamos conciencia de que esta llega al final y no en cualquier momento anterior.

El portfolio de emociones

Esta es una técnica que utiliza el ya mencionado experto en comunicación en cáncer Anthony Black. A los pacientes que tienen solo la expectativa de curarse trata de explicarles el riesgo que supone invertir todas sus emociones en una sola evolución posible. Así como somos más vulnerables cuando colocamos todo nuestro dinero en una sola acción de la bolsa o apostamos a un solo número de la ruleta, también lo somos si colocamos todas nuestras emociones en una evolución posible. No importa cuán probable o improbable sea, si uno se cura, sentirá que ha logrado lo que desea, pero si esto no ocurre, sentirá que ha fracasado totalmente. Supongamos por un instante que no se cure, la pregunta es: "¿Hay algo que le gustaría hacer o dejar de hacer y que pueda ayudarlo a vivir mejor a usted o a su familia?". Esta idea de Black con respecto a considerar otras evoluciones posibles de la enfermedad le permite al paciente, sin abandonar su deseo más profundo, dar lugar a emociones o deseos que está postergando por depositar todo en un solo evento.

Liberar las cargas

Un punto muy importante para la vida de una persona es irse sin asignaturas pendientes o por lo menos con el menor número posible. A lo largo de la vida, vamos acumulando errores, rencores, envidias, desprecios que de algún modo nos hieren, y, cuando se acerca el final, es bueno cerrar heridas. La imagen que uno tiene es la de ir caminando con una mochila a la que le va agregando piedras a medida que avanza en la vida. Hay momentos —el diagnóstico de cáncer o alguna enfermedad grave puede ser uno de ellos— en los que es mejor sentarse a la vera del camino, sacarse la mochila y vaciarla. Ese gesto es una imagen extraordinaria del perdón. Perdonar es viajar liviano. Mucha gente confunde perdonar con reconciliarse y son dos cosas diferentes. Perdonar es la voluntad de dejar en el pasado lo que sucedió en el pasado. Es impedir que sigan dañándote las actitudes, ideas o palabras del pasado. Es tomar la decisión de encarar el futuro sin los condicionantes del pasado. Esta manera de vivir, libre de ataduras, está expuesta de un modo magistral en el libro de Edith Eger *La bailarina en Auschwitz*. Su experiencia como sobreviviente es uno de los pilares de una técnica psicoterapéutica para auxiliar pacientes. También aquí el médico puede jugar un rol fundamental al escuchar al paciente y preguntar si hay algún asunto pendiente en su vida que desee zanjar.

El desapego

El último punto es el desapego. Los grandes maestros espirituales hacen hincapié en este punto. Algunos lo grafican en el dejar fluir, otros en el Yin-Yang, otros en el equilibrio, pero para mí quien lo sintetiza de un modo perfecto es San Ignacio de Loyola en sus ejercicios en relación a la "santa indiferencia", no querer más de lo que tenemos: "En tal manera que no queramos más salud que enfermedad, riqueza que pobreza, honor que deshonor, vida larga que corta, y por consiguiente en todo lo demás" (Ejercicios espirituales, 23).

Esto termina de construir la esperanza: el ejercicio máximo de libertad que supone aceptar con ecuanimidad nuestras limitaciones, pues ahí descubrimos una fuente inagotable de serenidad. Es el tiempo de poder gozar del tiempo que tenemos, sin apenarnos por lo que ya no podremos obtener, sin culparnos por lo que no obtuvimos, aceptando lo que podemos hacer con tanto beneplácito como lo que no podemos hacer. Sé que suena difícil pero es lo que hacen muchos pacientes que no pierden el tiempo, sino que lo usan para vivir plenamente cada instante. Es de esta manera en la cual he visto reconstruir la esperanza, con realismo, con un sentido para la existencia, con libertad y con desapego. Son esos pacientes los que nos enseñan a vivir, porque toman cada instante de su vida como una oportunidad para crecer, para ser más ellos mismos y para vivir plenamente.

Capítulo 10

Tu propia historia

El décimo capítulo es tu propia historia. La historia del lector, que completa todas las otras historias. Tu historia propia e íntima, la historia de una persona con sus luces y sombras. La historia de tu vida llena de pequeñas y grandes historias; una historia única, pues nadie, absolutamente nadie, puede ser y hacer lo que vos sos e hiciste a tu manera. Es también la historia del que quiere cambiar cuando cambiar es posible… y siempre es posible hasta el último instante.

Mucha suerte.

Apéndice I

Honrar a quienes nos legaron el conocimiento

Cuando tomamos una decisión terapéutica, hacemos una síntesis de una enorme cantidad de conocimientos de los cuales nos hemos nutridos hasta llegar a lo que hoy se conoce como "estado del arte". Estos conocimientos son el fruto del trabajo de diferentes hombres y mujeres que, cada uno en su momento y con sus limitaciones, aportaron algo al saber del cual todos hoy nos nutrimos. A cada uno de ellos les debemos algo y una forma de honrarlos es recordarlos. La siguiente lista, en orden alfabético, no es exhaustiva ni excluyente. Simplemente hemos seleccionado una nómina de personas, algunas conocidas y otras no, que hicieron posible que hoy sepamos lo que sabemos:

Addison, Thomas (1793–1866): médico inglés del Guy's Hospital. En su monografía "On the constitutional and local effects of disease of the suprarrenal capsules" (Londres, 1855) describió la insuficiencia suprarrenal (enfermedad que padeció entre otros J. F. Kennedy) y abrió el estudio de las enfermedades endócrinas.

Adler, Alfred (1870-1937): psiquiatra vienés, discípulo de Freud, generador de la segunda escuela vienesa de psiquiatría.

Adrian, Edgar Douglas (Lord) (1889-1977): fisiólogo inglés que trabajó en la función de las neuronas y fue ganador del Premio Nobel de 1932 junto con Charles Sherrington (*ver más abajo*).

Aesculapius (Esculapio o Asklepios - **Ασκληπιός**): probablemente bajo este nombre se aúnen la persona de un gran médico griego prehipocrático, un mito del legendario dios de la medicina griega hijo de

Apolo y de la ninfa Coronis y una escuela que contrapuso al tratamiento violento de las enfermedades (sangrado, emesis[38] y catarsis) una terapéutica reconstitutiva basada en el reposo, la dieta y los baños. Sus templos se esparcían por toda Grecia (incluida la isla de Cos, de donde procede Hipócrates) y estaban construidos en laderas de montes rodeados de pinares. El mito refiere que vivió una larga vida, tuvo muchos hijos (entre ellos Panacea) y falleció de una caída producida por los celos de Zeus y el temor de que hiciera inmortal a los humanos. Los romanos tomaron el nombre Aesculapios en el año 293 AC durante un brote epidémico en el cual le pidieron protección.

Aetius (502-575): médico griego que ejerció en Constantinopla en el siglo VI. Compiló el conocimiento médico de su época en dieciséis volúmenes (denominado *Tetrabiblion*), basados fundamentalmente en los trabajos de Oribasio y Galeno.

Albucasis (1013-1106) o Albukasim: médico árabe nacido en Córdoba en el siglo XI. Escribió extensamente sobre temas médicos, entre ellos un famoso texto de cirugía que incluía numerosas descripciones de instrumental. Se dice que fue el primero en utilizar una jeringa con pistón.

Alcmeón (vivió hacia el 500 antes de nuestra era): médico de la escuela pitagórica, uno de los primeros en hacer disecciones. Describió el nervio óptico, reconoció que el cerebro era el centro de la actividad intelectual y que el esperma no provenía de la médula espinal.

Alejandro de Tralles (525-605): nacido en Lidia (hoy Turquía), trabajó en Roma. Sus tratados fueron los terceros en importancia luego de los de Hipócrates y Galeno. Escribió doce volúmenes llamados *El arte de la medicina*.

Alhazen (965-1038): matemático árabe. Aportó a la óptica, reconoció que la luz era percibida en la retina del ojo, entendió la visión binocular, la refracción y experimentó con lentes convexos.

Alibert, Jean Louis (1768-1837): padre de la dermatología moderna, describió numerosas enfermedades, entre ellas la micosis fungoide.

Allbutt, Thomas Clifford (1836-1926): reconocido médico inglés editor de un extenso tratado de medicina denominado *Medicina sistemática*. Describió la histología de la arteritis sifilítica cerebral.

---

38. Vómitos.

Ampére, André Marie (1775-1836): físico francés que trabajó en electrodinamia. Inventó una serie de instrumentos destinados a medir la electricidad en los seres vivos, sus trabajos contribuyeron a que Willem Einthoven (*ver abajo*) diseñara los primeros electrocardiógrafos.

Amussat, Jean Zuléma (1796–1856): cirujano francés. Fue profesor aun antes de graduarse y realizó numerosas contribuciones a la cirugía, entre ellas la colostomía lumbar en 1839. Diseñó una intervención para el ano imperforado.

Andral, Gabriel (1797–1876): médico francés, vivió en París y describió las enfermedades de la sangre (discrasias) sentando las bases del análisis químico de sangre. Entre 1823 y 1840, publicó los cinco volúmenes de las *Clínicas médicas* que lo hicieron famoso.

Andry, Nicolás (1658-1742): médico francés que fue el primero en publicar un tratado de ortopedia orientado a prevenir las malformaciones en los niños.

Arantius (Giulio Cesare Aranzi 1530-1589): en 1571, publicó un tratado muy completo de embriología (*De humano foetu*) donde describió el foramen oval, el ductus arterioso y el ducto venoso.

Arber, Werner (1929): biofísico suizo que compartió el Premio Nobel de Medicina de 1978 con Daniel Nathans y Hamilton Smith (*ver abajo*) por descubrimientos relacionados con las enzimas de restricción y su aplicación a la biología molecular.

Areteo de Capadocia (30-90): en los textos "Sobre las causas y síntomas de las enfermedades crónicas y agudas" y "Sobre el tratamiento de las enfermedades crónicas y agudas", describió la neumonía, la pleuresía y el empiema, la difteria, la diabetes, el tétanos, la lepra síncope y las anginas. Diferenció entre la parálisis cerebral y la parálisis espinal.

Aristóteles (384-322 AC): hijo del médico del rey de Macedonia fue un filósofo particularmente interesado en la medicina y la biología. Es considerado fundador de la biología y el primer embriologista. Reconoció al corazón como central para el aparato circulatorio, describió las meninges y comparó los pulmones con las esponjas, observó el desarrollo de embriones de pollo y reconoció los movimientos cardíacos fetales. Le dio nombre a la aorta, al diafragma, a la tráquea y al ombligo.

Arnaldo de Vilanova (cerca de 1240): de origen francés, practicó la medicina en Barcelona, de allí fue expulsado y se radicó en Sicilia. Fue médico de Pedro III de Aragón y del papa Clemente V. Revisó el

Regimen sanitatis salerni y se lo reconoce por introducir las tinturas alcohólicas, el brandy y los vinos medicinales en la farmacopea.

Aselli, Gaspar (1581-1626): profesor de anatomía y cirugía en Pavía, es autor del primer texto ilustrado de anatomía en colores, lo que en su momento fue revolucionario.

Astruc, Jean (1684-1766): cirujano y obstetra francés, profesor en Toulouse y Montpellier. Fue el primero en agrupar la sífilis y la gonorrea bajo el título de enfermedades venéreas y uno de los firmes defensores de la idea de que la sífilis fue introducida en Europa desde América.

Auenbrugger, Leopold (1722-1809): médico vienés que describió la percusión como método de semiología de las enfermedades en un tratado que se tituló *Inventum movum ex percussione thoracis humani, ut signo, abstrusos interni pectoris morbos detegendi*. Este trabajo no se conoció hasta que en 1808 Jean-Nicolas Corvisart (médico de Napoleón) lo tradujo al francés y reconoció su genialidad.

Avenzoar (Abu Merwan Ibn Zohr 1113-1162): médico árabe nacido en España. Hijo y nieto de grandes médicos, escribió un trabajo médico llamado *Taizir* (Introducción). Fue el primero en describir la pericarditis e intentó la histerectomía total.

Averroes (1126-1198): nacido en la Córdoba andaluza, fue un aventajado médico y un gran filósofo, escribió un capítulo en el *Canon de Avicena* y fue el primero en notar que la viruela ataca solo una vez a la persona.

Avicena (Ibn Sina, 980-1037): médico persa. Comenzó a practicar la medicina a los 18 años, fue llamado por sus contemporáneos "Príncipe de los médicos". Escribió 21 tratados voluminosos sobre medicina y 24 tratados pequeños sobre diferentes disciplinas; el más famoso de todos ellos es el Canon, que abarcaba desde anatomía hasta psiquiatría. Durante mucho tiempo fue considerado el "más grande libro de medicina jamás escrito" y fue el texto de las escuelas medievales de medicina hasta el siglo XV.

Axelrod, Julius (1912-2004): químico norteamericano que compartió el Premio Nobel de Medicina de 1970 junto con Bernard Katz y Ulf von Euler (*ver abajo*) por sus aportes sobre transmisores humorales en las terminales nerviosas: almacenamiento, liberación e inactivación.

Babinski, Josef (1857-1932): el más grande neurólogo francés. Sucedió a Charcot cuando este murió en 1893. Escribió un tratado muy importante sobre los reflejos. Entre otros, describió el reflejo plantar, que lleva su nombre, como consecuencia de la liberación cerebral.

Bacon, Roger (1214-1292): científico y filósofo inglés. Sentó las bases del realismo filosófico y de la contrastación de las verdades científicas. (No confundir con otro gran filósofo inglés, Francis Bacon, que nació trescientos años después, en 1561)

Baillou, Guillaume (1538-1616): médico francés recordado por haber introducido en medicina el término reumatismo en una publicación realizada luego de su muerte *Liber de rheumatismo et pluritide dorsali*, París, 1642.

Balard, Antoine Jerome (1802-1876): químico francés. Descubrió el bromo en el agua de mar, aisló el nitrito de amilo y tuvo como asistente de su laboratorio a Louis Pasteur, aunque por corto tiempo.

Balfour, Francis Maitland (1851-1882): biólogo inglés que durante su corta vida hizo notables contribuciones a la embriología comparada.

Baltimore, David (1938): biólogo norteamericano que recibió el Premio Nobel de Medicina de 1975 junto con Renato Dulbecco y Howard Temin (*ver abajo*) por sus trabajos sobre la incorporación de los virus al material genético de la célula.

Bang, Bernhad Laurits Frederick (1848-1932): patólogo veterinario danés, descubrió el bacilo que ocasionaba el aborto y la fiebre puerperal en las vacas (Enfermedad de Bang), descripta por primera vez en el ser humano en 1924.

Banti, Guido (1853-1925): médico italiano que describió una anemia progresiva con esplenomegalia (Enfermedad de Banti).

Banting, Frederick (1891-1941): médico canadiense que trabajó intentando sitiar los islotes de páncreas y, en asociación con Charles Best, descubrió la insulina. En 1923, fue galardonado con el Nobel junto con John J. McLeod. Falleció en 1941 como consecuencia de un accidente de avión.

Bárany, Robert (1876-1936): neurólogo y psiquiatra vienés. Realizó observaciones sobre la estructura y función del oído interno, especialmente el laberinto. Como cirujano militar se destacó por su pericia para tratar heridas cerebrales. Recibió el Nobel en 1914.

Barré-Sinoussi, Francoise (1947): científica francesa. Recibió el Nobel en 2008 por sus trabajos sobre el Virus de la Inmunodeficiencia Humana (VIH), de gran importancia en infectología y en oncología.

Barlow, Thomas (1845-1945): médico inglés educado en la Universidad de Manchester. Describió el escorbuto infantil (Enfermedad de Barlow) y fue médico de la Reina Victoria y los reyes Eduardo VII y Jorge V.

Bartholin, Kaspar (1585-1629), *Thomas* (1616-1680) y *Kaspar Thomeson* (1655-1738): tres generaciones de anatomistas daneses profesores en la Universidad de Copenhague. Las glándulas de Bartholin fueron descriptas por el tercero de ellos en 1677 en un texto llamado *De ovariis mulierum et generationis historia.*

Baudelocque, Jean Louis (1745-1810): médico obstetra francés que fundó una escuela de obstetricia, describió el pelvímetro y escribió un tratado sobre el arte de la obstetricia.

Bauhin, Caspar (1560-1624): botánico y anatomista suizo, describió la válvula íleocecal. Inventó el término areola para describir el área de piel hiperpigmentada que rodea al pezón.

Bayliss, William Maddock (1860-1924): médico e investigador inglés dedicado fundamentalmente al estudio de la fisiología. Escribió en 1914 un tratado clásico: *Principios de fisiología general.*

Beadle, George Wells (1903-1989): especialista en genética de las plantas. De origen norteamericano, recibió el Premio Nobel en 1958 junto con Edward Tatum y Joshua Lederberg por sus trabajos sobre la función de los genes.

Beatson, George Thomas (1848-1933): médico inglés conocido como el padre de la hormonoterapia en cáncer de mama por ser el primero en utilizar, en 1896, la ooforectomía (extirpación de los ovarios) como tratamiento. Este método sigue siendo una opción válida, tanto quirúrgica (laparoscópica) o actínica (con radiación) como química (mediante análogos de LHRH). Las dos primeras son definitivas, mientras que la última puede ser transitoria, ya que inhibe la función de los ovarios mientras se administran las inyecciones de análogos de LHRH.

Becquerel, Antoine Henry (1852-1908): físico. Como profesor de la escuela politécnica en París, demostró que las sales de uranio liberaban un tipo particular de rayos. Padeció dermatitis y eritema (probablemente también cáncer de piel) por trabajar con sustancias radiactivas sin protección. Esta enfermedad se conoció como "Quemaduras de Becquerel". En 1903, recibió el Nobel junto con María Sklodowska y Pierre Curie.

Behring, Emil Adolf von (1854-1917): bacteriólogo alemán. Asistente de Roberto Koch, describió el suero antidiftérico y sentó las bases de la inmunoterapia pasiva. En 1901, fue galardonado con el Nobel.

Békésy, Georg von (1899-1972): médico húngaro que recibió el Nobel de Medicina de 1961 por trabajos sobre la estimulación mecánica de la cóclea que llevaron al perfeccionamiento de los audífonos.

Bell, Charles (1774-1842): neurólogo y anatomista escocés. Describió el nervio que lleva su nombre y la parálisis del nervio facial (Parálisis de Bell).

Benacerraf, Baruj (1920- 2011): médico venezolano naturalizado norteamericano, recibió el Nobel de Medicina de 1980 junto con Dausset y Snell por sus descubrimientos sobre las estructuras genéticamente determinadas de la superficie celular que regula la respuesta inmune.

Bence-Jones, Henry (1813-1873): médico inglés que describió la proteína termolábil presente en la orina de los pacientes con mieloma, lo que constituyó el primer marcador tumoral conocido.

Bennett, John Hughes (1812-1875): médico inglés. Describió la leucemia (Enfermedad de Bennet) en 1845, en un trabajo titulado "Hipertrofia del bazo y del hígado".

Berengarius (Jacobo Berenger de Carpi, 1480-1550): profesor en Boloña y en Pavía. Publicó un tratado de anatomía, describió por primera vez el apéndice, realizó una histerectomía para tratar el prolapso y trató la sífilis con mercurio.

Bergström, Sune Karl (1916-2004): médico sueco que recibió el Nobel de Medicina en 1982 junto con Bengt Samuelsson y John Vane por sus trabajos sobre prostaglandinas y sustancias similares.

Bernard, Claude (1813-1878): fisiólogo francés. Es uno de los más grandes científicos del siglo XIX. Comenzó como ayudante de farmacia y sentó las bases de la medicina y la fisiología experimental, generó conceptos como "medio interno", estudió las secreciones de las glándulas endócrinas y fue uno de los más grandes divulgadores del método experimental. En 1865, publicó la obra que lo hizo conocido en todo el mundo: *Introduction a l'etude de m*édicine expérimentale.

Berthollet, Claude Louis (1748-1822): químico francés, trabajó junto a Lavoisier y fue el gestor de la idea de equilibrio químico.

Bertin, Exupére Joseph (1712-1781): anatomista francés, trabajó fundamentalmente en la descripción de la anatomía renal; describió las columnas que llevan su nombre.

Berzelius, Jöns Jakob (1779-1848): químico sueco. Considerado uno de los grandes químicos de la historia, trabajó activamente en química cuantitativa. La nomenclatura química (óxido, peróxido, catálisis, isómero) fue prácticamente inventada por él.

Bichat, Marie Francois Xavier (1771-1802): anatomista y cirujano francés. Se dice que llegó a practicar seiscientas autopsias en un solo año. Es reconocido por sus contribuciones anatómicas (grasa o bola de Bichat), especialmente en la estructura de las membranas meníngeas.

Bishop, John Michael (1936): recibió junto con Harold E. Varmus el Nobel de Medicina por el descubrimiento de los oncogenes.

Billroth, Christian Albert Theodor (1829-1894): cirujano vienés, fue considerado el más brillante de su época y atrajo discípulos de todo el mundo. Es recordado fundamentalmente por sus operaciones en el tracto gastrointestinal.

Blackburn, Elizabeth (1948): bioquímica australiana. Recibió el Nobel de Medicina de 2009 por sus trabajos sobre la telomerasa, una enzima clave para la elongación de los telómeros que permiten la inmortalidad de las células tumorales.

Bloch, Konrad (1912-2000): químico alemán que por razones raciales tuvo que emigrar primero a Suiza y luego (en 1936) a los Estados Unidos. Recibió el Nobel de 1964 junto con Lynen por sus trabajos sobre metabolismo del colesterol y ácidos grasos.

Blumberg, Baruch (1925-2011): médico norteamericano que compartió el Nobel de Medicina de 1976 con Carleton Gajdusek por sus trabajos sobre el origen y la diseminación de las enfermedades infecciosas. Identificó el virus de la hepatitis B y participó en el desarrollo de la vacuna contra esa misma hepatitis, algo que redujo notablemente la incidencia de cirrosis y tumores primarios de hígado (hepatocarcinoma) relacionados con este virus. Fue de los primeros en utilizar la palabra bioética en su discurso de aceptación del Premio Nobel.

Blumenbach, Johann Friederich (1752-1840): médico alemán, considerado uno de los fundadores de la antropología médica por su obra *De generis humani varietate nativa*, de 1776.

Boerhaave, Herman (1668-1738): médico alemán reconocido como uno de los impulsores de la experiencia clínica en la educación de los alumnos y por ser el primero que describió la rotura del esófago. En 1709 publicó sus aforismos y fue llamado "el Hipócrates de Batavia".

Bordet, Jules Jean Baptiste Vincent (1870-1961): bacteriólogo belga, se doctoró en 1892 y en 1894 se fue a París a trabajar en el Instituto Pasteur bajo las órdenes de Metchnikoff hasta 1901. Describió la fagocitosis y la hemólisis. En 1906 junto con Octave Gengou cultivó la *Bordetella pertussis*, causante de la tos convulsa. En 1919 fue laureado con el Nobel.

Borelli, Giovanni Alfonso (1608-1679): médico, anatomista y matemático italiano. Describió el trabajo muscular desde el punto de vista físico y calculó el trabajo y el volumen de expulsión cardíaco.

Bovet, Daniel (1907-1992): médico suizo que sintetizó el primer antihistamínico, por lo cual recibió el Nobel en 1957.

Bowman, William (1816-1892): cirujano inglés y uno de los más importantes cirujanos oftalmológicos del siglo XIX. Realizó trabajos sobre anatomía, fisiología y cirugía ocular, así como estudios sobre el riñón y la vejiga.

Boyle, Robert (1627-1691): físico y químico inglés. Trabajó fundamentalmente en el estudio de las modificaciones barométricas de los gases.

Brenner, Sydney (1927): biólogo sudafricano. Recibió el Nobel en 2002 por sus trabajos sobre apoptosis, o muerte celular programada, cruciales en la comprensión del cáncer.

Burdach, Karl Friedrich (1776-1847): anatomista alemán. Realizó notables contribuciones al conocimiento de la anatomía cerebral y espinal.

Burnet, Frank Macfarlane (1899-1985): médico australiano que recibió el Nobel de Medicina de 1960, junto con Peter Brian Medawar, por sus trabajos sobre inmunidad adquirida.

Camper, Petrus (1722-1789): anatomista holandés. Profesor de filosofía, medicina, cirugía y anatomía. Escribió tratados sobre anatomía, anatomía comparada y antropología.

Canano, Giovanni Baptista (1515-1579): anatomista italiano nacido en Ferrara. Publicó un pequeño tratado sobre anatomía del miembro superior con veinticuatro grabados en cobre. La publicación de Vesalio (*Fabrica*) llevó a que el autor considerara suspender las impresiones y solo se hicieron once copias.

Carrel, Alexis (1873-1944): médico francés. Se destacó por su gran humanismo y por sus aportes a la cirugía vascular y los trasplantes. Fue galardonado con el Nobel en 1912.

Casserius, Julius (1561-1616): anatomista italiano. Sucesor de Fabricius en Padua y uno de los profesores de Harvey. Su libro de dibujos anatómicos *Tabulae anatomicae* es rico en detalles y llama la atención por la hermosura de sus grabados. Su texto *De vocis auditusque organis* es considerado uno de los más bellos de la historia de la medicina y una edición original de sus obras hoy se cotiza en 19.000.

Cavendish, Henry (1731-1810): científico inglés, nieto del duque de Devonshire. Se ocupó fundamentalmente de la investigación de los fenómenos de la naturaleza. Descubrió el hidrógeno, al que llamó "aire inflamable", lo combinó con oxígeno y luego de encender la mezcla con un arco eléctrico, encontró que se formaba agua (hasta su descubrimiento se pensaba que el agua era una sustancia elemental y no una combinación de elementos).

Caventou, Joseph (1795-1877): farmacólogo francés. Aisló numerosos alcaloides; entre ellos, la estricnina de la *Nux vomica* y la cafeína del café.

Celso, Aurelio Cornelio (alrededor del siglo I): probablemente no fue un médico sino el escritor de una gran enciclopedia, de la que sobrevivió hasta nuestros días el libro *De Medicina*, en la cual recopila tratados griegos sobre la medicina. Se lo reconoce por la tétrada de la inflamación: rubor, calor, tumor y dolor.

Cesalpino, Andrea (1524-1603): profesor de medicina en Pisa y médico del papa Clemente VIII. Se considera que descubrió la circulación de la sangre antes que Harvey, usó la palabra circulación para el movimiento sanguíneo y llamó "capillamento" a la terminación de las arterias.

Chain, Ernst Boris (1906-1979): químico alemán nacido en Berlín. Tuvo que emigrar a Inglaterra luego del ascenso de los nazis al poder. Sus aportes fueron decisivos para la purificación de la penicilina y por eso recibió el Nobel en 1945 junto con Alexander Fleming y Howard Florey (*ver abajo*).

Charcot, Jean-Martin (1825-1893): médico francés. En Salpêtrière, describió numerosos cuadros neurológicos, entre ellos la esclerosis múltiple (o Enfermedad de Charcot).

Chauliac, Guy de (1300-1368): es considerado la más grande autoridad quirúrgica del siglo XIV. Describió la posición que hoy conocemos como "de Trendelemburg" y la reducción de fracturas y luxaciones mediante el empleo de pesos.

Claude, Albert (1898-1983): médico belga, nacido en Longlier. Compartió el Nobel de Medicina con Christian de Duve y George Palade (*ver abajo*) por sus investigaciones sobre estructura y función celular.

Cohen, Stanley (1922): bioquímico estadounidense que ganó junto con Rita Levi-Montalcini el Nobel de Medicina de 1986 por sus trabajos sobre factores de crecimiento.

Cohnheim, Julius Friedrich (1839-1884): patólogo alemán. Profesor en diversas universidades, con aportes sobresalientes respecto de la inflamación y el embolismo.

Colles, Abraham (1773-1843): cirujano irlandés. Estudió en Dublín y Edimburgo, ejerció luego en Londres. Hizo numerosos aportes a la anatomía (fascia de Colles) y a la ortopedia (fractura de Pouteau-Colles), entre otras.

Columbus (Matteo Realdo Colombo, 1516-1559): anatomista italiano. Sucesor de Vesalio como profesor de anatomía en Padua. Publicó *De re anatomica*.

Coolidge, William David (1873-1975): físico norteamericano. Mientras trabajaba en la General Electric Company, diseñó y patentó el tubo de Coolidge, que es la base de todos los aparatos de radiología actuales. Con ochenta y tres patentes en su haber, tuvo el honor de ser la única persona elegida en vida para ingresar al *National Inventor`s Hall of Fame* (Salón de la fama de los inventores de los Estados Unidos).

Cooper, Astley Paston (1768-1841): cirujano inglés. Estudió anatomía bajo la dirección de John Hunter. Fue un gran cirujano y, por su personalidad, uno de los hombres más populares de su tiempo en Londres. Escribió numerosos libros sobre hernias y enfermedades de los testículos, y describió los ligamentos de Cooper de la mama en la obra *Anatomía y enfermedades de la mama*.

Cori, Carl Ferdinand (1896-1984): médico húngaro. Luego de servir como teniente en Austria durante la Primera Guerra Mundial, se doctoró en Medicina y se casó con Gerty Theresa Cori. Ambos emigraron a Estados Unidos y en 1936, aislaron la Glucosa-1-fosfato o "éster de Cori", que permitió dilucidar las vías de fosforilación de la glucosa. Tanto Cori como Gerty fueron laureados con el Nobel junto al argentino Houssay en 1947.

Cormack, Alan M. (1924-1998): físico sudafricano que recibió el Nobel de Medicina de 1979 junto con Godfrey Hounsfield por el desarrollo de la tomografía computada.

Cournand, André Frédéric (1895-1988): médico francés. Trabajó en los Estados Unidos y recibió el Nobel de Medicina de 1956 junto a Werner Forssmann y Dickinson Richards por sus trabajos sobre cateterismo cardíaco.

Crick, Francis (1916-2004): físico y biólogo inglés que recibió, junto con James Watson y Maurice Wilkins, el Nobel de Medicina de 1962 por desentrañar la estructura del ADN y el mecanismo de transmisión de la información. Murió en Los Ángeles, el 28 de julio de 2004, por un cáncer de colon.

Crookes, William (1832-1919): físico inglés. Trabajó en el estudio residual de gases a muy baja presión, para ello diseñó un tubo al vacío que fue el precursor de los tubos como el de Coolidge. Descubrió el talio.

Cruveilhier, Jean (1791-1874): médico y patólogo francés. Discípulo de Dupuytren, fue uno de los últimos exponentes de la llamada patología macroscópica, que luego sería desplazada por la patología celular de Virchow. Describió la úlcera gástrica y la atrofia muscular.

Cullen, William (1712-1790): profesor de Medicina en Glasgow y Edimburgo, fue un precursor de la divulgación de los conocimientos médicos al dar a sus pacientes recetas en inglés en lugar de latín. Es el inventor de la palabra tónico y tonificante.

Curie, Pierre (1859-1906) y *María Sklodowska* (1867-1934, más conocida como Marie Curie): físicos franceses (María nació en Polonia), descubridores del radio y del polonio. Pierre fue ganador de un Nobel y María, la primera persona en recibirlo en dos oportunidades.

Cushing, Harvey (1869-1939): cirujano norteamericano profesor en John Hopkins, Harvard y Yale. Fue uno de los más importantes neurocirujanos de su época. Describió la extirpación de la hipófisis, los tumores del nervio acústico, clasificó gliomas y escribió un texto clásico de historia de la medicina sobre la vida de William Osler en 1925.

Dale, Henry Hallett (1875-1968): médico inglés director del National Institute for Medical Research. Trabajó fundamentalmente en neurotransmisores y fue galardonado con el Nobel de 1936 junto con Otto Loewi.

Dalton, John (1766-1844): físico y químico inglés, describió la ceguera al color (daltonismo) que él mismo padecía. En el campo de la física, trabajó fundamentalmente en las leyes de la dinámica de los gases.

Dam, Henrik Carl Peter (1895-1976): médico danés que realizó estudios sobre la vitamina K por los cuales compartió el Nobel de Medicina con Edward Adelbert Doisy en 1943.

Darwin, Charles Robert (1809-1882): naturalista inglés, probablemente el más importante científico del siglo XIX. Su trabajo *Sobre el origen de las especies por medio de la selección natural* modificó la comprensión del proceso evolutivo y dio lugar a una de las más importantes revoluciones de las ciencias biológicas. Hoy se puede rastrear el proceso evolutivo a nivel genético y molecular y, de esa manera, hipotetizar el origen y las modificaciones evolutivas de los seres vivos, pero su teoría también se aplica al desarrollo de los tumores a partir de una sola célula y la selección de subfamilias tumorales.

Dausset, Jean (1916-2009): médico francés que recibió el Nobel de Medicina de 1980 junto con Baruj Benacerraf y George Davis Snell por determinantes antigénicos celulares genéticamente determinados.

Davy, Humphrey (1778-1829): químico inglés. Describió los efectos del óxido nitroso (gas hilarante), descubrió el potasio, el sodio, el flúor y el cloro.

De Duve, Christian (1917–2013): médico belga, nacido cerca de Londres. Compartió el Nobel de Medicina con Claude y Palade por sus investigaciones sobre estructura y función celular.

Delbrück, Max (1906-1981): físico y biólogo alemán naturalizado norteamericano. Compartió el Nobel de medicina de 1969 con Hershey y Luria por sus aportes al conocimiento de la estructura genética y el mecanismo de la duplicación viral.

Demócrito (hacia el 400 AC): filósofo griego generador de la primera teoría atomista sobre la constitución de la materia.

Denonvillier, Charles Pierre (1808-1872): cirujano francés que describió la fascia que separa la vejiga y la próstata del recto en su tratado *Anatomie du perineé.*

DeVita, Vincent Theodore Jr. (1935): uno de los más influyentes oncólogos norteamericanos y autor del texto más leído en oncología clínica. Fue pionero en el desarrollo de combinaciones de drogas conocidas como "poliquimioterapia". Sus descubrimientos permitieron alcanzar elevadas tasas de curación en el linfoma de Hodgkin. Como director del Instituto Nacional del Cáncer de los Estados Unidos tuvo un rol crucial en la formación de numerosos oncólogos clínicos y en el desarrollo de investigaciones en todas las áreas de la especialidad.

Dogiel, Alexander Stanislavovich (1852-1922): histólogo ruso. Describió los ganglios espinales y once variedades de células del sistema nervioso.

Doisy, Edward Adelbert (1893-1986): médico norteamericano que compartió el Nobel de Medicina con Henrik Dam por sus trabajos sobre la vitamina K.

Domagk, Gerhard Johannes Paul (1895-1964): médico alemán, bacteriólogo. Sintetizó la sulfonilamida, que fue la primera droga efectiva contra infecciones bacterianas, por ello recibió el Premio Nobel en 1939.

Donnall Thomas, Edward (1920-2012): médico estadounidense, pionero en el trasplante de médula ósea. Recibió el Nobel de Medicina de 1990.

Douglas, James (1675-1742): médico escocés. Fue médico de la reina Carolina y describió con gran detalle la anatomía de los músculos y el saco de Douglas (recto-uterino).

Duchenne, Guillaume Benjamin Amant (1806-1875): hijo de un capitán de marina, nació en Boulogne, Francia. Descubrió que no era necesario perforar la piel para producir la estimulación muscular, bastaba con poner en contacto el electrodo con la piel a través de una esponja húmeda. Describió la ataxia, la atrofia muscular progresiva y la parálisis bulbar. En 1867, publicó su obra máxima: *Physiologie des mouvements*.

Duhamel du Monceau, Henri Louis (1700-1782): es recordado por el estudio sobre el crecimiento de los huesos que realizó alimentando a los cerdos con tintura de madeira. Extraída de la raíz de *Rubia tinctorum*, contiene alizarina, que tiñe los huesos de color rojo, de tal manera que es posible ver los cambios en el crecimiento durante el período en el cual esta sustancia se mezcla con el alimento. Esto permitió iniciar los estudios de la fisiología del hueso, hoy tan importantes por ejemplo para el diagnóstico de la osteoporosis.

Du Laurens, André (también conocido como Laurentius, 1558-1609): médico y anatomista de Montpellier, Francia. Introdujo numerosos nombres en anatomía, entre ellos cauda equina y falange.

Dulbecco, Renato (1914-2012): médico italiano que recibió el Nobel de Medicina de 1975 junto con Baltimore y Temin (*ver entradas respectivas*) por trabajos sobre la incorporación de los virus al material genético de la célula.

Dumas, Jean Baptiste André (1800-1884): químico francés a quien debemos el nombre de cloroformo para uno de los más potentes anestésicos. Sin el hallazgo de esta sustancia hubiera sido imposible realizar las operaciones que lograron cambiar la sobrevida de los pacientes con cáncer a principios del siglo XX.

Dupuytren, Guillaume (1777-1835): reconocido como uno de los más grandes cirujanos y maestros de clínica de su tiempo, escribió muy poco. Es recordado por la retracción de los dedos que produce el engrosamiento de la aponeurosis palmar (Enfermedad de Dupuytren).

Duverney, Joseph Guichard (1648-1730): es considerado el padre de la anatomía francesa del siglo XVIII.

Eccles, John Carew (1903-1997): médico australiano que recibió el Nobel de Medicina de 1963 junto con Hodgkin y Huxley por su trabajo sobre el rol de los iones en la excitación de la fibra nerviosa.

Edelman, Gerald M. (1929-2014): médico norteamericano que compartió el Nobel de Medicina de 1972 con Rodney Porter (*ver abajo*) por sus trabajos sobre la estructura química de los anticuerpos.

Edinger, Ludwig (1855-1918): anatomista alemán, quien, junto con Friedrich Otto Westphal, describió el núcleo del III par craneal en 1885.

Ehrlich, Paul (1854-1915): bacteriólogo alemán, considerado el padre de la inmunología. Experto en técnicas de tinción celular, ideó los términos acidófilo y basófilo, trabajó con distintas tinturas de arsénico para el tratamiento de la sífilis y, en 1910, descubrió el compuesto 606 o "salvarsan" (que en su momento fue considerado como el tratamiento de elección para la espiroqueta). En 1912, ideó un compuesto menos tóxico al que llamó "neosalvarsan". Recibió el Nobel junto con Elie Metchnikoff (*ver abajo*) en 1908.

Einthoven, Willem (1860-1927): fisiólogo holandés creador del galvanómetro que registró el primer electrocardiograma o, como lo llamó Einthoven, "telegrama del corazón". Fue nobel en 1924.

Eijkman, Christiaan (1858-1930): médico holandés. Trabajó en fisiología del desarrollo y compartió el Nobel con Frederick Hopkins en 1929.

Elion, Gertrude Belle (1918-1999): bioquímica y farmacóloga estadounidense, recibió el Nobel de Medicina en 1988 por sus descubrimientos en farmacología. Entre otras drogas, desarrolló la azatioprina, la 6-mercaptopurina, la trimetoprima, el alopurinol y el aciclovir.

Empédocles (hacia el siglo V AC): filósofo griego que introdujo la teoría de los cuatro elementos (aire, fuego, agua y tierra), fundamento de la teoría de los cuatro humores (linfa, sangre, bilis y bilis negra), cuyo desequilibrio explicaban las enfermedades, y que predominó en la medicina durante dos mil años.

Enders, John Franklin (1897-1985): biólogo norteamericano. Fue piloto militar, estudió cuatro años literatura inglesa, celta y germánica, luego se interesó por la biología y tuvo activa colaboración en el cultivo del virus de la poliomielitis. Compartió el Nobel de Medicina de 1954 con Thomas Weller y Frederick Robbins (*ver abajo*).

Erasístrato (fallecido hacia el 250 AC): nacido en la isla de Chíos, se dice que era nieto de Aristóteles. Junto con Herófilo, fue jefe de la escuela de Alejandría y de los más avanzados maestros de anatomía, medicina y cirugía de su época. Ambos estudiaron el cerebro, el cerebelo, las válvulas cardíacas e introdujeron el término parénquima. Describió que usualmente van juntos arterias, venas y nervios, por lo que a partir de entonces fue llamada tríada de Erasístrato. Su brillantez clínica no tenía parangón y fue de los primeros en remarcar el impacto fisiológico de nuestros estados de ánimo. Al respecto se cuenta la siguiente anécdota: consultado por un viejo y sabio jeque en razón de la melancolía que afectaba a la más joven y bella consorte de su harén, fue Erasístrato a verla. Mientras la examinaba, pasó por el lugar un bello bailarín y "el pulso de la muchacha se disparó como una serpiente en la arena", hizo que se retirara esta perturbadora presencia y el pulso volvió a latir lánguido y lento, al reaparecer el joven el fenómeno se repitió. Con el diagnóstico corroborado, fue a hablar con el jeque, quien liberó a la muchacha para que se casara con su objeto de deseo. Desde entonces se lo conoce como "el pulso de Erasístrato", común en las situaciones emocionales.

Erb, Wilhelm Heinrich (1840-1921): neurólogo alemán, clasificó las distrofias musculares y notó la relación entre sífilis y tabes dorsal (una neurosífilis).

Erlanger, Joseph (1874-1965): químico y médico. Egresado de la Universidad John Hopkins en 1899, adaptó el oscilógrafo de rayos catódicos para el estudio de los nervios (base de la electromiografía) y recibió junto con Herbert Gasser (*ver abajo*) el Nobel de Medicina de 1944.

Esmarch, Johann Friedrich August von (1823-1908): cirujano militar alemán que en la guerra francoprusiana describió un vendaje del miembro superior (comenzaba en los dedos y terminaba en la raíz del miembro, donde luego se hacía un torniquete) para poder operar las heridas de guerra sin sangre.

Estienne, Charles (1503-1564): médico francés que realizó el primer grabado de todo el sistema arterial y venoso.

Estienne, Henri (1528-1598): publicó el primer diccionario médico (*Dictionarium medicum*) en el cual definió con precisión numerosos términos.

Euler, Ulf von (1905-1983): médico sueco, hijo de Hans von Euler-Chelpin (nobel de química de 1929) y ahijado de Svante Arrhenius (nobel de química en 1903). Compartió el Nobel de Medicina de 1970 con Bernard Katz y Julius Axelrod (*ver respectivas entradas*) por sus aportes sobre transmisores humorales en las terminales nerviosas: almacenamiento, liberación e inactivación.

Eustaquio, Bartolomeo (1524-1574): anatomista italiano. Fue uno de los más brillantes anatomistas de todos los tiempos, aunque su fama estuvo ensombrecida por Vesalio, su contemporáneo en Padua. Eustaquio describió con precisión gran cantidad de órganos, las trompas, las glándulas adrenales, el conducto torácico y el músculo tensor del tímpano.

Ewing, James (1866-1943): patólogo norteamericano. En 1919, cuando era profesor en la Cornell University, publicó un texto sobre enfermedades neoplásicas. Describió un tumor maligno que afecta los huesos largos y las partes blandas de las extremidades de los niños. Este tumor tenía un pésimo pronóstico y hoy es uno de los más curables gracias a la quimioterapia antineoplásica.

Fabricio, Hieronymus (ab Aquapendente, 1537-1619): anatomista italiano. Sucedió a Falopio como profesor de anatomía en Padua. Es particularmente recordado por sus estudios sobre las válvulas de las venas y por haber sido uno de los maestros de Harvey.

Fahrenheit, Gabriel Daniel (1686-1736): físico alemán creador de la escala termométrica más usada en el mundo anglosajón. Tuvo la idea de utilizar el mercurio en lugar del vinagre de vino para medir las temperaturas. Tomó como cero la temperatura más baja capaz de registrar en Dantzig (que era la invernal de 1709) y logró emularla con una mezcla de nieve y sal amoniacal; la más alta era la del agua en ebullición, y dividió la distancia entre ambas en doscientas doce partes iguales. Cada una de ellas es lo que ahora se conoce como grados Farenheit.

Falopio, Gabriel (1523-1563): anatomista italiano. Sucedió a Columbus en la cátedra de anatomía en Padua. Publicó en 1561 *Observationes Anatomicae,* que se considera la primera obra que critica las descripciones de Galeno.

Faraday, Michael (1791-1867): físico y químico inglés que realizó notables aportes en el campo de la electricidad. Describió la electrólisis y la inducción electromagnética. Las experiencias realizadas sobre el efecto de la electricidad en la contracción muscular probablemente inspiraron a su contemporánea Mary Shelley para escribir *Frankenstein o el moderno Prometeo*, aunque en su prólogo de 1817 ella hace referencia a Darwin y a fisiólogos alemanes.

Farber, Sidney (1903-1973): patólogo y pediatra norteamericano que trabajó en la leucemia linfática aguda pediátrica. Fue el primero en usar un antifolato (un tipo de medicamento que impide a las células utilizar ácido fólico) para el tratamiento de este tumor.

Fauchard, Pierre (1678-1761): publicó en 1718 *Le Chirugeon-dentiste*, el texto que dio lugar al nacimiento de la odontología moderna.

Fibiger, Johannes Andreas Grib (1867-1928): médico danés que postuló la hipótesis inflamatoria en la génesis del cáncer (tal como después se demostró en el cáncer de vejiga superficial y en el linfoma gástrico). Recibió el Nobel en 1926.

Finochietto, Enrique (1881-1948) y *Finochietto, Ricardo* (1888-1962): considerados como los dos más grandes cirujanos argentinos del siglo XX, fundadores de una excelente escuela quirúrgica que se destacó en toda Latinoamérica. Diseñaron gran cantidad de técnicas e instrumental quirúrgico.

Finsen, Niels Ryberg (1860-1904): médico danés. Estudió fundamentalmente los efectos de la luz (tanto infrarroja como ultravioleta) en la piel. Fue el primero en usar la luminoterapia en el lupus eritematoso. Recibió el Nobel en 1903.

Fisher, Emil (1852-1919): químico alemán. Hizo notables descubrimientos en química orgánica, especialmente respecto de las estructuras de los azúcares y de las proteínas. Recibió el Nobel en 1902.

Fleming, Alexander (1881-1955): bacteriólogo inglés. Aisló la penicilina de un cultivo de hongos del género *penicillium* en 1929. Su hallazgo hubiera caído en el olvido si no fuera por Howard Florey y Ernst Chain, quienes lograron cultivar el hongo y aislar el principio activo. Por ello, los tres fueron premiados con el Nobel en 1945, aunque llamativamente solo se lo recuerda a Fleming como el padre de la penicilina.

Flemming, Walther (1843-1905): anatomista alemán. Profesor en Praga, es recordado fundamentalmente por sus trabajos sobre división celular. Introdujo los términos carioplasma y cariocinesis para referirse al contenido y la división del núcleo, respectivamente.

Flint, Austin (1812-1886): médico norteamericano. Miembro de una extensa línea familiar (su bisabuelo, su abuelo, su padre y su hijo fueron brillantes médicos), es recordado por su tratado sobre auscultación y percusión.

Flourens, Marie Jean Pierre (1794-1867): anatomista francés. Realizó observaciones en el campo del sistema nervioso central y fue el primero en postular que el cerebelo estaba relacionado con el equilibrio.

Florey, Howard Walter (1898-1968): químico australiano. Colaboró activamente en la purificación de la penicilina y por eso recibió el Premio Nobel de 1945 junto con Chain y Fleming.

Fontana, Felice (1730-1805): anatomista italiano. Profesor en Pisa, hizo excelentes descripciones sobre la anatomía del ojo.

Forssmann, Werner (1904-1979): médico alemán. Recibió el entrenamiento clínico bajo la tutela del profesor Georg Klemperer. Durante su instrucción quirúrgica se insertó a sí mismo una cánula en la vena antecubital a través de la cual pasó un catéter de sesenta y cinco centímetros, luego caminó a la sala de radiología y se sacó una radiografía que demostró que el catéter estaba en la aurícula derecha. Luego de la Segunda Guerra Mundial practicó la urología y llegó a ser profesor de esa materia. En 1956, recibió el Nobel de Medicina junto a André Cournand y Dickinson Richards (*ver respectivas entradas*) por sus aportes al cateterismo cardíaco. En 1954, fue huésped de honor de la Universidad de Córdoba en Argentina y nombrado profesor honorario en 1961.

Fourcroy, Antoine Francois (1755-1809): médico y químico francés, reconocido como un excelente maestro. Fue uno de los químicos asociados a Lavoisier, sin embargo, consideraba que la química inorgánica era completamente diferente de los seres vivos y por tanto jamás podría explicar los fenómenos que ocurrían en ellos. Cuando Friedrich Wöhler (*ver abajo*) sintetizó la urea, primer compuesto orgánico obtenido en un laboratorio, se comprobó su error.

Fowler, Thomas (1736-1801): médico inglés graduado en Edimburgo. Es recordado por una solución de arsénico llamada *liquor mineralis* que utilizó para el tratamiento de fiebres agudas y crónicas y fue conocida durante mucho tiempo como "solución de Fowler".

Fracastoro, Girolamo (1478-1553): médico italiano, estudió en Padua y se interesó en numerosas disciplinas como la física, la astronomía y la geología. Escribió un poema médico, *Syphilis sive Morbo Gallicus*, que dio nombre a la sífilis. Describió tres maneras de infectarse: por contacto directo, a través de objetos y a distancia; para esta última forma de infección postuló que debía haber sutiles agentes causales, anticipándose así al conocimiento de las bacterias y los virus.

Frankl, Viktor (1905-1997): psiquiatra vienés. Fundador de la tercera escuela vienesa de psicoterapia (logoterapia). Fue prisionero en cuatro campos de concentración nazi; perdió a sus padres y a su esposa. Al salir escribió *El hombre en la búsqueda de sentido*, que dio lugar al nacimiento de su escuela, basada en las palabras de Nietzsche: "Todo aquel que tiene un por qué vivir siempre encuentra un cómo". Su rol en psicooncología es trascendente.

Freud, Sigmund (1859-1939): neurólogo y psiquiatra vienés, fundador de la primera escuela vienesa de psicoterapia (psicoanálisis). Esta idea fue revolucionaria para la medicina del siglo XIX y nació con su obra de 1900: *La interpretación de los sueños*; abrió el estudio del subconsciente.

Friedländer, Carl (1847-1887): bacteriólogo alemán. Fue el primero en aislar el neumococo (bacilo de Friedländer) como agente causal de la neumonía.

Frisch, Karl von (1886-1982): zoólogo austríaco. Recibió el Nobel de Medicina de 1973, junto con Lorenz y Tinergen, por sus investigaciones sobre organización y patrones de conducta individual y social.

Fröhlich, Alfred (1871-1953): neurólogo vienés. Describió una forma de obesidad mórbida asociada al hipogonadismo desarrollada por un tumor hipofisario.

Gajdusek, Carleton (1923-2008): médico norteamericano que recibió el Nobel de Medicina junto con Blumberg por sus trabajos sobre el origen y la transmisión de las enfermedades infecciosas.

Galeno (131-201): médico italiano, nacido en Pérgamo. Aunque algunos lo llaman Claudio, en realidad el "Cl." que se antepone a su nombre es un apócope de *Clarissimus* (iluminado). Es considerado como el príncipe de los médicos, el más grande después de Hipócrates. Aunque la palabra galeno hace referencia a pacífico y calmado, Galeno en realidad tenía un temperamento férreo e irritable heredado de su madre. Su padre, Nikon, era un griego asiático. Escribió en griego y fue traducido al árabe. Fue la síntesis del conocimiento médico durante catorce siglos y de esa manera se transformó en el escritor médico cuyas ideas permanecieron durante más tiempo.

Galileo Galilei (1564-1642): científico italiano. Nacido en Pisa, comenzó sus estudios de medicina a los 17 años. Aunque es más reconocido por sus notables aportes a la astronomía (inventó el telescopio y comprobó la teoría de Copérnico), fue el primero en medir la frecuencia del pulso mediante el empleo de un péndulo.

Galton, Francis (1822-1911): científico inglés. Se lo considera el fundador de la escuela estadística para los estudios genéticos de poblaciones.

Galvani, Luigi (1737-1798): médico italiano. Profesor de anatomía en Boloña, experimentó fundamentalmente con máquinas para generar electricidad y comprobó la contracción muscular generada tras una descarga. Ideó el concepto de "electricidad animal", que lo llevó a una fuerte disputa con Volta. Inventó una pila de corriente continua por descomposición química y gracias a sus estudios pudo desarrollarse un aparato para medir esta corriente: el galvanómetro, precursor de toda la aparatología moderna para la detección y registro de cambios eléctricos en el organismo vivo.

Gaskell, Walter Holbrook (1847-1914): fisiólogo inglés, estudió los nervios espinales y describió el sistema nervioso involuntario, hoy llamado autónomo.

Gasser, Herbert Spencer (1888-1963): médico norteamericano que fue laureado con el Nobel en 1944, junto con Erlanger, por su trabajo sobre funciones diferenciadas de las fibras nerviosas.

Gaucher, Philippe Charles Ernest (1854-1918): médico francés. Describió en 1882 la enfermedad que lleva su nombre como una anemia asociada a esplenomegalia. Hoy se conoce que es una enfermedad hereditaria autosómica recesiva.

Geiger, Hans (1882-1945): físico alemán. Junto con Rutherford, desarrolló en la Universidad de Manchester el primer aparato para medir radiación. Estos aparatos no solo permitieron pesquisar residuos radiactivos en la corteza terrestre o en los edificios, sino que fueron la base para los modernos centellógrafos y sensores radiactivos para la identificación del ganglio centinela luego de inyectar contraste radiactivo.

Gerardo de Cremona (1114-1187): uno de los más notables traductores del Medioevo. Tradujo del árabe y del griego al latín el *Canon* de Avicena, la *Cirugía* de Abulcasis y los textos de Hipócrates, Galeno, Platón y Aristóteles.

Gerlach, Joseph von (1820-1896): anatomista alemán. Empleó inyecciones con una mezcla de carmín y gelatina en sus preparados de disección. Fue el primero en observar la tinción selectiva de los núcleos con carmín, que formó las bases de las modernas técnicas de tinción de tejidos.

Gerota, Dimitrie (1867-1939): cirujano rumano. Profesor en Bucarest, estudió el sistema linfático mediante métodos de inyección, y fue precursor de la linfografía. Describió la fascia renal que lleva su nombre.

Gerty, Theresa Cori (nacida Radnitz, 1896-1957): nació en Praga y se doctoró en medicina en 1920. Después de casarse con Carl Cori, emigró a los Estados Unidos. Con su esposo aisló el llamado "éster de Cori" (glucosa 1 fosfato), que dilucidó la vía de síntesis de glucógeno, y fueron galardonados con el Nobel de Medicina junto al argentino Bernardo Houssay en 1947.

Gimbernat, Antonio de (1734-1790): cirujano español. Fue presidente del Real Colegio Español de Cirugía y describió el ligamento que lleva su nombre en su reporte: "Nuevo método de operar la hernia crural" en 1779.

Giraldés, Joaquín Albino Cardozo Cazado (1808-1875): cirujano portugués que describió el paradídimo en un artículo titulado "*Noté sur un nouvel organe glanduleux situé dans le cordon spermatique*" en 1859.

Glisson, Francis (1597-1677): médico inglés, uno de los fundadores de la Sociedad Real de Inglaterra y presidente del Real Colegio de Médicos de Inglaterra. Fue el primero en publicar una monografía en inglés centrada solo en una enfermedad. Describió la cápsula que lleva su nombre en un tratado sobre el hígado llamado *De hepate*.

Golgi, Camilo (1844-1926): anatomista italiano. Fue profesor en Pavía primero y luego en Siena. Estudió el uso de tinciones áuricas y argénticas en el sistema nervioso. Describió las células luego llamadas "de Golgi" y el "aparato de Golgi" en el citoplasma celular.

Gowers, William Richard (1845-1915): médico inglés particularmente interesado en el estudio de la neurología. Fue un precursor en el uso clínico del oftalmoscopio.

Graaf, Reijnier de (1641-1673): anatomista holandés. Demostró el proceso de la ovulación y los folículos en el ovario. Aunque el mismo De Graaf atribuyó a van Horne el mérito de describir la vesícula ovulatoria, hoy este folículo se denomina folículo de De Graaf.

Graefe, Albrecht von (1828-1870): oftalmólogo alemán. Introdujo la iridectomía para el glaucoma y la facoexéresis (extracción del cristalino) para la operación de cataratas.

Gram, Hans Christian Joachim (1853-1938): bacteriólogo danés. Describió el método de tinción que se utiliza para clasificar los gérmenes (gram positivos o negativos).

Granit, Ragnar (1900-1991): médico finlandés. Recibió el Nobel de Medicina de 1967 junto con Haldan Hartline y George Wald (*ver abajo*) por sus trabajos sobre fisiología y bioquímica del proceso de la visión.

Graves, Robert James (1796-1853): médico irlandés. Junto con Stokes, Adams y Colles, reformó la enseñanza de la medicina en Irlanda, describió el edema angioneurótico y la escleroderma. Es reconocido por su descripción del bocio hipertiroideo.

Gray, Henry (1827-1861): anatomista inglés que fue seleccionado como *fellow* de la Real Sociedad a los 25 años por la excelencia de su trabajo. En 1858, a sus 31 años, publicó un texto famoso de anatomía, y falleció de viruela a los 34.

Greider, Carolyn Widney (1961): bioquímica estadounidense. Recibió el Nobel de Medicina de 2009 por sus trabajos sobre la telomerasa, una enzima clave para la elongación de los telómeros que permiten la inmortalidad de las células tumorales.

Guillemin, Roger (1924): médico francés. Recibió el Nobel de Medicina de 1977, junto con Andrew Schally (*ver abajo*), por descubrimientos sobre péptidos cerebrales.

Guillotine, Joseph Ignatius (1738-1814): médico francés inventor de la guillotina, según consta en el diario de la revolución el 28 de abril de 1792, aunque esto después fue considerado un error formal, pues ni inventó, ni padeció este artilugio. El aparato fue diseñado para humanizar la pena capital infligiendo el menor sufrimiento posible frente al ahorcamiento, fusilamiento o decapitación por otros medios. No solo es falso que muriera por la aplicación de su propia invención, sino que vivió hasta 1814 y fue uno de los fundadores de la Academia de Medicina de Francia. La presencia médica ante la pena capital genera posiciones encontradas, pues aunque se arguye que sirve para asegurar que esta se aplique de una forma indolora o humanizada, la participación del médico en estos hechos va en contra de la naturaleza misma de su profesión, por lo cual la Asociación Médica Mundial considera que debe abstenerse.

Guinterius, Johannes (1487-1574): nacido en Andrenach, Alemania, se lo conoce también como Guinterius de Andrenach. Fue profesor de anatomía en París y contó entre sus discípulos a Vesalio, Servetus, Rondelet y Dryander.

Gull, William (1816-1890): médico inglés. Está entre los primeros en relacionar la tabes con la afectación de la parte dorsal de la médula espinal, así como en haber utilizado la electricidad estática para el tratamiento de los padecimientos neurológicos.

Gullstrand, Allvar (1862-1930): médico sueco. Profesor de fisiología óptica en la universidad de Upsala, contribuyó extensamente a la oftalmología clínica y a la cirugía oftalmológica, diseñó la lámpara de hendidura y el oftalmoscopio libre de reflejo. Recibió el Nobel de 1911 por su trabajo sobre dioptrías.

Gurdon, John Bertrand (1933): biólogo británico. Recibió el Nobel de Medicina en 2012 por sus descubrimientos sobre la diferenciación celular, que permite que una célula pluripotente se transforme en una célula de cualquier tejido. Este conocimiento es crucial tanto para los trasplantes como para el tratamiento de los tumores.

Haeckel, Ernst Heinrich (1834-1919): zoólogo alemán. Realizó numerosos trabajos en embriología y fue el primero en postular que la ontogenia (desarrollo del embrión) resembla la filogenia (evolución de la especie), conocida como Ley de Haeckel.

Hales, Stephen (1677-1761): científico y clérigo inglés. En 1733 fue el primero en medir la presión arterial al introducir una cánula en la arteria de perros y caballos.

Haller, Albrecht von (1708-1777): anatomista y fisiólogo suizo. De constitución enfermiza, desde muy pequeño se dedicó al estudio y realizó notables aportes en anatomía (estructura de los músculos estriados, el corazón) y en fisiología (irritabilidad de los nervios).

Halsted, William Stewart (1852-1922): fue uno de los más grandes cirujanos norteamericanos. Ideó la mastectomía radical como el primer tratamiento oncológico racional del cáncer de mama (se mantuvo como el tratamiento estándar hasta avanzada la década de 1970), promocionó la técnica de asepsia de Lister, utilizó guantes de látex en las cirugías, diseñó el sistema de residencias médicas y fue uno de los cuatro grandes de la John Hopkins University junto con Osler (medicina), Welch (patología) y Kelly (ginecología).

Haly Abbas (Alí ibn-al Majusi, 930-994): médico árabe. Fue el autor del texto rector de la medicina hasta la aparición del *Canon* de Avicena.

Hanot, Victor Charles (1844-1896): médico francés. Fue el primero en describir la cirrosis hipertrófica con ictericia.

Hartline, Haldan Keffer (1903-1983): médico norteamericano. Recibió el Nobel de Medicina de 1967 junto con Ragnar Granit y George Wald por sus trabajos sobre fisiología y bioquímica del proceso de la visión.

Hartwell, Leland (1939): nobel de medicina de 2001 por sus trabajos sobre la regulación del ciclo celular.

Harvey, William (1578-1657): graduado en Cambridge, fue a estudiar anatomía a Padua. Sus trabajos sobre la circulación de la sangre en *Exercitatio anatomica de motu cordis et sanguinis* fueron el inicio del desplazamiento de las ideas de Galeno y llevaron a la más formidable revolución del conocimiento médico, dando lugar a la experimentación como fuente del conocimiento.

Hassall, Arthur Hill (1817-1894): médico inglés. Describió los corpúsculos de Hassall en el timo y es autor del primer texto médico con publicaciones microscópicas: *The microscopic anatomy of the human body in health and disease.*

Havers, Clopton (1657-1702): médico inglés. Realizó notables contribuciones a la descripción anatómica de los huesos al describir los canales anastomosados que contienen vasos sanguíneos.

Head, Henry (1861-1940): neurólogo inglés. Fue el primero en describir las áreas cutáneas inervadas sensorialmente por los nervios periféricos (zonas de Head). En sus investigaciones llegó a seccionar algunos de sus propios nervios sensitivos para describirlos, según lo menciona en su texto *A human experiment in nerve division*, de 1908.

Heberden, William (1710-1801): graduado en Cambridge, experto en griego y hebreo, tomó cuidadosas notas de todos y cada uno de los casos que le tocó atender. A su muerte, se publicaron en latín bajo el título de *Comentarios*. Realizó descripciones originales, por ejemplo, de los nódulos en los dedos que se producen en la osteoartritis (nódulos de Heberden).

Hebra, Ferdinand von (1816-1880): médico vienés. El gran clínico Josef Skoda (*ver abajo*) lo destinó a una tarea de poca significación: la clínica dermatológica. Sin embargo, bajo su dirección adquirió renombre internacional al aplicar los conocimientos del patólogo Carl Rokitansky (*ver abajo*) a las enfermedades de la piel: reclasificó las enfermedades cutáneas y aportó nuevos conocimientos sobre lupus, eczema, sífilis y eritema, entre otros. Su tarea continuó bajo su hijo Hans von Hebra y su yerno Moriz Kaposi.

Heister, Lorenz (1683-1758): anatomista y cirujano alemán. Describió numerosas técnicas quirúrgicas entre las que se incluye la traqueotomía, que sistematizó.

Helmholtz, Hermann Ludwig Ferdinand von (1821-1894): médico y fisiólogo alemán. Fue el inventor del oftalmoscopio y el primero en medir la velocidad del impulso nervioso.

Helmont, Jean Baptiste van (1577-1644): médico belga. Seguidor de Paracelso y de la iatroquímica, fue el primero en utilizar balanzas para sus experimentos, empleó la termometría y utilizó el péndulo para medir el tiempo, describió que el jugo gástrico era ácido y que el duodenal era alcalino, y numerosos fenómenos biológicos en términos químicos.

Hench, Philip Showalter (1896-1965): médico norteamericano. Se especializó en enfermedades reumatoideas y en 1950 recibió el Nobel junto con Edward Kendall y Tadeus Reichstein (*ver abajo*) por sus hallazgos sobre estructura y función de las hormonas suprarrenales.

Henle, Friedrich Gustav Jakob (1809-1885): fue uno de los más grandes anatomistas alemanes. Realizó trabajos sobre estructura de los epitelios y los endotelios, la retina, el vestíbulo y la cóclea.

Herodoto (490-420 AC): el primer historiador griego. En sus escritos hay numerosas referencias médicas, aunque llama la atención que nunca mencione a Esculapio.

Hershey, Alfred Day (1908-1997): científico norteamericano que recibió el Nobel de Medicina de 1969 junto con Max Delbrück y Salvador Luria por sus aportes al conocimiento de la estructura genética y mecanismo de duplicación viral.

Hess, Walter Rudolf (1881-1973): médico suizo. Recibió el Nobel de Medicina en 1949 junto a Egas Moniz por sus aportes al conocimiento del rol del cerebro en el control de los órganos internos.

Heymans, Corneille Jean François (1892-1968): médico belga. Recibió el Nobel de Medicina de 1938 por sus trabajos sobre el rol del seno venoso y de la aorta en la respiración.

Hicks, John Braxton (1825-1897): ginecólogo inglés. Describió la irritabilidad uterina luego del primer trimestre del embarazo como un signo de mal pronóstico.

Hill, Archibald Vivian (1886-1977): fisiólogo inglés. Compartió el Nobel de 1922 junto a Otto Meyerhof por sus trabajos sobre metabolismo muscular.

Hipócrates (460 AC): médico griego nacido en la Isla de Cos. Es llamado el padre de la medicina por haberla separado de la superstición y la magia que predominaban. Fue el primero en dejar un registro escrito sobre observaciones médicas en forma sistemática. El mayor legado fue su escuela, donde se clasificaron las enfermedades en agudas y crónicas, epidémicas y esporádicas, malignas y benignas; y se ordenaron los tratamientos de acuerdo a la dieta, régimen de higiene, reposo, ejercicios y remedios externos (medicamentos).

Hirschsprung, Harald (1830-1916): médico danés, jefe de medicina en el Louise Children's Hospital de Copenhague. Describió el megacolon infantil, enfermedad que lleva su nombre, aunque él mismo mencionó que ya había sido descripta previamente.

His, Wilhelm (1831-1904) y *Wilhelm (h)* (1864-1934): el primero fue un reconocido anatomista y embriólogo; el segundo, un gran clínico que describió la arritmia atrio ventricular por un haz anómalo de la conducción cardíaca.

Hitchings, George Herbert (1905-1998): médico y farmacólogo norteamericano que recibió el Nobel de Medicina de 1988 por sus trabajos sobre fármacos quimioterápicos.

Hodgkin, Alan Lloyd (1914-1998): médico inglés que recibió el Nobel de Medicina de 1963 junto con John Eccles y Andrew Huxley por su trabajo sobre el rol de los iones en la excitación de la fibra nerviosa.

Hodgkin, Thomas (1798-1866): médico inglés, patólogo del Guy's Hospital. Realizó descripciones sobre tumores de los ganglios. A los trabajos previos de Malpighi, Hodgkin les agregó muchos más detalles en 1832. Una de las subclases de linfomas sobre la que trabajó es altamente curable hoy con quimioterapia y/o radioterapia.

Hoffmann, Friedrich (1660-1742) médico alemán. Realizó observaciones muy importantes en tifus, rubéola y en las anemias.

Holley, Robert (1922-1993): médico norteamericano que recibió el Nobel de Medicina de 1968 junto con Har Khorana y Marshall Nirenberg (*ver abajo*) por su interpretación del código genético y su rol en la síntesis de proteínas.

Holmes, Oliver Wendell (1809-1894): médico norteamericano. Profesor de anatomía en Harvard, escribió *Ensayos médicos,* donde hizo un resumen de la historia de la medicina. Es responsable de haber introducido los términos anestesia y anestésico.

Hooke, Robert (1635-1703): científico inglés. Fue el primero en observar un trozo de corcho en el microscopio y denominar "célula" al espacio vacío que existe en el tejido de la madera.

Hoover, Charles Franklin (1865-1927): medico norteamericano. Describió el signo por el cual una persona afectada de parálisis, cuando se le solicita que eleve el miembro paralizado, hace presión con este para balancear la acción, esto no ocurre cuando la causa de la parálisis es la histeria o la simulación.

Hopkins, Frederick Gowland (1861-1947): químico y médico inglés. Estudió sustancias esenciales en la nutrición y demostró qué alimentos son esenciales para el crecimiento y desarrollo. Compartió el Nobel de 1929 con Christian Eijkman.

Horner, Johan Friedrich (1831-1886): oftalmólogo suizo. Describió la caída del párpado, enoftalmia, miosis y falta de lagrimeo en un ojo, signo visto frecuentemente en los pacientes con cáncer de pulmón con metástasis en los ganglios supraclaviculares.

Horvitz, Howard Robert (1947): biólogo estadounidense. Recibió el Nobel en 2002 por sus trabajos sobre la apoptosis, o muerte celular programada, cruciales en la comprensión del cáncer.

Hounsfield, Godfrey Newbold (1919-2004): ingeniero eléctrico inglés que recibió el Nobel de Medicina de 1979 junto con Alan Cormack por el desarrollo de la tomografía computada.

Houssay, Bernardo (1887-1971): fisiólogo argentino. Realizó numerosas contribuciones al desarrollo de la fisiología, fundó la escuela argentina de fisiología, fue rector de la Universidad de Buenos Aires y ganó el Nobel en 1947 por sus trabajos sobre el rol de la hipófisis en el metabolismo de los carbohidratos.

Hubel, H. David (1926-2013): médico canadiense que recibió el Nobel de Medicina de 1981 por sus trabajos sobre el procesamiento de la información visual.

Hungerford, David (1927-1993): zoólogo norteamericano que hizo su tesis doctoral con Peter Nowell. Ambos son considerados descubridores del cromosoma filadelfia (Ch Phy) característico de la leucemia mieloide crónica.

Huggins, Charles Brenton (1901-1997): médico norteamericano. Recibió el Nobel de Medicina de 1966 por sus trabajos sobre tratamiento hormonal del cáncer de próstata.

Hunt, Richard Timothy (1943): bioquímico inglés. Nobel de medicina de 2001 por sus trabajos sobre regulación del ciclo celular.

Hunter, William (1718-1783): anatomista y obstetra escocés fundador de la escuela de anatomía de la Sociedad Real y el primero en emplear el término "decidua" en obstetricia.

Hunter, John (1728-1793): cirujano escocés, médico militar y reconocido anatomista. Describió el canal que lleva su nombre, por donde discurre la arteria femoral y se liga en caso de heridas en la pierna para poder amputar sin hemorragia.

Hutchinson, Jonathan (1828-1913): cirujano inglés. Describió las alteraciones dentarias propias de la sífilis congénita.

Huxley, Andrew Fielding (1917-2012): médico inglés que recibió el Nobel de Medicina de 1963 junto con Hodgkin y Eccles por sus trabajos sobre el rol de los iones en la excitación de la fibra nerviosa.

Ingrassia, Giovanni Filippo (1510-1580): médico y anatomista italiano. Llamado "el Hipócrates de Sicilia", describió las alas del esfenoides y los huesitos del oído, por ello es recordado como un gran osteólogo.

Jackson, John Hughlings (1835-1911): medico inglés. Fue el primero en describir un tipo particular de epilepsia que comienza en los miembros superiores y luego se generaliza (epilepsia jacksoniana).

Jacob, Arthur (1790-1874): cirujano oftálmico irlandés que describió en 1819 la capa de conos y bastones de la retina.

Jacob, Francois (1920-2013): médico francés que recibió el Nobel de Medicina de 1965 junto con André Lwoff y Jacques Monod por sus trabajos sobre regulación genética de las enzimas y la síntesis viral.

Jacobson, Ludwig Levin (1783-1843): anatomista danés que describió la rama timpánica del nervio glosofaríngeo (nervio de Jacobson). Explicó así por qué puede doler el oído en tumores de la base de lengua cuando infiltran los tejidos blandos vecinos.

Jenner, Edward (1749-1823): médico inglés, discípulo de John Hunter. Fue el primero en aplicar la vacuna (viruela de la vaca) a un niño llamado John Phillips, demostrando que podía inmunizarse de esa manera contra la viruela humana, ya que el pequeño de 8 años no contrajo la enfermedad. Esto dio lugar a las diferentes vacunaciones que tanto hicieron por la humanidad. El experimento de Jenner también nos lleva a la reflexión sobre el progreso bioético en la materia, pues hoy veríamos con escándalo que un médico probara un conocimiento folklórico en un menor sin su consentimiento ni el de sus padres y con un germen potencialmente mortal.

Jung, Carl Gustav (1875-1961): psiquiatra suizo, discípulo de Freud. Fundó la escuela de psicología analítica. Desarrolló el concepto tipos humanos, inconsciente colectivo, arquetipo. Trabajó en asociaciones libres y en simbología, y acuñó los términos introvertido y extrovertido.

Katz, Bernard (1911-2003): médico alemán, país que tuvo que dejar en 1935 para naturalizarse australiano en 1942. Compartió el Nobel de Medicina de 1970 junto con Ulf von Euler y Julius Axelrod por sus aportes al conocimiento sobre los transmisores humorales en las terminales nerviosas: almacenamiento, liberación e inactivación.

Keeley, Leslie E. (1832-1900): médico norteamericano. Diseñó un método de aversión para la cura del alcoholismo consistente en la administración de estricnina y cloruro de oro.

Kekulé, Friedrich August (1829-1896): químico alemán. Describió la estructura cíclica de algunos compuestos orgánicos; por ejemplo, la estructura hexagonal del benceno. Ha sido citado numerosas veces como la evidencia del auxilio del subconsciente en los descubrimientos científicos, ya que él mismo afirmó haber llegado a esa estructura luego de haber soñado con dos serpientes que se mordían mutuamente la cola, en una imagen que remedaba un hexágono.

Kendall, Edward Calvin (1886-1972): químico norteamericano laureado con el Nobel en 1950, junto con Tadeus Reichstein y Philip Hench, por su trabajo sobre hormonas suprarrenales.

Kernig, Vladimir Michailovich (1840-1917): neurólogo ruso que describió el signo de la extensión dolorosa de la pierna con el muslo flexionado en la meningitis aguda.

Khorana, Har Gobind (1922-2011): científico nacido en la India que recibió el Nobel de Medicina de 1968 junto con Holley y Nirenberg por su interpretación del código genético y su rol en la síntesis de proteínas.

Klaproth, Martin Heinrich (1743-1817): químico alemán. Publicó más de doscientos trabajos sobre química analítica y descubrió el uranio y el zirconio.

Klebs, Theodor Albrecht (1834-1913): patólogo y bacteriólogo alemán discípulo de Virchow. Se lo asocia con Loeffler en el descubrimiento del bacilo de la difteria.

Koch, Robert (1843-1910): bacteriólogo alemán. Fue considerado el más importante bacteriólogo de su época y se lo contraponía a Luis Pasteur (quien no era médico) en la competencia entre las escuelas alemana y francesa. Descubrió el bacilo de la tuberculosis, el cultivo en agar (que aún hoy se utiliza) y la tuberculina (que erróneamente creía que podía conferir inmunidad). Recibió el Nobel de Medicina en 1905. Al final de su vida sufrió un severo rechazo social por separarse de su esposa y unirse a una corista.

Kocher, Theodor (1841-1917): cirujano suizo. Se especializó en la cirugía de tiroides y llegó a operar más de nueve mil casos con el 1% de mortalidad. Su nombre se asocia a diferentes instrumentales y técnicas quirúrgicas. En 1909, fue galardonado con el Nobel de Medicina.

Kölliker, Rudolf Albert von (1817-1905): anatomista suizo. Hizo notables contribuciones a la histología del músculo, describió la estructura del iris y fue el primero en describir la neuroglia y en demostrar que una fibra nerviosa está en continuidad con una célula nerviosa.

Koplik, Henry (1858-1927): médico norteamericano que describió las máculas blanquecinas que aparecen antes de los síntomas previos al sarampión (manchas de Koplik).

Kornberg, Arthur (1918-2007): médico norteamericano que recibió el Nobel de Medicina de 1959, junto a Severo Ochoa, por sus aportes al conocimiento de los ácidos nucleicos: ADN y ARN.

Kossel, Albrecht (1853-1927): bioquímico alemán. Descubrió los ácidos nucleicos que constituyen la base de la genética así como sus bases: adenina, guanina, citosina, timina y uracilo. Recibió el Nobel en 1910.

Kraske, Paul (1851-1930): cirujano alemán que describió en 1891 la vía transrectal para la extirpación radical de los tumores de recto que infiltran coxis o sacro (vía de Kraske).

Krebs, Hans Adolf (1900-1981): médico alemán. Estudió con Otto Wasburg. En 1931 se trasladó a Inglaterra, donde obtuvo la ciudadanía, y en 1937 describió el ciclo del ácido cítrico o ciclo de Krebs, que dilucidó la manera en la cual se obtiene energía a partir de la glucosa en las mitocondrias, por esto recibió el Nobel de 1953 en forma compartida con Fritz Lippmann.

Krogh, Schack August Steenberg (1874-1949): médico danés. Estudió la función de los capilares y el intercambio gaseoso en la respiración. Recibió el Nobel en 1920.

Kuhne, Wilhelm Friedrich (1837-1900): fisiólogo alemán. Discípulo de Claude Bernard, hizo notables aportes a la neurología (describió las terminales periféricas de los nervios motores) y a la gastroenterología (describió las enzimas proteolíticas del páncreas).

Kunckel, Johann (1630-1702): químico alemán. Hijo de un alquimista, publicó el libro *Laboratorium chymicum*, que fue el texto de química más famoso de su época. Estudió fundamentalmente el fósforo y la fabricación del vidrio.

Kupffer, Karl Wilhelm von (1829-1902): anatomista alemán, describió las células del sistema retículo endotelial del hígado (células de Kupffer).

Kussmaul, Adolf (1822-1902): médico alemán. Entre numerosos trabajos, desarrolló la técnica del lavado gástrico.

Laennec, René Théophile Hyacinthe (1781-1826): el más importante clínico francés de la primera mitad del siglo XVIII. Fue el inventor del estetoscopio en 1816 y publicó el más influyente texto sobre semiología pulmonar de su época: *Traité de l'auscultation médiate*. Acuñó una serie de términos como pectoriloquia, crepitación, egofonía. Se autodiagnosticó la tuberculosis que lo mató a los 46 años.

Lancisi, Giovanni María (1654-1720): médico italiano. Trabajó para los papas Inocencio XI e Inocencio XII y fue un brillante anatomista. Describió el tracto estriado de la parte superior del cuerpo calloso en el cerebro.

Landry, Jean Baptiste Octave (1826-1865): médico francés, describió una forma infrecuente de parálisis cuyo curso es ascendente (comienza en los pies y puede llegar a la parálisis respiratoria) en un artículo denominado "Paralysis ascendens acuta" de 1859.

Landsteiner, Karl (1868-1943): patólogo austríaco. Clasificó a los grupos sanguíneos en A, B y O tal como se acepta actualmente y describió el factor Rh (por haberse descubierto en un mono rhesus). Recibió el Nobel en 1930.

Langer, Carl von (1819-1887): anatomista austríaco. Describió las líneas de tensión de la piel, que dieron lugar a las "incisiones normales" de Kocher, pues permiten cicatrizaciones más estéticas y funcionales.

Langerhans, Paul (1847-1888): médico patólogo alemán que describió los islotes intersticiales del páncreas, de los cuales luego Banting y Best aislarían la insulina.

Langley, John Newport (1853-1925): fisiólogo inglés que describió extensamente el sistema nervioso autónomo —términos introducidos por él— al cual separó en simpático y parasimpático.

Laurens, André du (1558-1609): anatomista nacido en Montpellier. Describió la cauda equina, el quiasma óptico y creó el término falange para los huesos de los dedos.

Lauterbur, Paul Christian (1929-2007): químico estadounidense. Recibió el Nobel de Medicina de 2003 por trabajos que llevaron a desarrollar la resonancia magnética nuclear, uno de los métodos de imágenes más importantes para el estudio de los órganos internos, crucial para ver tumores.

Laveran, Charles Louis Alphonse (1845-1922): cirujano militar. Fue trasladado a Algiers, donde descubrió que la causa de la malaria era un protozoario, hoy llamado *Plasmodium falciparum*. Recibió el Nobel en 1907.

Lavoisier, Antoine Laurent (1743-1794): químico francés. Probablemente el más grande químico de Francia de todos los tiempos. Destruyó la teoría del flogisto al demostrar la naturaleza del oxígeno y de la oxidación. Inventó los términos oxígeno, hidrógeno y nitrógeno. Hombre de múltiples talentos, mejoró los métodos de fabricación de la pólvora y las técnicas de cultivo y de alimentación de las ovejas. Debido a su condición de hombre público, fue sentenciado junto con otros veintisiete a morir en la guillotina a los 51 años.

Lederberg, Joshua (1925-2008): médico norteamericano especializado en genética molecular. Recibió el Nobel de 1958 junto con Edward Tatum y George Beadle por sus trabajos sobre recombinación genética y organización del material genético en las bacterias.

Leeuwenhoek, Antoni van (1632-1723): fue el inventor del microscopio. Era tendero de profesión y científico amateur. Fue el primero en observar bacterias en detritus dentales y estriaciones de músculos. Escribió ciento doce artículos que envió a la Sociedad Real de Londres.

Leloir, Luis Federico (1906-1987): nacido en Francia, desarrolló toda su actividad profesional en Buenos Aires, se graduó de médico en 1932 y se dedicó dos años a ejercer como gastroenterólogo. Posteriormente, dejó la práctica médica y se dedicó a la investigación en fisiología. Recibió el Nobel en 1970 por su trabajo sobre azúcares. Fue el primer director del Instituto Campomar (hoy Leloir) y del Instituto de Investigaciones Bioquímicas de la Universidad de Buenos Aires.

Leonardo da Vinci (1452-1519): científico y artista italiano. Uno de los más importantes genios de la humanidad. Realizó la disección de más de treinta cuerpos y dibujó las mejores láminas de su época, que sirvieron de base para las ilustraciones de Vesalio. Fue el primero en hacer notar los senos frontales y maxilares y el primero en reconocer que el corazón era un músculo.

Levi-Montalcini, Rita (1909-2012): neuróloga italiana. Ganó el Nobel de 1986 por sus trabajos sobre factores de crecimiento. Fue designada senadora vitalicia italiana por su compromiso político. Entre los textos de divulgación científica se destaca *El as en la manga* sobre la vejez. Era la prima hermana de una gran científica argentina, Eugenia Sacerdote de Lustig, quien trabajó infatigablemente en el Instituto Ángel Roffo de Buenos Aires.

Lieberkün, Johann Nathanael (1711-1756): médico alemán. Tuvo gran reconocimiento por haber inventado el método de inyección vascular en las preparaciones cadavéricas. Fue también el primero en describir las glándulas del intestino delgado.

Liebig, Justus von (1803-1873): químico alemán, discípulo de Gay-Lussac. Realizó numerosos aportes a la química orgánica: descubrió los compuestos benzoicos, el cloral y el cloroformo.

Linneo, Karl von (1717-1783): botánico sueco. Aunque es reconocido como el padre de la botánica, se recibió de médico en la Universidad de Upsala. Es el autor de la clasificación sistematizada de los vegetales mediante la nomenclatura binominal, que se extendió para clasificar todos los seres vivos.

Lippmann, Fritz (1899-1986): médico alemán nacionalizado norteamericano. Fue premiado con el Nobel en 1953, junto con Krebs, por su descubrimiento de la coenzima-A y su rol en el metabolismo.

Lisfranc de St. Martin, Jacques (1790-1847): cirujano francés. Describió las articulaciones tarso-metatarsianas al sistematizar la técnica de amputación del pie en ese lugar en los heridos de metralla.

Lister, Joseph (1827-1912): cirujano inglés. Fundador de la moderna cirugía antiséptica, fue el primer médico en sentarse en la cámara de los lores y presidente de la Real Sociedad de Londres. Entre 1865 y 1867, envió dos trabajos a la revista *The Lancet* en los cuales sentó las bases de la moderna cirugía y la necesidad de prevención de la aparición del pus en las heridas. Al principio tuvo una acérrima oposición por parte de sus colegas, pero luego se demostró que merced a su método los pacientes evolucionaban mucho mejor que aquellos operados de acuerdo a la práctica médica corriente.

Loeffler, Friedrich August John (1852-1915): bacteriólogo alemán. Fue asistente de Robert Koch y su nombre se asocia al de Klebs en el descubrimiento del bacilo de la difteria. Fue el primero en usar el azul de metileno en la tinción de los preparados histológicos.

Loewi, Otto (1873-1961): médico alemán que demostró que el mediador del sistema parasimpático era la acetilcolina. Compartió con Henry Dale el Nobel de Medicina de 1936. Fue expulsado por los nazis de su país y emigró a Nueva York en 1940.

Louis, Pierre Charles Alexandre (1787-1872): médico francés. Fue el primero en distinguir la fiebre tifoidea del tifus exantemático.

Lorenz, Konrad (1903-1989): médico y zoólogo austríaco. Recibió el Nobel de Medicina de 1973 junto con Frisch y Tinergen por sus investigaciones sobre organización y patrones de conducta individual y social.

Lucrecio (Titus Lucretius Carus, 98-55 AC): poeta latino. Escribió *De rerum naturae,* donde describe los átomos como agentes que favorecen la vida y "otros que vuelan y pueden causar enfermedad y muerte", por lo que algunos lo estiman como un precursor del concepto de microbios.

Ludwig, Karl Friedrich Wilhelm (1816-1895): fisiólogo alemán. Fue reconocido como uno de los más importantes profesores de fisiología de su época. Entre sus discípulos se destacan Pavlov, Meyer y Dogiel. Desarrolló el método gráfico de registro de las funciones vitales y estudió fundamentalmente el corazón y la circulación.

Luria, Salvador Edward (1912-1991): médico italiano graduado *Summa Cum Laude* en la Universidad de Turín. Recibió el Nobel de Medicina de 1969 junto con Hershey y Delbruck por sus aportes al conocimiento de la estructura genética y el mecanismo de duplicación viral.

Luschka, Hubert von (1820-1875): anatomista alemán. Describió la anatomía y fisiología de la laringe, así como el foramen que lleva su nombre en el cuarto ventrículo y que comunica al mismo con el espacio subaracnoideo.

Lwoff, André (1902-1994): médico francés que recibió el Nobel de Mmedicina de 1965 junto con Jacob y Monod por sus trabajos sobre regulación genética de las enzimas y la síntesis viral.

Lynen, Feodor (1911-1979): químico alemán que recibió el Nobel de 1964 junto con Bloch por sus trabajos sobre el metabolismo del colesterol y los ácidos grasos.

Magendie, Francois (1783-1855): fisiólogo francés. Introdujo el método de la fisiología experimental a la farmacología y la patología. Completó los trabajos de Bell y mediante la experimentación demostró que las raíces anteriores de la médula son motoras y las posteriores sensitivas (conocida como ley de Bell-Magendie). Fundó la primera revista dedicada exclusivamente a la fisiología experimental (*Journal de physiologie experimentale*) que apareció entre 1821 y 1831. Describió el agujero que lleva su nombre en el techo del cuarto ventrículo en 1842.

Maimónides (Moses Ben Maimon, 1135-1204): médico nacido en Córdoba, España. Se destacó no solo por su pericia médica, sino también por ser un gran rabino. Cuando Córdoba cayó bajo los almohades y la situación de las familias judías se volvió intolerable, dejó su ciudad natal (a la que recordó hasta su muerte) y peregrinó primero a Marruecos, luego a Palestina y finalmente se instaló en Egipto (en Fustat, donde murió). Fue un ejemplo de rigurosidad y humanidad. Gracias a él, numerosos escritos de Aristóteles llegaron a nuestras manos y su juramento médico es tan venerado como el de Hipócrates. Tan grande fue su figura que es una de las pocas personas veneradas a la vez por el judaísmo, el cristianismo y los mahometanos.

Malphighi, Marcello (1628-1694): anatomista Italiano. Conocido como el padre de la histología, aplicó en forma sistemática el descubrimiento de Leeuwenhoeck y fue el primero en describir la estructura de los pulmones (1661), el cerebro (1665), el hígado (1666) y la piel (1675). Fue profesor en Boloña y elegido miembro de la Sociedad Real de Inglaterra.

Mansfield, Peter (1933-2017): físico inglés. Recibió el Nobel de Medicina del año 2003 por sus trabajos, que llevaron a desarrollar la resonancia magnética nuclear, uno de los métodos de imágenes más importantes para el estudio de los órganos internos, crucial para observar los tumores.

Marie, Pierre (1853-1940): médico francés. Discípulo de Charcot, describió la atrofia muscular del peroneo, la acromegalia, la neumoartropatía hipertrófica y la ataxia cerebral hereditaria, entre otras enfermedades y signos clínicos.

Marshall, Barry (1951): médico australiano. Recibió el Nobel de Medicina en 2005 por sus descubrimientos sobre la *Helicobacter pylori*, una bacteria que puede desarrollarse en el píloro y ser responsable de gastritis, linfomas gástricos y cáncer gástrico.

Mauriceau, Francois (1637-1709): obstetra francés. Uno de los más reconocidos obstetras de su época. Describió el embarazo tubario, el manejo de la placenta previa y la ruptura de membranas que inducen el parto.

Mayo, William James (1861-1939) y *Charles Horace* (1865-1939): hermanos y cirujanos norteamericanos fundadores de la Clínica Mayo en Rochester, Minnesota, que se hizo famosa bajo la dirección de ambos. Al igual que los hermanos Finocchietto en Argentina, fundaron una escuela quirúrgica y diseñaron numerosas técnicas e instrumental quirúrgico.

Mayow, John (1641-1679): a pesar de haber fallecido a los 38 años, hizo la brillante observación de que la sangre cambiaba de color al exponerse al aire, y dedujo que esto se debía al intercambio de gases. Aunque no descubrió el oxígeno, precedió en casi un siglo a Lavoisier al postular "el aire fuego" como un gas necesario para la combustión.

McBurney, Charles (1845-1913): cirujano norteamericano. Estableció las bases del diagnóstico y tratamiento de la apendicitis, describió un punto particularmente doloroso en esta afección (punto de McBurney) y salvó incontables vidas al aconsejar el tratamiento quirúrgico inmediato.

McLeod, John James Richard (1876-1935): médico inglés. Se destacó en fisiología y recibió el Nobel de 1923 junto con Bantig por el descubrimiento de la insulina.

Meckel Johan Friedrich (abuelo) (1714-1774) y (nieto) (1781-1833): anatomistas italianos. El primero describió el ganglio esfenopalatino del trigémino y el segundo, el divertículo que lleva su nombre.

Medawar, Peter Brian (1915-1987): nacido en Río de Janeiro (Brasil), era hijo de un libanés naturalizado inglés. Recibió su educación secundaria y universitaria en Inglaterra. Compartió con Frank Macfarlane Burnet el Nobel de Medicina de 1960 por sus aportes al conocimiento de la inmunidad adquirida.

Meissner, Georg (1829-1905): anatomista y fisiólogo alemán. Describió los corpúsculos del tacto y el plexo submucoso del intestino.

Mendel, Johan Gregor (1822-1884): monje y naturalista austríaco. En el monasterio de Brünn llevó a cabo cuidadosas observaciones sobre la transmisión de caracteres entre las plantas de su huerto, de esa manera estableció las leyes sobre la herencia, que dieron lugar al estudio de la genética vegetal, animal y humana.

Ménière, Prosper (1799-1862): médico francés. Describió el vértigo posicional con náuseas, tinitus e hipoacusia unilateral generado por un problema del oído interno (conductos semicirculares).

Merkel, Friedrich Sigmund (1845-1919): anatomista alemán. Fue el primero en colorear de rojo las arterias, de azul las venas y de amarillo los nervios, e introdujo el xylol y la celoidina en las técnicas histológicas. Describió los corpúsculos de la piel que llevan su nombre.

Metchnikoff, Elie (1845-1916): biólogo ruso. Profesor de zoología en Odessa, fue a trabajar con Pasteur y le sucedió como director del instituto en 1895. Trabajó fundamentalmente en inmunología y enunció la teoría de la fagocitosis en la defensa contra las infecciones bacterianas. Fue laureado con el Nobel en 1908.

Meyerhof, Otto (1884-1951): médico alemán, compartió el Nobel de 1922 con Archibald Hill. Por su origen judío, tuvo que huir de Alemania.

Meynert, Theodor Hermann (1833-1892): neurólogo y psiquiatra austríaco. Fue el primero en describir redes neuronales en fisiología.

Mikulicz-Radecki, Johann von (1850-1905): cirujano polaco. Asistente de Christian Billroth, se destacó especialmente en el tratamiento de las afecciones de la cabeza y el cuello. Describió una afección crónica de las glándulas salivares y perfeccionó la técnica de exploración esofágica.

Milstein, César (1927-2002): bioquímico nacido en Bahía Blanca (Argentina). Se especializó en la síntesis de proteínas. Gracias a sus descubrimientos, se logró la producción de anticuerpos monoclonales, de tanta utilidad tanto en el diagnóstico como en el tratamiento de numerosas enfermedades. Fue laureado con el Nobel en 1984.

Minot, George Richards (1885-1970): médico norteamericano. Se destacó por el estudio de las afecciones de la sangre y fue laureado con el Nobel en 1934 junto con George Hoyt Whipple y William Parry Murphy (*ver abajo*).

Mitchell, Silas Weir (1829-1914): neurólogo norteamericano. Describió la causalgia (dolor grave en una extremidad), fue el primero en utilizar nitrito de amilo y describió la corea post-paralítica. También fue escritor: publicó quince novelas y siete volúmenes de poesía.

Moniz, Egas (Antonio Caetano de Abreu Freire) (1874-1955): médico y político portugués. Recibió el Nobel de Medicina de 1949, junto a Hess, por sus trabajos sobre el valor terapéutico de las leucotomías (lobotomía prefrontal) en ciertas psicosis, base de la llamada psicocirugía.

Mondino de Luzzi (1257-1326): anatomista italiano nacido en Boloña. En 1306, publicó el primer libro de texto de anatomía dedicado totalmente a este tópico. A pesar de haber transcripto numerosos errores de Galeno, este texto fue durante doscientos años el mejor disponible y tuvo la virtud de traducir y mantener numerosos términos árabes.

Monod, Jacques (1910-1976): biólogo francés. Recibió el Nobel de Medicina de 1965 junto con Lwoff y Jacob por sus trabajos sobre la regulación genética de las enzimas y la síntesis viral. Tuvo una destacada actuación en la resistencia francesa contra los nazis.

Monro Alexander: bajo este nombre se incluyen el abuelo (primus: 1697-1767), el hijo (secundus: 1733-1817) quien describió los agujeros que comunican los ventrículos laterales con el tercer ventrículo en el sistema nervioso central, y el nieto (tertius: 1773-1859). Durante una centuria, ocuparon la cátedra de anatomía en Edimburgo.

Montagnier, Luc (1932): virólogo francés que recibió el Nobel de Medicina de 2008 por el descubrimiento del Virus de la Inmunodeficiencia Humana (VIH), de gran importancia en infectología y en oncología.

Montgomery, William Fetherston (1797-1859): obstetra irlandés que describió el incremento de las glándulas sebáceas de la areola del pezón como signo de embarazo, se las conoce como "tubérculos de Montgomery".

Morgagni, Giovanni Battista (1682-1771): anatomista italiano. Profesor de anatomía en la Universidad de Padua durante 59 años. Aunque fue un gran anatomista, es más recordado por su aporte a la anatomía patológica mediante la sistematización de las autopsias y la publicación de seis volúmenes sobre las causas de las enfermedades, *De sedibus et causis morborum per anatomen indagatis,* publicado al final de su vida en Venecia. Contenía el correlato de más de setecientas historias clínicas con sus protocolos de autopsias. El libro más importante era el último, que era un índice de doble entrada en el cual detallaba el síntoma y los casos de autopsias. Este concepto de localización anatómica de las enfermedades revolucionó la medicina.

Morgan, Thomas Hunt (1866-1945): zoólogo norteamericano que trabajó con los cromosomas de la *Drosophila melanogaster* (mosca de la fruta) y descubrió que estas estructuras nucleares eran las portadoras de los genes. Fue premiado con el Nobel en 1933.

Morison, J. Rutherford (1853-1939): cirujano inglés. Describió el espacio de Morison en la parte superior del peritoneo en 1894.

Muller, Hermann Joseph (1890-1967): biólogo norteamericano. Trabajó en el campo de la genética y estudió las mutaciones inducidas por radiaciones, identificando a los rayos X como causantes. Recibió el Nobel de Medicina de 1946.

Müller, Johannes Peter (1801-1858): profesor de anatomía y fisiología en Bonn y Berlín, describió los conductos mullerianos que dan origen a los órganos reproductivos femeninos.

Muller, Paul Hermann (1899-1965): químico suizo. Recibió el Nobel de Medicina de 1948 por sus trabajos sobre la eficacia del DDT en el control de los artrópodos.

Murphy, John Benjamin (1857-1916): cirujano norteamericano. Describió una técnica de enema lenta de solución salina a baja presión que aún hoy se emplea para el tratamiento de los bolos fecales: se la conoce como "enema de Murphy".

Murphy, William Parry (1892-1987): médico norteamericano. Recibió el Nobel de Medicina en 1934 en conjunto con George Hoyt Whipple y George Richards Minot por el tratamiento de las anemias.

Murray, Joseph Edward (1919-2012): cirujano plástico norteamericano que recibió el Nobel de Medicina de 1990 por su trabajo sobre trasplante de tejidos.

Naboth, Martin (1675-1721): anatomista alemán. Describió las glándulas mucosas del cérvix uterino que cuando retienen secreción toman un aspecto quístico. Se las conoce como "huevos de Naboth".

Nathan, Daniel (1928-1999): médico norteamericano que compartió el Nobel de Medicina de 1978 junto con Arber y Smith por sus descubrimientos sobre enzimas de restricción y su aplicación a la biología molecular.

Naunyn, Bernard (1839-1925): médico alemán que se dedicó fundamentalmente al estudio del metabolismo y la diabetes. Fue quien inventó el término acidosis.

Negri, Adelchi (1876-1912): patólogo italiano que trabajó en Pavía y describió unos pequeños corpúsculos en las células de Purkinje del cerebelo correlacionados con el virus de la rabia. Llamados "corpúsculos de Negri", fueron durante mucho tiempo la única certeza diagnóstica de la enfermedad.

Neisser, Albert Ludwig Sigesmund (1855-1916): médico alemán, profesor de dermatología en Breslau. En 1879, descubrió al agente causal de la gonorrea: *Neisseria gonorrhea* o gonococo.

Nélaton, Auguste (1807-1873): cirujano francés. Su nombre ha perdurado por el catéter urinario que lo nombra y por haber diseñado una sonda metálica con un extremo de porcelana para investigar proyectiles de plomo (hoy en desuso por la radiología), con la cual se descubrió una bala en el muslo de Garibaldi.

Newton, Isaac (1642-1726): es considerado la mente científica más brillante de la humanidad. Sus notables aportes a la física modificaron nuestra concepción del mundo, la razón y la ciencia.

Nicolaier, Arthur (1862-1942): médico alemán, descubridor del bacilo del tétanos. En la Segunda Guerra Mundial, los norteamericanos sufrieron muy pocos casos de tétanos (seis muertes) gracias a la rutinaria inmunización de las tropas con el toxoide. Los alemanes tuvieron una alta incidencia porque usaban la antitoxina como vacuna de las tropas terrestres.

Nicolle, Charles Jules Henri (1866-1936): médico francés que fue galardonado en 1928 con el Nobel por sus trabajos sobre tifus.

Nirenberg, Marshall Warren (1927- 2010): zoólogo y bioquímico norteamericano. Recibió el Nobel de Medicina de 1968 junto con Khorana y Holley por su interpretación del código genético y su rol en la síntesis de proteínas.

Noguchi, Hideyo (1876-1928): bacteriólogo japonés. En el Instituto Rockefeller, logró cultivar espiroquetas de la sífilis e ideó un test nuevo para esta enfermedad. Estableció la presencia de la espiroqueta en el fluido cerebral de afectados por parálisis cerebral. Descubrió el germen causal de la fiebre amarilla, preparó una vacuna y un suero para esta enfermedad. Falleció por fiebre amarilla en África.

Nowell, Peter (1928-2016): médico patólogo norteamericano y uno de los descubridores del cromosoma filadelfia (Ch Phy), característico de la leucemia mieloide crónica.

Nurse, Paul Maxime (1949): bioquímico británico. Nobel de Medicina 2001 por sus trabajos sobre regulación del ciclo celular.

Ochoa, Severo (1905-1993): médico español que recibió el Nobel de Medicina de 1959, junto con Arthur Kornberg, por sus aportes al conocimiento de la síntesis de los ácidos nucleicos (ADN y ARN).

Oddi, Ruggero (1864-1913): cuando era un médico muy joven descubrió en la desembocadura del conducto biliar el esfínter que lleva su nombre.

O´Dwyer, Joseph (1841-1898): médico norteamericano que diseñó un tubo metálico destinado a mantener el flujo de aire a través de la tráquea durante la difteria.

Ollier, Louis Xavier Edouard Leopold (1830-1900): cirujano francés. Trabajó especialmente en el campo de la ortopedia y fue el primero en practicar la astragalectomía. Diseñó un método de colgajo (reconstrucción con tejidos propios) y describió la capa interna del periostio.

Oppenheim, Hermann (1858-1919): médico alemán. Describió el reflejo de extensión de los dedos del pie ante la compresión de la parte interna de la pierna o la flexión de la rodilla o la cadera.

Osler, William (1849-1919): médico canadiense. Fue profesor en la Universidad Mc Gill en Montreal, luego se trasladó a la Universidad de Pensilvania y en 1889, a la recientemente fundada Universidad Johns Hopkins. En 1905, fue nombrado *Regius Professor of Medicine* de la Universidad de Oxford. En 1892, publicó *Principios y prácticas de la medicina,* que fue el último texto de medicina general escrito por un solo autor y el más importante de la clínica durante medio siglo. Fue además un gran humanista e historiador: su ensayo *Aequanimitas* debería ser de lectura obligada para todos los estudiantes de medicina y los médicos jóvenes.

Owen, Richard (1804-1892): anatomista inglés. Editó en forma póstuma los trabajos de John Hunter bajo el título *Catálogo de series fisiológicas de anatomía comparada.* Entre 1840 y 1845, publicó *Odontografía,* uno de los más completos tratados sobre los dientes de su época, y en 1866, *Anatomía y fisiología de las vértebras.*

Pacchioni, Antonio (1665-1726): anatomista italiano. Describió los gránulos o corpúsculos que pueden observarse en la aracnoides.

Pacini, Filippo (1812-1883): anatomista italiano que describió los corpúsculos que llevan su nombre en los nervios sensitivos que sirven para la transmisión de los estímulos táctiles.

Paget, James (1814-1899): cirujano inglés orientado fundamentalmente al estudio de los tumores óseos. Describió la enfermedad de la mama que lleva su nombre como "enfermedad precancerosa" y en los huesos como "osteitis deformante".

Palade, George (1912-2008): médico rumano que compartió el Nobel de Medicina con Christian de Duve y Albert Claude por sus investigaciones sobre estructura y función celular.

Paracelso (*Aureolus Theophrastus Bombastus von Hohenheim,* 1493-1541): médico suizo. Se hizo llamar Paracelso (superior a Celso), y también los nombres Aureolus y Bombastus parecen agregados a su verdadero nombre. Combatió brujerías y supersticiones de su época y sentó las bases de la terapéutica química, aunque sus conocimientos derivaban de la alquimia. Descubrió el zinc y varios compuestos del mercurio (incluido el calomel). Fue un entusiasta de las preparaciones de hierro y antimonio.

Paré, Ambroise (1510-1590): cirujano francés. Comenzó su carrera como aprendiz de barbero, fue luego cirujano militar y llegó a ser el más grande cirujano de su época. Diseñó numerosos instrumentos quirúrgicos, reintrodujo la ligadura en las operaciones y escribió, entre otros textos, el mejor tratado de cirugía del siglo XVI.

Parkinson, James (1755-1824): médico inglés. En 1817, describió la enfermedad que lleva su nombre (parálisis agitante) y que hoy sabemos relacionada con un déficit de dopamina en los centros cerebrales.

Pascal, Blas (1623-1662): físico francés. Trabajó en la física de los fluidos y consignó la ley que lleva su nombre: "Toda presión aplicada a un fluido se distribuye en todas direcciones y sentidos", lo que tuvo derivaciones en la mecánica de los líquidos y los gases en fisiología.

Pasteur, Louis (1822-1895): químico y bacteriólogo francés. Sin ser médico, realizó importantes aportes a la medicina. Descubrió las sustancias racémicas en la química (combinaciones de sustancias levógiras y dextrógiras), trabajó en la fermentación y esterilización (pasteurización), destruyó la teoría de la generación espontánea de los microorganismos, estudió el ántrax y la rabia, y para esta última desarrolló una vacuna con virus atenuados. Fundó la bacteriología moderna y sentó las bases para los métodos antisépticos de Lister.

Paulos, Aegineta (Paul de Egina, 625-690): fue la última autoridad médica bizantina. Cirujano y obstetra, realizó traqueostomías y tonsilectomías, y drenó empiemas (acumulaciones de pus) resecando costillas. Fue muy admirado por los médicos árabes (sus escritos llegaron traducidos).

Pavlov, Ivan Petrovich (1849-1936): fisiólogo ruso. Es fundamentalmente conocido por su trabajo sobre la influencia del sistema nervioso en el control de la digestión (reflejo de Pavlov). Introdujo el término reflejo condicionado y denominó enteroquinasa a una de las enzimas descubiertas en los jugos digestivos por un alumno. Fue galardonado con el Nobel en 1904.

Pecquet, Jean (1622-1674): médico francés, graduado en Montpellier. Describió la cisterna linfática que hoy lleva su nombre y el conducto torácico para el transporte de quilo.

Perthes, Georg (1869-1927): cirujano alemán que describió en 1910 la osteocondritis de la cabeza del fémur, enfermedad que ahora lleva su nombre.

Petit, Jean Louis (1664-1750): cirujano francés. Comenzó su práctica a los 16 años y fue discípulo de Alexis Littré. Trabajó como cirujano militar, inventó un torniquete a tornillo para amputaciones, y en 1722 realizó la primera operación de la mastoides. Describió el triángulo que lleva su nombre como el lugar de debilidad para la aparición de las hernias lumbares.

Peyer, Johann Conrad (1653-1712): médico alemán. Fue profesor de lógica, retórica y medicina en la Universidad de Schaffhausen. Describió las placas de tejido linfático -que hoy llevan su nombre- en las paredes del intestino delgado.

Pfeiffer, Richard Friedrich Johannes (1858-1945): bacteriólogo alemán. Asistente de Koch, fue profesor en Königsberg y en Breslau. Describió el fenómeno de la bacteriólisis y descubrió el bacilo de la influenza (*Haemophilus influenza*) y el micrococo *catarrhalis.*

Pinel, Philippe (1745-1826): médico francés. Reconocido como un revolucionario en el tratamiento de los pacientes dementes, los sacó de las penitenciarías para que fueran tratados en los hospitales bajo el control médico. Su trabajo *Tratado médico-filosófico sobre la alienación mental o la manía* sentó las bases de la psiquiatría.

Piorry, Pierre Adolphe (1794-1879): médico francés. Introdujo el término septicemia.

Pirogoff, Nikolai Ivanovich (1810-1881): cirujano ruso. Participó como cirujano militar en numerosas campañas, entre ellas la guerra de Crimea. Fue el impulsor de la anestesia por éter en Rusia en 1847. Introdujo la enfermería femenina y el método antiséptico.

Porter, Rodney Robert (1917-1985): médico inglés. Compartió el Nobel de Medicina de 1972 con Gerald Edelman por sus trabajos sobre estructura de los anticuerpos.

Pott, Percival (1713-1788): cirujano inglés. Describió la afectación tuberculosa de los cuerpos vertebrales, situación probablemente descripta por Hipócrates bajo el término cifosis (**Κΰφωσις**) y luego por Albucasis, pero consignada por Pott como causada por la tuberculosis.

Pupart, Francois (1661-1708): cirujano francés. Describió el ligamento inguinal (descripto previamente por Vesalio y Falopio) con un significado práctico para la técnica de reparación de las hernias inguinales.

Priestley, Joseph (1733-1804): científico inglés que trabajó fundamentalmente en la composición del aire. No hay dudas de que en uno de sus experimentos aisló el oxígeno aunque no lo identificó como tal.

Purkinje, Johannes Evangelista (1787-1869): fisiólogo alemán. Profesor en Breslau y Praga, fue uno de los primeros en usar el micrótomo y hacer preparados histológicos en láminas de vidrio que selló con bálsamo. Modificó algunas técnicas tintoriales y describió las células y fibras que llevan su nombre.

Quincke, Heinrich (1842-1922): médico alemán. Describió el edema angioneurótico que lleva su nombre (un tipo de urticaria gigante) y fue el primero en practicar una punción lumbar y extraer fluido cerebro-espinal de una persona viva.

Ramón y Cajal, Santiago (1852-1934): anatomista e histólogo español. Sobresalió por su descripción de la tinción con sales de plata, que lo llevó a determinar con precisión las estructuras celulares del cerebro y el cerebelo. Ganó el Nobel junto con Camilo Golgi en 1906.

Ramsay, William (1852-1916): científico inglés recordado fundamentalmente por el descubrimiento de elementos gaseosos raros (argón, helio, neón). Ganó el Nobel de Química en 1904.

Ranvier, Louis-Antoine (1835-1922): médico francés. El conocimiento de la interrupción a intervalos de la mielina de los nervios periféricos, que hoy se conoce como nódulos de Ranvier, se debe a sus trabajos.

Raynaud, Maurice (1834-1881): médico francés. Describió una rara enfermedad de los vasos periféricos por la cual se produce isquemia bilateral y simétrica de las extremidades que puede llegar a la gangrena.

Recklinghausen, Friedrich Daniel von (1833-1910): médico alemán profesor de anatomía patológica en Königsberg, Würzburgo y Estrasburgo. Describió los canalículos linfáticos y una rara enfermedad caracterizada por manchas color café con leche y neurofibromatosis.

Reichstein, Tadeus (1897-1996): químico nacido en Polonia. Fue profesor en la Universidad de Basilea. En 1950, compartió el Nobel junto con Kendall y Hench por sus trabajos sobre hormonas suprarrenales.

Remak, Robert (1815-1865): neurólogo alemán. Trabajó en embriología y fue el primero en denominar las tres capas del embrión: ectodermo, mesodermo y endodermo.

Rhazes (Abu Bakr Muhamed Ibn Zakariya, 860-932): médico árabe, nacido en Persia. Apodado "Galeno de Arabia", fue uno de los más grandes médicos de su época. Como director del Hospital de Bagdad, escribió ciento trece grandes tratados y veintiocho trabajos menores. Es recordado entre otras cosas por ser el primero en marcar el diagnóstico diferencial entre viruela y sarampión.

Ricketts, Howard Taylor (1871-1910): patólogo norteamericano. Falleció de tifus en México mientras investigaba la causa de la fiebre de las montañas rocosas, unos pequeños microorganismos que hoy se agrupan como rickettsias en honor a él.

Richards, Dickinson Woodruff (1895-1973): médico norteamericano que colaboró en el desarrollo del cateterismo cardíaco, por lo que recibió el Nobel de 1956 junto a Cournand y Frossmann.

Richet, Charles Robert (1850-1935): médico francés. Se destacó en fisiología y estudió las alergias. Inventó la palabra anafilaxia. Recibió el Nobel en 1913.

Riolan, Jean (secundus, 1577-1657): anatomista francés. Fue profesor de botánica y anatomía en París. Dio nombre a muchos músculos.

Robbins, Frederick Chapman (1916-2003): médico norteamericano cuyos trabajos permitieron el cultivo del virus de la poliomielitis. Recibió el Nobel de Medicina de 1954 junto con Enders y Weller.

Robiquet, Pierre Jean (1780-1840): químico francés que aisló la codeína de los derivados del opio en 1832, describiendo sus potentes propiedades antitusivas.

Roentgen, Wilhelm Konrad (1845-1923): físico alemán profesor en la Universidad de Würzburgo, donde descubrió los rayos X, ondas electromagnéticas capaces de atravesar el vidrio de un tubo de vacío y velar películas fotográficas. De ellos se derivan todos los modernos aparatos de radiología y tomografía computada. Fue galardonado con el Nobel en 1901.

Rokitansky, Carl (1804-1878): patólogo nacido en Bohemia (actual República Checa). Profesor de patología en la Universidad de Viena durante treinta años, realizó más de treinta mil autopsias y describió sistemática, brillante y claramente numerosas afecciones. Tanta era su fama y tan escasos los recursos terapéuticos con los que contaba que una frase usual entre los enfermos en esa época era: "Este es el mejor hospital del mundo, te diagnostica Skoda y te realiza la autopsia Rokitansky".

Rolando, Luigi (1773-1831): anatomista italiano. Profesor en la Universidad de Turín, es particularmente recordado por sus descripciones del sistema nervioso, donde resalta la fisura central del cerebro que lleva su nombre.

Romberg, Moritz Heinrich (1795-1873): neurólogo alemán. Describió el signo que lleva su nombre por lo cual los afectados por ataxia no pueden permanecer en equilibrio cuando están parados, cierran los ojos y juntan los pies.

Ross, Ronald (1857-1932): cirujano inglés. Describió el ciclo del parásito responsable de la malaria y remarcó la importancia del mosquito anófeles en su transmisión. Recibió el Nobel en 1902.

Rous, Peyton (1879-1970): médico norteamericano que recibió el Nobel de Medicina de 1966 por sus descubrimientos relacionados con virus inductores de tumores.

Rufus de Éfeso (cerca del 100 DC): médico romano. Muchas de sus obras se han perdido, pero es recordado por un texto pequeño llamado "Los nombres de las diferentes partes del cuerpo humano".

Ruysch, Frederik (1638-1731): anatomista holandés. Es reconocido por la excelencia de sus preparados anatómicos consecutivos a inyecciones de sustancias en las arterias. Gracias a ellos describió las arterias bronquiales y la red de capilares de la coroides.

Sachs, Bernard (1858-1944): neurólogo norteamericano cuyo nombre está asociado al de Tay, en la enfermedad de Tay-Sachs, o idiocia amaurótica familiar.

Samuelsson, Bengt Ingemar (1934): médico y bioquímico que recibió el Nobel de Medicina de 1982 junto con Bergström y John Vane (*ver abajo*) por sus trabajos acerca de las prostaglandinas.

Sanctorio Sanctorius (1561-1636): médico italiano. Puede con justicia ser llamado uno de los primeros fisiólogos. Inventó un termómetro, un contador del pulso, una cánula de traqueostomía y una gigantesca balanza mediante la cual registró los cambios de peso mientras comía o trabajaba. Llevó un registro meticuloso durante treinta años y en 1614 publicó *De statica medicina et de responsione ad staticomasticem*, el primer trabajo sobre metabolismo basal.

Santorini, Giovanni Domenico (1681-1737): anatomista italiano. Discípulo de Malpighi, hizo numerosos aportes a las descripciones anatómicas, especialmente a los músculos de la cara y de la laringe. Describió también el conducto accesorio del páncreas.

Saunders, Cicely Mary (Dame, 1918-2005): enfermera, trabajadora social, médica y escritora. Fue la principal promotora del movimiento de cuidados paliativos desde el St. Christopher hospice, que ella misma fundó.

Sauvages, Francois Boissier de la Croix de (1706-1767): patólogo francés. Fue el primero en denominar ciertas afecciones como peritonitis, gastritis, enteritis y hepatitis.

Scarpa, Antonio (1747-1832): anatomista italiano. Discípulo de Morgagni, fue profesor de anatomía en Pavía. Se destacó en sus aportes a la cirugía de las hernias, la ortopedia y también la oftalmología.

Schally, Andrew V. (1926): médico polaco. Recibió el Nobel de Medicina en 1977 junto con Guillemin por sus trabajos sobre péptidos cerebrales.

Schaudinn, Fritz Richard (1871-1906): bacteriólogo alemán. Fue el descubridor de la *Spirochaeta pallida*, agente causal de la sífilis.

Scheele, Karl Wilhelm (1742-1786): químico sueco. Vivió como un pequeño farmacéutico y sin embargo aportó gran cantidad de conocimiento práctico a su arte: descubrió el tungsteno, el ácido oxálico y tartárico, aisló la glicerina y demostró que el grafito era una forma de carbón.

Schleiden, Matthias Jacob (1804-1881): botánico alemán que descubrió el origen celular de las plantas y lo publicó en un artículo llamado "Fitogénesis".

Schneider, Conrad Victor (1610-1680): anatomista alemán. Describió con detalle la membrana nasal y el nervio olfatorio, refutó la teoría de Galeno y demostró las causas de las rinitis y el catarro.

Schönlein, Johann Lukas (1793-1864): médico alemán. Es recordado sobre todo por sus cualidades docentes. Introdujo la enseñanza clínica en su país con los métodos recientemente descubiertos de percusión (Auenbrugger) y auscultación (Laennec), así como distintas técnicas de laboratorio.

Schwann, Theodor (1810-1882): anatomista alemán. Fue uno de los fundadores de la teoría celular. Descubrió las células que rodean los axones de los nervios —llevan ahora su nombre— y cuyo crecimiento puede dar lugar a tumores.

Sharpey-Schafer, Edward Albert (1850-1935): fisiólogo inglés. Profesor en Edimburgo durante treinta y cuatro años. Publicó el texto *Histología esencial* y fue junto con Oliver uno de los primeros en estudiar la función de las glándulas suprarrenales.

Semmelweis, Ignaz Philipp (1818-1865): obstetra húngaro. Discípulo de Skoda y Rokitansky, descubrió que la causa de la fiebre puerperal estaba relacionada con la atención del parto por parte de los médicos que asistían a las mujeres sin lavarse las manos. Lo descubrió al advertir que quienes eran asistidas por parteras no padecían esta mortal enfermedad. Sentó las bases del lavado de las manos como la medida higiénica más importante en la lucha contra la transmisión de enfermedades infecciosas por parte de los médicos en un texto que aún hoy debería generar reflexión: "Causa, concepto y profilaxis de la fiebre puerperal".

Sherrington, Charles Scott (1857-1952): fisiólogo inglés. Realizó investigaciones en el sistema nervioso central, la rigidez de descerebración, la inervación recíproca y la sinapsis (término inventado por él). Postuló que cuando un nervio es estimulado constantemente termina agotándose y deja de transmitir impulsos nerviosos. Probablemente esta sea la causa por la cual la acupuntura pueda ser de utilidad en el tratamiento de ciertos dolores. Fue ganador del Nobel de 1932 junto con Edgar Adrian.

Silvio, Jacobo (1478-1555): anatomista francés que describió el acueducto cerebral que ahora lleva su nombre. Bajo su mismo nombre también se conoce a Francis de la Boe (1614-1672), quien también fue un anatomista francés y describió la cisura cerebral que lleva su nombre, pero no guarda relación con el primero.

Simpson, James Young (1811-1870): obstetra escocés. Fue un destacado ginecólogo que realizó trabajos sobre el cáncer de cuello uterino y el hermafroditismo y diseñó fórceps. Sobre todo es recordado por haber introducido el cloroformo como anestésico, lo que se denominó "anestesia a la reina" por haberse aplicado a la reina Victoria de Inglaterra. Para poder realizarlo tuvo que sortear una discusión teológica centrada en el mandato bíblico de "parirás con dolor".

Skoda, Josef (1805-1881): médico vienés. Fue el más importante difusor del método de Laenneck (auscultación) en los países de habla germánica y uno de los más reconocidos médicos de su tiempo. Junto con Rokitansky, eran las luminarias del Hospital de Viena.

Smith, Hamilton Othanel (1931): médico norteamericano que compartió el Nobel de Medicina con Nathans y Arber por sus descubrimientos sobre enzimas de restricción y su aplicación a la biología molecular.

Snell, George Davis (1903-1996): biólogo norteamericano que recibió el Nobel de Medicina de 1980 junto con Benacerraf y Dausset por "descubrimientos respecto de las estructuras genéticamente determinadas en la superficie de la célula que regulan las reacciones inmunológicas", según la Academia Sueca.

Spemann, Hans (1869-1941): médico alemán distinguido con el Nobel de Medicina en 1935 por el descubrimiento de la inducción embriológica.

Sperry, Roger Wolcott (1913-1994): psicólogo norteamericano que recibió el Nobel de Medicina de 1981 por sus trabajos sobre la especialización de los hemisferios cerebrales.

Stahl, Georg Ernst (1660-1734): médico alemán. Llegó a ser tan destacado que fue seleccionado para ser médico del rey de Prusia en Berlín. Sin embargo, el aporte por el cual es recordado, la teoría del flogisto, se demostró falaz cuando Lavoisier aisló el oxígeno.

Starling, Ernest Henry (1866-1927): fisiólogo inglés. Recordado por las leyes que rigen el funcionamiento cardíaco y por haber publicado el texto más importante de fisiología de su época, *Principios de fisiología humana*.

Subbarao o Subbarow Yellapragada (1895-1948): médico indio que se especializó en enfermedades tropicales y trabajó en laboratorios Lederle, donde desarrolló el metrotrexate a pedido de Sidney Farber.

Sulston, John Edward (1942): biólogo británico. Recibió el Nobel en 2002 por sus trabajos sobre la apoptosis, o muerte celular programada, cruciales en la comprensión del cáncer.

Sutherland, Earl Wilbur Jr. (1915-1974): médico norteamericano que recibió el Nobel de Medicina de 1971 por sus aportes al conocimiento de los mecanismos de acción de las hormonas.

Swammerdam, Jan (1637-1680): médico holandés. Fue el primero en notar la existencia de los glóbulos rojos y en describir la atelectasia. Afectado de una profunda melancolía, antes de su muerte quemó todos sus manuscritos.

Sydenham, Thomas (1624-1689): conocido como el Hipócrates inglés, realizó numerosas descripciones originales de enfermedades como la gota, la escarlatina, la histeria y la corea que lleva su nombre.

Szent-Gyorgyi von Nagyrapolt, Albert (1893-1986): médico húngaro. Estudió la química de la respiración y descubrió que la vitamina C era antiescorbútica. Recibió el Nobel de Medicina en 1937.

Szostak, Jack William (1952): biólogo molecular inglés. Recibió el Nobel de Medicina de 2009 por sus trabajos sobre la telomerasa, una enzima clave para la elongación de los telómeros que permiten la inmortalidad de las células tumorales.

Tatum, Edward Lawrie (1909-1975): médico norteamericano que trabajó en genética bacteriana y compartió el Nobel de 1958 con Beadle y Lederberg por sus aportes al desarrollo de la genética.

Teofrastos (370-285 AC): se destacó como botánico e identificó más de quinientas variedades de plantas que consignó en su *Historia plantarum*, muchas de ellas fueron empleadas con finalidad terapéutica por los primeros herbolarios. Fue designado por Aristóteles como su sucesor en el Liceo.

Temin, Howard Martin (1934-1994): biólogo norteamericano que recibió el Nobel de Medicina de 1975, junto con Dulbecco y Baltimore, por sus trabajos sobre la incorporación de los virus al material genético de la célula.

Theiler, Max (1899-1972): médico sudafricano. Estudió en Harvard y fue director de salud pública de la fundación Rockefeller. En 1951, recibió el Nobel de Medicina por sus aportes al combate de la fiebre amarilla.

Thénard, Louis Jacques (1777-1857): químico francés. Descubrió el peróxido de hidrógeno (agua oxigenada) y diseñó un método electrolítico para la producción de sodio y potasio.

Theorell, Axel Hugo Theodor (1903-1982): médico sueco. Recibió el Nobel de Medicina de 1955 por sus descubrimientos sobre las enzimas oxidativas.

Tinbergen, Nikolaas (1907-1988): biólogo holandés. Recibió el Nobel de Medicina de 1973 junto con Konrad Lorenz y Karl von Frisch por sus investigaciones sobre patrones de conductas individuales y sociales.

Tonegawa, Susumu (1939): científico japonés. Especializado en biología molecular, ganó el Nobel de Medicina 1987 por su descubrimiento sobre el mecanismo genético de variedad en la producción de anticuerpos. Fue el primer director del Centro Mit para el Aprendizaje y la Memoria.

Trousseau, Armand (1801-1867): médico francés. Profesor de medicina en París, realizó numerosas observaciones, entre ellas la correlación entre cáncer y trombosis al describir la *flebitis migratriz* como signo de cáncer gástrico o de páncreas. Se autodiagnosticó un cáncer gástrico.

Vane, John (1927-2004): químico inglés que recibió el Nobel de Medicina de 1982 junto con Bergström y Samuelsson por sus trabajos en prostaglandinas.

Varmus, Harold (1939): recibió el Nobel de 1989 junto con Michael Bishop por el descubrimiento de los oncogenes. Esta idea fue clave para el esclarecimiento de la biología tumoral.

Vesalio, Andreas (1514-1564): anatomista belga. Fue el más brillante anatomista de su época. Escribió a los 29 años *De corporis humani fabrica*. Desplazó la tradición galénica y dio origen a la más importante revolución científica en la historia de la medicina. Luego de haber sido profesor en Padua, se trasladó a España, donde fue el médico de Felipe II. Aparentemente cayó en desgracia luego de practicar una autopsia a un noble que no estaba muerto. Realizó una peregrinación a Tierra Santa y falleció en el camino de regreso, de acuerdo a lo referido por Henry Skinner en su texto *The Origin of Medical Terms*.

Virchow, Rudolf Ludwig Karl (1821-1902): patólogo alemán. Es el más reconocido patólogo del siglo XIX. Sentó las bases de la histo y la citopatología al desplazar la patología humoral que reinó durante dos mil años. Demostró la verdadera naturaleza de la leucemia, nombró más de un centenar de condiciones patológicas, en virtud de lo cual se ejerce la medicina con bases científicas.

Wagner-Jauregg, Julius von (1857-1940): médico austríaco, especializado en neurología y psiquiatría. Estudió las causas del cretinismo y administró yodo para el tratamiento del bocio. Desarrolló el método de la piroterapia para el tratamiento de las psicosis. Recibió el Nobel en 1927.

Waksman, Selman Abraham (188-1973): químico ruso nacido en Ucrania y nacionalizado norteamericano en 1916. Se dedicó al estudio de la supervivencia de bacterias en el suelo, descubrió que ciertos hongos producían antibióticos y aisló la estreptomicina. En 1952, recibió el Nobel de Medicina por su trabajo sobre la penicilina, el primer antibiótico efectivo contra la tuberculosis.

Wald, George (1906-1997): bioquímico norteamericano. Recibió el Nobel de Medicina de 1967 junto con Hartline y Granit por sus trabajos sobre fisiología y bioquímica del proceso de la visión.

Warburg, Otto Heinrich (1883-1970): fisiólogo alemán. Investigó el metabolismo de la célula tumoral y descubrió el rol de los citocromos en la respiración celular. Recibió el Nobel en 1931.

Warren, Robin (1937): médico australiano. Recibió el Nobel de Medicina en 2005 por sus descubrimientos sobre la *Helicobacter pylori*, una bacteria que puede desarrollarse en el píloro y ser responsable de gastritis, linfomas gástricos y cáncer gástrico.

Wassermann, August Paul (1866-1925): bacteriólogo alemán. Describió el test de fijación del complemento que fue el método estándar para el diagnóstico de sífilis.

Watson, James Dewey (1928): zoólogo norteamericano. Recibió junto con Crick y Wilkins el Nobel de Medicina de 1962 por desentrañar la estructura del ADN y el mecanismo de transmisión de la información.

Welch, William Henry (1850-1934): bacteriólogo y patólogo norteamericano, fue profesor de patología durante treinta y cuatro años en la Universidad John Hopkins. Descubrió el bacilo de la gangrena gaseosa. Fue también un ferviente historiador de la medicina y profesor de esa materia.

Weller, Thomas Huckle (1915-2008): médico norteamericano. Trabajó en infectología y salud pública. Sus trabajos permitieron el cultivo del virus de la poliomielitis y por ello recibió el Nobel de Medicina de 1954 junto a Enders y Robbins.

Wiesel, Torsten (1924): médico sueco que recibió el Nobel de Medicina de 1981 por sus trabajos sobre el procesamiento de la información visual.

Wilkins, Maurice Hugh Frederick (1916-2004): biofísico nacido en Nueva Zelanda. Recibió junto con Watson y Crick el Nobel de Medicina de 1962 por desentrañar la estructura del ADN y el mecanismo de transmisión de la información.

Wills, Lucy (1888-1964): hematóloga inglesa. Estudió en la India, entre 1920 y 1930, las anemias crónicas, sobre todo la anemia macrocítica de las embarazadas —muy prevalente en la pobreza— y descubrió que la causa era nutricional: la falta de ácido fólico. Sus trabajos condujeron al descubrimiento de los antifolatos, que fueron uno de los primeros agentes antitumorales.

Willis, Thomas (1621-1675): médico inglés fundador de la Sociedad Real. Estudió fundamentalmente el cerebro y en su honor lleva su nombre una de las estructuras vasculares de la base del cerebro: "El polígono de Willis", que puede ser asiento de aneurismas.

Whipple, George Hoyt (1878-1976): médico norteamericano. Graduado en la Universidad John Hopkins, trabajó sobre nutrientes de la médula ósea, describió por primera vez la enfermedad bacteriana que lleva su nombre y ganó el Nobel en 1934 junto con William Parry Murphy y George Richards Minot.

Withering, William (1741-1779): médico inglés. Interesado en la botánica, realizó la primera preparación con la planta llamada digital, útil para el tratamiento de las afecciones cardíacas.

Wöhler, Friedrich (1800-1882): químico alemán. Sintetizó la urea, que fue el primer compuesto orgánico producido en un laboratorio a partir de elementos inorgánicos, destruyendo de esta manera el animismo que sostenía que en un ser vivo todo era absolutamente diferente del mundo inanimado.

Yalow, Rosalyn (1921-2011): física norteamericana que recibió el Nobel de Medicina de 1977 por sus trabajos sobre radioinmunoanálisis de hormonas peptídicas.

Yamanaka, Shinya (1962): investigador japonés. Recibió el Nobel de Medicina en 2012 por sus descubrimientos sobre la diferenciación celular, lo que permite que una célula pluripotente se transforme en una célula de cualquier tejido. Este conocimiento es crucial tanto para los trasplantes como para el tratamiento de los tumores.

zur Hausen, Harald (1936): médico alemán. Recibió el Nobel de Medicina de 2008 por sus trabajos sobre el Virus del Papiloma Humano (HPV) y su importancia en el cáncer de cérvix.

Apéndice II

Bibliografía recomendada

Estimado lector: todas las ideas que se han vertido en este texto abrevan de muchas lecturas de las cuales las he extraído, algunas por estar de acuerdo, otras por estar en desacuerdo. Los libros son amigos que siempren nos ayudan a pensar de una manera o de otra.

Por eso, si querés acercarte a esas fuentes donde el agua es más límpida, te paso la lista de textos que he leído sobre estos tópicos.

Los he ordenado en diferentes categorías, no porque se limiten a una de ellas (muchos podrían estar en más de una), sino porque a mí me ayudaron más en ese aspecto.

CIENCIA			
Número	**Apellido**	**Nombre**	**Título**
1	Agrest	Alberto	Más reflexiones inexactas de un observador médico
2	Agrest	Alberto	En busca de la sensatez en medicina
3	Agrest	Alberto	Ser médico ayer, hoy y mañana
4	Appleyard	Bryan	Ciencia vs. humanismo
5	Armitage	P	Estadística para la investigación biomédica
6	Barrios Medina	Ariel	Escritos y discursos del Dr. Houssay
7	Bunge	Mario	Seudociencia e ideología
8	Bunge	Mario	Epistemología
9	Bunge	Mario	Ser, Saber, Hacer

10	Buyse	Marc	Cancer Clinical Trials
11	Bynum	LW	Historia de la ciencia
12	Campbell	Joseph	El poder del mito
13	Cereijido	Marcelino	La nuca de Houssay
14	Cereijido	Marcelino	Ciencia sin seso locura doble
15	Cereijido	Marcelino	El doctor Marcelino Cereijido y sus patrañas
16	Chabner	Davi-Ellen	The language of medicine
17	Chopra	Sanjiv	Doctor Chopra Says
18	Churchland	Paul	Materia y conciencia
19	Crusafont	M	La evolución 4ta Ed
20	Cullis	Pieter	The personalized medicine revolution
21	Cutler	Paul	Problem solving in clinical medicine
22	Darwin	Charles	El origen de las especies
23	Dawson	Beth	Bioestadística médica
24	De Simone	Gustavo	Fundamentos de cuidados paliativos
25	Dyson	Freeman	The sun the genome and the internet
26	Eliade	Mircea	Mitos, sueños y misterios
27	EORTC	Varios	A practical guide to EORTC studies
28	Gawande	Atul	Complications
29	Gilbert	A	El arte de prescribir
30	Golombek	Diego	El cocinero científico
31	Goodman & Gillman	Varios	Las bases farmacológicas de la terapéutica (10ma)
32	Gould	Stephen	La estructura de la teoría de la evolución
33	Gould	Stephen	El pulgar del Panda
34	Gould	SJ	La montaña de almejas de Leonardo
35	Haubrich	William	Medical meanings
36	Hulley	Stephen	Designing clinical trials

37	Huxley	Julian	Darwin
38	Jacob	Francois	La lógica de lo viviente
39	Jenicek	Milos	Medical error and medical harm
40	Johnson	Steven	Where good ideas come from
41	Kassirer	Jerome	Learning clinical reasoning
42	Klimovsky	Gregorio	Las desventuras del conocimiento científico
43	Kruif	Paul de	Cazadores de microbios
44	Lain Entralgo	Pedro	El diagnóstico médico
45	Levi	Joseph	La revolution silencieuse de la medicine
46	Matthews	DE	Using and understanding medical statistics (4ta Ed)
47	Moalem	Sharom	Survival of the sickets
48	Moledo	Leonardo	De las tortugas a las estrellas
49	Moledo	Leonardo	Los mitos de la ciencia
50	Moledo	Leonardo	Histoira de las ideas científicas
51	Murphy	Edmond	The logic of medicine
52	Olaya	Luis Oscar	Cartas médicas y noticias del arte de curar
53	OMS	Varios	Epidemiología del cáncer
54	Penrose	Roger	El camino de la realidad
55	Peters	George	Medical error and patient safety
56	Proago	Varios	Educación a distancia
57	Real academia nacional de medicina		Diccionario de términos médicos
58	Ridley	Matt	Nature via nurture
59	Riegelman	Richard	The measures of medicine
60	Sackett	David	Evidence-based medicine (2)
61	Sagan	Carl	El cerebro de broca
62	Sagan	Carl	El mundo y sus demonios
63	Scheler	Max	El puesto del hombre en el cosmos
64	Schulz	Kathryn	Being wrong

65	Soriguer	Federico	El médico científico
66	Straus	Sharon	Medicina basada en la evidencia
67	Strosberg	Eliane	Art and science
68	Taleb	Nicolas	Fooled by randomness
69	Taleb	Nicolas	El cisne negro
70	Todd	Warren	A system approach to improving patient outcomes
71	Trocchio	Federico di	Las mentiras de la ciencia
72	Warren	Kenneth	Doing more good than harm
73	Witkowski	Nicolas	Una historia sentimental de las ciencias
COMUNICACIÓN			
74	Acuña	Leopoldo	Música y medicina
75	Back	Anthony	Mastering communication with seriously ill patients
76	Bennet	Amanda	The cost of hope
77	Brody	Howard	Stories of sickness
78	Broyard	Anatole	Intoxicated by my illness
79	Buckman	Robert	How to breack bad news
80	Buckman	Robert	Difficult converstaions in medicine
81	Caldwell	Taylor	Médico de cuerpo y alma
82	Cela	Camilo Jose	Pabellón de reposo
83	Cervantes	Miguel de	El coloquio de los perros
84	Decker	Bert	El arte de la comunicación
85	Desmond	Joanne	Today's patient
86	Diney	Varios	The imaginering workout
87	Druss	Richard	Listening to patients
88	Eloy Martinez	Tomas	Lugar común la muerte
89	Franzini Fleming	Julia Susana	Versos
90	Friedwald	Vincent	Ask the doctor breast cancer
91	Fuentes	Carlos	La muerte de Artemio Cruz

92	Gercoich	Felipe Gustavo	Viaje al fin de las palabras
93	Gil Deza	Ernesto	Verdad vs. veredicto (4)
94	Goleman	Daniel	Inteligencia social
95	Goleman	Daniel	El espíritu creativo
96	Gomez Sancho	Marcos	Cómo dar las malas noticias en medicina
97	Hitchens	Cristopher	Mortalidad
98	Ingenieros	José	El hombre mediocre
99	Kazantzakis	Niko	Libertad o muerte
100	Kissane	David	Handbok of communication in oncology and palliative care
101	Kundera	Milan	La insoportable levedad del ser
102	Kurtz	Suzanne	Teaching and learning communication skills in medicine
103	Levi	Primo	Si esto es un hombre
104	Levi	Primo	Entrevista a sí mismo
105	Levi	Primo	Trilogía de Auschwitz
106	Lewis	CS	Cartas del diablo a su sobrino
107	McGilchrest	Iain	The master and his emissary
108	McGilchrest	Iain	Divided brain and the search of meaning
109	Metraux	Guy	Sculptors and physicians
110	Musito	Gonzalo	Psicología de la comunicación humana
111	Ofri	Danielle	What patients say, what doctors hear
112	Panno	Juan José	Obras maestras del error
113	Prywes	Moshe	Prisionero de la esperanza
114	Robirosa	Antonia	Mujeres imaginadas en Buenos Aires
115	Roter	Debra	Doctors talking with patients
116	Singer	Peter	El presidente del bien y del mal
117	Sirvastana	Ranjana	A cancer companion

118	Sirvastana	Ranjana	Tell me the truth
119	Stiefel	F	Communication in cancer care
120	Tolstoi	Lev	La muerte de Ivan Ilich
121	Turkle	Sherry	Reclaiming conversation
122	Turkle	Sherry	Alone together
123	Uslar Pietri	Antonio	Valores humanos
124	Vidal y Benito	Maria del Carmen	Acerca de la buena comunicación en medicina (2)
125	Wen	Leana	When doctors don't listen
126	Yalom	Irvin	Desde el diván
127	Yalom	Irvin	Tapar el sol con las manos
		ÉTICA	
128	ADECRA	Varios	Bioética ilustrada
129	Annas	George	The nazi doctors and the nuremberg code
130	Applbaum	Arthur	Ethics for adversaries
131	Aries	Phillipe	El hombre ante la muerte
132	Aristoteles	No	Ética
133	Asociación Médica Argentina	Varios	Código de ética para el equipo de salud
134	Astor	Gerald	Mengele, el último nazi
135	BAC	Varios	El don de la vida
136	Basso	Domingo	Nacer y morir con dignidad
137	Basso	Domingo	Principios de bioética
138	Bate	Roger	Phake
139	Bauchamp	Tom	Principios de ética biomédica
140	Bergel	Salvador	Bioética
141	Berstein	Pascual	El error médico
142	Blazquez	Niceto	Bioética fundamental
143	Blech	Jörg	Los inventores de enfermedades
144	Brauman	Rony	Elogio de la desobediencia
145	Brawley	Otis Webb	How we do harms
146	Brinton	Crane	Historia de la moral occidental

147	Brock	Daniel	Life and death
148	Brody	Howard	Hooked
149	Browne	Thomas	Religio medici
150	Buchanan	Allen	Deciding for others
151	Bulger	Ruth	The ethical dimensions of the biological sciences
152	Burucua	Javier	La ética del compromiso
153	Camps	Victoria	Historia de la ética (3T)
154	Charlesworth	Max	Bioethics in a liberal society
155	Childress	James	Belmont revisited
156	Church	Gene	80629 A Mengele Experiment
157	CIOMS	Varios	Ethics and epidemiology
158	Cohen Agrest	Diana	Inteligencia ética para la vida cotidiana
159	Correa Donoso	Eduardo	Ética y humanidad en la medicina actual
160	Delacampagne	Christian	La banalización del mal
161	Deyo	Richard	Hope or hype
162	Eckstein	Sue	Manual for research ethics committees
163	Einstein	Alberto	Ideas and opinions
164	Engelhardt	H	Los fundamentos de la bioética
165	Fallaci	Oriana	Lettera a un bambino mai nato
166	Ferrer	Jorge	Bioética, un diálogo plural: homenaje a Javier Gafo Fernández
167	Forman	Edwin	Dilemas éticos en pediatría
168	Foster	Claire	The ethics of medical research in humans
169	Foucault	Michel	The birth of the clinic
170	Foucault	Michael	El poder psiquiátrico
171	Fundación BBVA	Varios	Law and the human genome review
172	Fundación BBVA	Varios	Genética y derecho penal

173	Fundación Ciencias de la Salud	Varios	Morir con dignidad (2)
174	Fundación OSDE	Varios	Ética de la vida
175	Gafo	Javier	La eutanasia y el arte de morir
176	Gafo	Javier	Consejo genético
177	Gafo	Javier	Ética y biotecnología
178	Gafo	Javier	Procreación humana asistida
179	Gafo	Javier	Diez palabras claves en bioética
180	Gafo	Javier	Bioética teológica
181	Gerteis	Margaret	Through the patient´s eyes
182	Gillon	Raanan	Philosophical medical ethics
183	Goliszek	Andrew	In the name of the science
184	Goodman	Jordan	The story of Taxol
185	Goozner	Merrill	The 800 million pill
186	Gordon	Richard	An alarming history of famous patients
187	Gracia	Diego	Introducción a la bioética
188	Gracia	Diego	Fundamentos de bioética
189	Gracia	Diego	Como arqueros al blanco. Estudios de bioética
190	Graves	Dan	Scientist of faith
191	Greene	Jeremy	Prescribing by numbers. Drugs and definition of disease
192	Groopman	Jerome	Second opinions
193	Groopman	Jerome	How doctors think
194	Hare	RM	Ordenando la ética
195	Hastie	Reid	Rational choice in an uncertain world
196	Heker	Liliana	Diálogos sobre la vida y la muerte
197	Hennezel	Marie	La muerte íntima
198	Hennezel	Marie	El amor último

199	Hipocrates	Varios	Tratados hipocráticos (8T)
200	Hoeffler	James	Death right
201	Hubbard	Bryan	Secretos de la industria farmacéutica
202	Huth	Edward	Medicine in quotations
203	Jones	James	Bad blood
204	Jonsen	Alberto	Ética clínica
205	Kassirer	Jerome	On the take
206	Klein	Laura	Fornicar y matar
207	Kogan	Aída	El desafío moral
208	Kolata	Gina	Hello Dolly
209	Kraut	Alfredo	Los derechos de los pacientes
210	Kung	Hans	Morir con dignidad
211	Kung	Hans	Por qué una ética mundial
212	Kung	Hans	Ciencia y ética mundial
213	Kushner	Harold	Cuando la gente buena sufre
214	La Combe	Michael	On being a doctor 2
215	Lain Entralgo	Pedro	La empresa de envejecer
216	Landa	Carlos Raúl	Meditaciones antropológicas y éticas de un internista
217	Lengyel	Olga	Five chimneys
218	Levi	Debora	Mañana siempre es tarde
219	Levi Montalcini	Rita	El as en la manga
220	Lifton	Robert	The nazi doctors
221	Lo	Bernard	Resolving ethical dilemmas
222	London	Oscar	Kill as few patients as possible
223	Lòpez Mato	Omar	Después del entierro
224	Löw	Reinhard	Bioética
225	Lucas Lucas	Ramon	Comentario interdisciplinario a la Evangelium Vitae
226	Luna	Florencia	Decisiones de vida y muerte
227	Luna	Florencia	Bioética (2)
228	Luna	Florencia	Ética y genética
229	Mahner	Martin	Fundamentos de biofilosofía

230	Maimonides	No	Obras filosóficas y morales
231	Mainetti	José Alberto	Bioética ilustrada
232	Mainetti	José Alberto	La muerte en medicina
233	Mainetti	José Alberto	Bioética fundamental
234	Mainetti	José Alberto	Bioética sistemática
235	Mainetti	José Alberto	Estudios bioéticos
236	Malherbe	Jean Francois	Hacia una ética de la medicina
237	Manzini	Jorge	Bioética paliativa
238	Miklos	Nyiszli	Auschwitz a doctor eyewitness account
239	Milgram	Stanley	Obedience to authority
240	Milgram	Stanley	The individual in a social world
241	Mill	Stuart	El utilitarismo
242	Misfud	Tony	Libres para amar
243	Misfud	Tony	El respeto por la vida humana
244	Misfud	Tony	Una reivindicación ética de la sexualidad
245	Misfud	Tony	Decisiones responsables:una ética del discernimiento
246	Misfud	Tony	El respeto por la vida humana
247	Mitchell	Corey	Hollywood death scenes
248	Moss	Ralph	The cancer industry
249	Moynihan	Ray	Selling sickness
250	Murphy	Edmond	Underpinnings of medical ethics
251	NAS	Varios	To err is human
252	NAS	Varios	Preventing medication error (2T)
253	Nuland	Sherwin	Cómo morimos
254	Nuland	Sherwin	The uncertain art
255	O´Donnell	Pacho	El prójimo
256	OPS	Varios	Bioética: temas y perspectiva
257	Osler	William	Aequanimitas

258	Palacios	Marcelo	Bioética
259	Parker	Michael	The Cambridge medical ethics workbook
260	Pelelgrino	Edmund	The virtues in meical practice
261	Pellegrino	Edmund	The philosophy of medicine reborn
262	Pellegrino	Edmund	Christian virtues in medical practice
263	Perlin	Terry	Clinical medical ethics cases in practice
264	Petryna	Adriana	When experiments travel
265	Plutarco	No	Obras morales y de las costumbres
266	Polaino Lorente	Aquilino	Manual de bioética
267	Popper	Karl	La responsabilidad de vivir
268	Porter	Roger	Biomedical research
269	Porter	Roy	Drugs and narcotics in history
270	Proctor	Robert N	The nazi war on cancer
271	Riegelman	Richard	Minimizing medical mistakes
272	Ritvo	Roger	Sisters in sorrow
273	Roa	Armando	Ética y bioética
274	Rodwin	Marc A	Medicine, money and morals
275	Rogers	Everett	Diffusion of innovations
276	Rolston	Holmes	Genes, genesis and god
277	Sade	Marques de	Diálogo entre un sacerdote y un moribundo
278	Sampedro	Manuel	Cartas desde el infierno
279	Santoro	Michael	Ethics and the pharmaceutical industry
280	Schmidt	Ulf	Secret science
281	Schneiderman	Lawrence	Wrong medicine
282	Schnitman	Dora	Resolución de conflictos
283	Seminario Cemic	Varios	La formación humanística en las ciencias de la salud (Fotocopia)

284	Sharpe	Virginia	Medical Harm
285	Singer	Peter	Applied ethics
286	Singer	Peter	Repensar la vida y la muerte
287	Singer	Peter	Practical ethics
288	Singer	Peter	Compendio de ética
289	Singer	Peter	Ética práctica
290	Singer	Peter	The most good you can do
291	Smith	Trevor	Ethics in medical research
292	Sox	Harold	Medical decision making
293	Spinoza	Baruch	Ética
294	Sporken	Paul	Ayudando a morir
295	Stepke	Fernando	Manual de fundamento de bioética (Fotocopia)
296	Szcelklik	Andrej	Catharsis
297	Thomasma	David	Birth and death
298	Toynbee	Arnold	Elige la vida
299	Trager	Oliver	Abortion: choice & conflict
300	Ubel	Peter	Pricing life
301	Unesco	Varios	El derecho de ser hombres
302	Valls	Ramon	Ética para la bioética
303	Varga	Andrew	Bioética
304	Velez	Juan	Bioéticas para el siglo XXI
305	Velez	Luis	Ética médica
306	Wear	Delese	Educating for professionalism creating a culture of humanism
307	Weber	Louis	Crónica del holocausto
308	Williams	CJ	Introducing new treatments for cancer
309	Wothington	Everet	Forgiving and reconciling
310	Zarifian	Edouard	La force de guérir
311	Zucker	Marjorie	Medical futility
FILOSOFÍA			
312	Bordelois	Ivonne	A la escucha del cuerpo
313	Bunge	Mario	Filosofía para médicos

314	Camus	Alberto	El hombre rebelde
315	Caplan	Arthur	Health, disease and illness: concepts in medicine
316	Cassirer	Ernst	Antropología filosófica
317	Della Mirandola	Picolo	Discurso sobre la dignidad del hombre
318	Elias	Norbert	La soledad de los moribundos
319	Gaarder	Jostein	El mundo de Sofía
320	Garcia Morente	Manuel	Lecciones preliminares de filosofía
321	Gevaert	Joseph	El problema del hombre
322	Gomez de Llaño	Ignacio	Iluminaciones filosóficas
323	Guardini	Romano	La muerte de Sócrates
324	Heath	Iona	Ayudar a morir
325	Heisenberg	Werner	Más allá de la física
326	Kovadloff	Santiago	El enigma del sufrimiento
327	Kübler Ross	Elizabeth	La rueda de la vida
328	Lain Entralgo	Pedro	Antropología médica
329	Lain Entralgo	Pedro	Qué es el hombre
330	Laín Entralgo	Pedro	La relación médico-enfermo: historia y teoría
331	Laín Entralgo	Pedro	La espera y la esperanza
332	Landa	Carlos Raúl	Notas acerca de la medicina personalística
333	Lawrence	T.E	Los siete pilares de la sabiduría
334	Marías	Julián	Antropología metafísica
335	Marías	Julián	Tratado de la convivencia
336	Marías	Julián	Persona
337	Marías	Julián	Tratado de lo mejor
338	Murkherjee	Siddharta	The laws of medicine
339	Nozick	Robert	Philosophicar explanations
340	Nozick	Robert	Meditaciones sobre la vida
341	O´Shea	Covadonga	La brújula de la vida
342	O´Shea	Covadonga	La armonía vital

343	O´Shea	Covadonga	El valor de los valores
344	Onfray	Michel	Cinismos
345	Ortega y Gasset	José	Obras completas. Tomo V
346	Pinker	Steven	Enlightment now
347	Platon	No	Diálogos
348	Rawls	John	Lecciones sobre la historia de la filosofía moral
349	Reale	G	Historia del pensamiento filosófico ycientífico (3T)
350	Savater	Fernando	Las preguntas de la vida (2)
351	Savater	Fernando	Diccionario filosófico
352	Savater	Fernando	Diario de Job
353	Savater	Fernando	Humanismo impenitente
354	Scheler	Max	Muerte y supervivencia
355	Scheler	Max	El saber y la cultura
356	Scheler	Max	Esencia y formas de la simpatía
357	Scheler	Max	Sociología del saber
358	Sherwin	Byron	Por qué ser bueno
359	Tindall	AR	Medical terms their roots and origins
360	Topol	Eric	The patient will see you: the future of medicine is in your hands
361	Vernant	Jean Pierre	The origins of greek thought
362	Viana	Mikel	Ser persona
363	Wachter	Robert	The digital doctor
364	Wagensberg	Jorge	Más árboles que ramas
365	Wagensberg	Jorge	El pensador intruso
366	Wagensberg	Jorge	A más cómo, menos por qué
367	Wagensberg	Jorge	Ideas sobre la complejidad del mundo
368	Wagensberg	Jorge	Si la naturaleza es la respuesta, ¿cuál era la pregunta?
369	Wagensberg	Jorge	Yo, lo superfluo y el error

370	Weber	Max	Obras selectas
371	Zubiri	Xavier	Sobre la esencia
372	Zubiri	Xavier	Inteligencia y realidad
373	Zubiri	Xavier	Inteligencia y logos
374	Zubiri	Xavier	Inteligencia y razon
375	Zubiri	Xavier	El hombre y la verdad
376	Zubiri	Xavier	Sobre el sentimiento y la volicion
377	Zubiri	Xavier	Sobre el hombre
378	Zubiri	Xavier	El problema teologal del hombre: cristianismo
379	Zubiri	Xavier	Cinco lecciones de filosofía
HISTORIA			
380	Arana	José Ignacio	Historias curiosas de la medicina
381	Bryan	Charles	Osler
382	Cartwright	Frederick	Diseases and history
383	Cushing	Harvery	William Osler, the man
384	De Vita	Vincetn	The death of cancer
385	Escohotado	Antonio	Historia general de las drogas
386	Friedman	Meyer	Los diez mayores descubrimientos de la medicina
387	Gracia	Diego	Historia del medicamento
388	Heschel	Abraham	Maimónides
389	Hinohara	Shigekai	Sir William Osler: A way of life
390	Jackson	Ralph	Doctors and diseases in the roman empire
391	Kolesnicov	Patricia	Biografía de mi cáncer
392	Laboratorios Roemmers	Varios	Médicos argentinos: historias de vida
393	Laín Entralgo	Pedro	La medicina hipocrática
394	Laín Entralgo	Pedro	La historia clínica
395	Laín Entralgo	Pedro	Historia de la medicina (7 Tomos)

396	Lyons	F	Historia de la medicina
397	Marañón	Gregorio	La medicina y nuestro tiempo
398	Marías y Laín Entralgo	Julián y Pedro	Historia de la filosofía y de la ciencia
399	Murkherjee	Siddharta	El cáncer, el emperador de todos los males
400	Nuland	Sherwin	The illustrated history of medical pioneers
401	Nuland	Sherwin	The doctors plague
402	Nuland	Sherwin	Doctors: the biography of medicine
403	Park	Bert	Ailing, aging, addicted: studies of compromised leadership
404	Perutz	Max	Los científicos, la ciencia y la humanidad
405	Pickover	Clifford	El libro de la medicina
406	Porter	Roy	Cambridge illustrated: histroy of medicine
407	Radot	Vallery R.	La vida de Pasteur
408	Silverman	Mark	The quotable osler
409	Toynbee	Arnold	La gran aventura de la humanidad
410	Williams	Carlos Williams	The doctor stories
411	American Cancer Society	Varios	Informed decisions
ONCOLOGÍA			
412	American Cancer Society	Varios	Caring for the people with cancer
413	Bernardello	Edgardo	Enfermedades benignas y malignas de la mama
414	Bonadonna	Gianni	Textbook of breast cancer
415	Chabner	Bruce	Cancer chemotherapy and biotherapy
416	Chang	Alfred	Oncology: an evidence-based approach

417	Clinical oncology	Varios	Management of metastases
418	De Vita	Vincent	Cancer: principles and practice of oncology
419	Del Castillo	Cesar	Historia ilustrada del cáncer de mama
420	Dodson	Lynne	A century of oncology
421	Droz	JP	Handbook of chemotherapy in clinical oncology
422	Elsevier	Varios	The guide to oncology drugs and regimens
423	European Society of Medical Oncology	Varios	Handbook of breast advanced cancer care
424	Falciani	Francesco	Microarray technology. Through applications
425	Friedberg	Errol	Cancer answers
426	Gomez	Daniel	Introducción a la oncología molecular
427	Gonzalez Barón	M	Factores pronósticos en oncología
428	Hanski	C	Colorectal cancer molecular biology
429	Harris	M	Diseases of the breast 3ed
430	Hawthron	Jan	Understanding and management of nausea and vomiting
431	Henderson	David	Steroid receptors and antihormones
432	Hortobagyi	Gabriel	Molecular oncology
433	Kruhn	Thomas	Basic science of cancer
434	Levin	Emanuel	Modulación de receptores esteroideos
435	Lippman	Marc	Regulatory mechanism in breast cancer
436	Miller	WR	Estrogen and breast cancer
437	Nabholtz	Jean	Breast cancer management

438	Porter	Margit	The after breast cancer survival handbook
439	Portiock	Carol	Manual of clinical problems in oncology
440	Russo	Jose	Role of transcriptome in breast cancer prevention
441	Schellens	Jan	Cancer clinical pharmacology
442	Singletary	M	Advanced therapy of breast disease
443	Spilker	Bert	Quality of life
444	Stone	Richard	Cancer medicine review
445	Tannock	Ian	The basic science of oncology
446	Twycross	Robert	Introducting palliative care
447	Vanel	Stark	Imaging strategies in oncology
448	Vogel	Víctor	Handbook of breast cancer risk-assesment
449	Weiss	Leonard	Principles of metastasis
CUIDADOS PALIATIVOS			
450	Albom	Mitch	Tuesday with Morrie
451	Byock	Ira	Dying well
452	Círculo Médico de San Nicolás	Varios	Dolor y cáncer
453	De Conno	Franco	Manual of cancer pain
454	Di Gregorio	John	Handbook of pain management
455	Doore	Gary	Qué sobrevive
456	Dopaso	Hugo	El buen morir
457	Eguillor	Guiomar	El libro tibetano de los muertos
458	Foley	Kathleen	Advances in pain research and therapy
459	Green	Jennifer	Dealing with death
460	Jaramillo	Isa	De cara a la muerte
461	Jcobs	Mariana	Lo que me enseñaron mis pacientes antes de morir
462	Kastenbaum	Robert	Entre la vida y la muerte

463	Kübler Ross	Elizabeth	La muerte un amanecer
464	Kübler Ross	Elizabeth	Una luz que se apaga
465	Kübler Ross	Elizabeth	Living with death and dying
466	Kübler Ross	Elizabeth	On death and dying
467	Lalcec	Varios	Regresando a casa
468	Levine	Stephen	Sanar en la vida y en la muerte
469	Patt	Richard	Cancer Pain
470	Rittner	Marcelo	Aprendiendo a decir adiós
471	Rosenfeld	Arthur	The truth about chronic pain
472	Royal Society of Medicine	Varios	Opioids in the treatment of cancer pain
473	Sahler	OJZ	El niño y la muerte
474	Saunders	Cicely	The management of terminal malignant desease
475	Schwartzeinberg	Leon	Cambiar la muerte
476	Strada	Angel	Vivir la esperanza en tiempos difíciles
477	Swerdlow	M	Cancer pain
478	The Royal Society of Medicine	Varios	Advances in morphine therapy
479	Twycross	Robert	Pain relief in advanced cancer
480	Twycross	Robert	Therapeutics in terminal cancer
481	US Department of health and human Services	Varios	Cancer pain
		PSICOLOGÍA	
482	Aresca	Laura	Psicooncología
483	Ariely	Dan	The (honest) truth about dishonesty
484	Calatayud	Francisco Morales	Introducción a la psicología de la salud
485	Charon	Rita	Narrative medicine
486	Ciaramicol	Arthur	El poder de la empatía
487	Descuret	JBF	La medicina de las pasiones

488	Fenster	Bob	La estúpida historia de la especie humana
489	Figley	Charles	Treating compasion fatigue
490	Frankl	Viktor	Psicoanálisis y existencialismo
491	Frankl	Viktor	El hombre doliente
492	Frankl	Viktor	La voluntad de sentido
493	Frankl	Viktor	Sincronización en Bikenwald
494	Frankl	Viktor	El hombre en la búsqueda del último sentido
495	Frankl	Viktor	La psicoterapia en la práctica médica
496	Frankl	Viktor	Lo que no está escrito en mis libros
497	Frankl	Viktor	El hombre en la búsqueda de sentido
498	Goleman	Daniel	Emociones destructivas
499	Holland	Jimmie	Psycho-oncology
500	Jung	Carl Gustav	El hombre y sus símbolos
501	Kahneman	Daniel	Pensar rápido, pensar despacio
502	Kahneman	Daniel	Judgment under uncertainty: heuristics and biases
503	Klitzman	Robert	When doctors become patients
504	Kollbruner	Jurg	Freud enfermo
505	Kondek	Esteban	La curación interior
506	Kübler Ross	Elizabeth	Lecciones de vida
507	Kushner	Harold	Cuando la vida te decepciona
508	Mehl-Madrona	Lewis	Narrative medicine
509	Miller	William	Motivational interview
510	Mucci	María Marta	Psicoprofilaxis quirúrgica
511	Navigante	Alfredo	Ciencia, filosofía y religión en relacion con el cáncer
512	Pangrazzi	Arnaldo	El duelo
513	Pausch	Randy	La última lección
514	Plous	Scott	The psychology of judgement and decision making
515	Prochaska	James	Systems of psychotherapy

516	Prochaska	James	Changing for good
517	Robinson	Daniel	Consciousness and mental life
518	Robinson	Daniel	How is nature possible
519	Schavelzon	Jose	Psicooncologia
520	Schick	Frederic	Hacer elecciones: una reconstrucción de la teoría de la decisión
521	Schwartz	Barry	Practical wisdom
522	Scott Peck	M	El camino personal
523	Seligman	Martin	La auténtica felicidad
524	Simonton	Carl	Guerir envers e contre tout
525	Slovic	Paul	The feeling of risk
526	Slovic	Paul	The perception of riks
527	Spiegel	David	Group therapy for cancer patients
528	Surbone	Antonella	Communication with the cancer patient
529	Vidal y Benito	María del Carmen	La empatía en la consulta
530	Weinres	Friedrich	Salud y enfermedad
531	Weizsäcker	Viktor	Patosofía
532	Worden	JW	El tratamiento del duelo
533	Worthingtong	Everett	Moving forward
RELIGIÓN			
534	Cabodevilla	José María	La impaciencia de Job
535	Cabodevilla	José María	Feria de utopías
536	Cabodevilla	José María	32 de diciembre: la muerte y después de la muerte
537	Comisión Teológica Internacional	Varios	Qué pasa después de la muerte
538	Congregación para la doctrina de la fe	Varios	Declaración sobre la eutanasia
539	Congregación para la doctrina de la fe	Varios	Respeto de la vida humana naciente

540	Eco	Umberto	En qué creen los que no creen
541	Eliade	Mircea	Historia de las creencias y de las ideas religiosas. Tomo 4
542	Grof	Stanislav	El juego cósmico
543	Guitton	Jean	Dios y la ciencia
544	Guitton	Jean	Sabiduría de la vida cotidiana
545	Juan Pablo II	No	Salvici doloris
546	Juan Pablo II	No	La iglesia ante el sida
547	Juan Pablo II	No	Evangelium vitae
548	Küng	Hans	Libertad conquistada
549	Maimónides	No	Guía de perplejos
550	Marini	Carlo María	El absurdo de Auschwitz
551	Orduña	Rincon	Praxis Cristiana I
552	Orduña	Rincon	Praxis Cristiana II
553	Pierce	Brian J.	Caminando juntos
554	Valles	Carlos	Ligero de equipaje
555	Wojtyla	Karol	Amor y responsabilidad
556	Wojtyla	Karol	Persona y acción
VARIOS (Incluye tratamientos o visiones alternativas)			
557	Benedetti	Fabrizio	Placebo effects
558	Benson	Herbert	Curados por la fe
559	Cohen	Michael	Complementary & Alternative Medicine
560	Colombero	Giuseppe	La enfermedad tiempo para la valentÍa
561	Contreras	Francisco	La esperanza de vivir sin cáncer
562	De Vinck	Christopher	Pequeños milagros
563	Deihlefsen	Thorwald	La enfermedad como camino
564	Dillon	Marta	Vivir con virus
565	Dollinger	Malin	Everyone´s guide to cancer therapy
566	Epstein	Ronald	Attending: medicine, mindfulness and humanity

567	Fustinoni	Juan Carlos	Arte y medicina
568	Gawande	Atul	Being mortal
569	Grof	Stanislav	Más allá de la muerte
570	Groopman	Jerome	The measure of our days
571	Harpham	Wendy	Diganosis cancer
572	Kabat-Zin	Jon	Vivir con plenitud las crisis
573	Kalanithi	Paul	When breath becomes air
574	Kidder	Tracy	Mountains beyond mountains
575	Koenig	Harold	Handbook of religion and health
576	Laferrere	Marcela	Recursos de amparo
577	Lilly	Varios	Expressions of a woman´s cancer journey
578	Marinoff	Lou	Más Platón y menos Prozac
579	Nuland	Sherwin	The art of aging
580	Pelton	Ross	Alternative in cancer therapy
581	Robin	Marie Monique	El veneno nuestro de cada día
582	Samuels	Michael	Creatividad curativa
583	Sandblom	Philip	Creativity and disease
584	Shapiro	Arthur	The powerful placebo
585	Thondup	Tulku	El poder curativo de la mente
586	Weil	Andrew	Elige tu propia medicina
587	Wishart	Adam	One in three

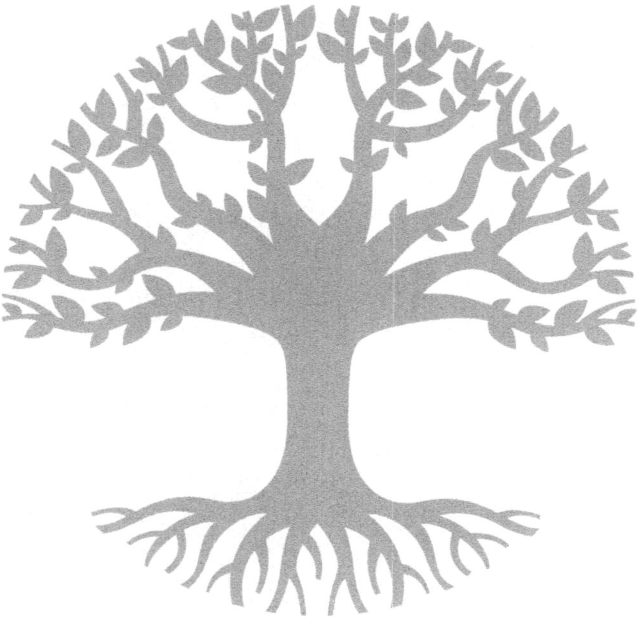